21世纪学前教师教育系列教材

学前儿童卫生学

（第二版）

主　编　王　萍
副主编　王　菠　王颖莉　姜艳秋

中国人民大学出版社
·北京·

内 容 简 介

学前儿童卫生学是一门研究保护和增进学前儿童，特别是 3～6 岁幼儿健康的课程。本书在吸收了大量关于学前儿童发展和学前儿童保育学的最新研究成果基础上，对全书进行了修订。

本书分为绪论、四篇十一个章节，主要围绕学前儿童健康的促进与保护、学前儿童的营养与膳食管理、学前儿童生活及环境的卫生保健、学前儿童的安全保障等内容展开，旨在让读者了解学前儿童卫生学的原理及内容，掌握托幼机构教育教学中的健康、营养、卫生、安全等知识，并将其运用到实际工作当中。本书可作为高校学前教育专业的教材，也可作为一线幼儿教师的参考书。

主 编 简 介

王萍　东北师范大学教育学部教授，博士生导师，教育部师范专业认证专家，教育部本科教育教学评估专家，中国学前教育研究会理事。主持、参与多个教育部或省级课题，如全国教育科学“十一五”规划课题“幼儿园有效实施区域活动的策略研究”、2020 年度教育部人文社科研究项目“城市小区配套普惠民办园教育质量保障体系研究”、中国基础教育质量监测协同创新中心重大成果培育性项目“教师职业感受指数研究”、吉林省政府委托项目“0～3 岁婴幼儿托育服务现状”等。在《学前教育研究》《外国教育研究》《东北师大学报（哲学社会科学版）》等期刊上发表多篇论文，出版《幼儿园课程实施的个案研究》《自主游戏 愉快学习：幼儿园区域活动的开展》《幼儿园语言教育活动及设计》《学前儿童卫生学》等二十几部著作。

第二版前言

党的十八大以来，习近平总书记提出“中国特色社会主义道路是实现社会主义现代化、创造人民美好生活的必由之路”“中国特色社会主义是实现中华民族伟大复兴的必由之路”，指出“加快建设教育强国，为中华民族伟大复兴提供有力支撑”。党的二十大报告提出，“教育、科技、人才是全面建设社会主义现代化国家的基础性、战略性支撑。必须坚持科技是第一生产力、人才是第一资源、创新是第一动力，深入实施科教兴国战略、人才强国战略、创新驱动发展战略”，“坚持以人民为中心发展教育，加快建设高质量教育体系，发展素质教育，促进教育公平”。学前教育是基础教育的基础，是人才培养的第一阶段，促进学前教育高质量发展，培养全面、健康发展的儿童，为培养中国特色社会主义的建设者和接班人奠定了坚实的基础。

学前儿童卫生学是实现专业培养目标的核心课程，是一门研究学前儿童解剖生理特点、生长发育规律以及如何促进学前儿童正常发育、保护和增进学前儿童健康的科学。通过学习学前儿童卫生学，学习者能够掌握学前儿童健康促进与保护、营养与膳食管理、一日生活保育与教育、意外事故预防与安全保障等知识，创设卫生、安全、健康的环境，树立科学的保教观，形成对学前儿童进行保育和教育的综合实践能力。

本书自2021年出版以来，受到全国各地院校学前教育专业师生的好评并被广泛选用。为了紧跟新时代学前教育发展的趋势，我们对原教材进行了修订，以使教材的体系更完善、内容更丰富，更符合学前教育人才培养目标，更适应社会发展对学前教育人才的需求。

本书的修订以习近平新时代中国特色社会主义思想为引领，以学前教育理论为依据，立足于学前教育事业发展的实践需要，紧密结合学前教师教育课程和教学的实际，力图反映本学科领域的最新研究成果。全书内容和体例在修订过程中力求体现系统性、科学性、实用性。一是注重价值引领。以教材编写为铸魂育人的重要依托，全面贯彻落实党的二十大精神，贯彻课程思政全融合理念，坚持正确立场和方向。二是丰富教材内容。在理论知识方面，以阐述基本问题为主，以够用、实用为度，通俗易懂，便于师范生理解和掌握；

在专业能力方面，既强调体现《学前教育专业师范生教师职业能力标准（试行）》，又根据托幼机构的实际需要，修订正文与“促进反思与行动的活动”部分，凸显保育和教育实践能力；在知识拓展方面，选取最新资料与成果，案例更加典型、丰富。三是突出实践取向。真题训练的设计与幼儿园教师资格考试以及幼儿园保育教育见习、实习岗位任务对接，通过实习实训实践对师范生进行专业能力的训练和培养，以强化其教育实践能力。同时，考虑新时代师范生自主发展能力的需要，依据知识点和能力链修订“延伸阅读”“拓展阅读”部分，提供了最新的可拓宽师范生视野的资料、相关链接以及网络资源等。

全书主要由王萍教授和王菠进行修订、统稿。就每一处修订而言，编者都致力于反映学前儿童卫生与保健工作的新理念、新成果。在修订过程中，全书依然以促进学前儿童健康发展为主线，对与学前儿童健康促进与保护、营养与膳食管理、一日生活保育与教育、意外事故预防与安全保障等密切相关的专业知识和能力进行条分缕析的介绍，有效地融合多学科知识，进一步完善了学前儿童卫生学的理论体系和内容框架。

王　萍

2025 年 6 月

第一版前言

学前儿童卫生学是一门研究保护和增进学前儿童，特别是 3～6 岁幼儿健康的课程。它是学前教育、早期教育等相关专业的必修内容，对学习者学习专业知识、科学地组织学前儿童一日生活活动、教育活动、游戏活动等具有重要价值。本书结合来自不同高校一线教师的教学经验，参考国内外专家、学者的研究成果，兼顾科学性、实用性与先进性，系统、全面、清晰地介绍了儿童早期教育中的健康、营养、卫生、安全等主要内容、操作方法及学习资源，有较好的广度与深度。

本书注重将人才培养目标与幼儿园保教活动的特点相结合，融“教、学、做、思”于一体，是切实适合未来幼儿园教师和现任幼儿园教师，且具备专业特色的教学用书。

首先，认识上有新思考：产出导向，反向设计学习内容。

本书在编写过程中，吸收了大量关于学前儿童发展和学前儿童保育学的最新研究成果，设置了科学的学习目标，突出以学习者为中心、以成果为导向的特点，从教材内容、具体案例的选择，到观察、评价学前儿童身心健康工具的设计，都力图满足学习者获得学习成果的需要，符合学习者的学习规律与认知特点，以提供学习成果与学习路径，引导学习者积极思维。同时，本书内容尽可能反映中外学前教育最新研究成果和研究进展，帮助学习者体悟更多儿童早期教育中营养与健康方面的前沿信息。

其次，内容上有新进展：针对性与实用性兼备。

本书十分重视在内容表达上的科学性与可读性，以增强对幼儿园教育工作的指导性与实用性。本书选择了幼儿园教育教学实践中的健康、营养、卫生、安全等问题，进行深入剖析，讲清概念，强调应用，注重用鲜活的案例阐释观点和方法，知识内容力求契合幼儿园教育教学的实际需要；旨在为学习者提供系统的知识框架和实践操作的基本技能，注重理论性与实践性相结合，针对性与实用性兼备，以突出基础理论知识的应用和教育实践能力的培养。同时，内容表述深入浅出，图文并茂，有较强的可读性。

最后，体例上有新突破：编排组织符合学习者心理逻辑。

本书的每一章均由“本章导读”、“学习目标”、正文、“促进反思与行动的活动”、“拓展阅读”五部分构成，符合学习者学习经验的逻辑顺序与心理顺序。本书的整体编排组织关注学习者的心理逻辑，符合职前教师的认知规律，也适应学习者的学习能力水平。内容的组织按照学习者的学习序列横向拓展、纵向延伸，且每个模块内容相互衔接：兴趣导入—目标确立—内容学习—反思实践—拓展延伸。编写体例灵活，适当增加课堂实例与相关知识专栏，更有利于教师的教和学生的学。

本书分为绪论、四篇十一个章节，主要围绕健康、营养、卫生、安全等几个关键词阐释学前儿童卫生保教工作的重点。“绪论”主要阐述了学前儿童卫生学的研究意义、任务、内容和方法；第一篇“学前儿童健康的促进与保护”，主要阐释学前儿童健康与促进策略、学前儿童生长发育的特点与保健措施、学前儿童身体疾病与预防、学前儿童心理健康与保健等方面的知识，提供了观察、评价、筛选儿童身心健康的工具，将帮助学习者更好地在保育工作中理解儿童的健康需要，学会保护及促进学前儿童身心健康的途径及方法；第二篇“学前儿童的营养与膳食管理”，主要围绕学前儿童需要什么营养、如何为学前儿童提供均衡的营养与膳食，以及学前儿童膳食管理等几个问题，帮助未来幼儿园教师和现任幼儿园教师开展营养教育、食育课程；第三篇“学前儿童生活及环境的卫生保健”，主要介绍了学前儿童一日生活活动、教育活动、体育锻炼等的组织方法、卫生要求、保育技能，还提供了托幼机构如何创设健康的教育环境等内容，帮助学习者掌握托幼机构卫生保健工作的基本技能，提高组织与实施保教活动的实际工作能力；第四篇“学前儿童的安全保障”，阐述了托幼机构的安全与管理、学前儿童意外伤害的特点与急救措施，帮助学习者学会预防托幼机构中潜在的危险，制订合理的安全计划。此外，每一章的“拓展阅读”部分都提供了最新的可拓宽学习者视野的资料、相关链接以及网络资源等，从而保证本书的内容更加完善。

本书是“21 世纪学前教师教育系列教材”之一，可作为高校学前教育专业“学前儿童保育学”“学前儿童卫生学”“学前儿童营养与保健”等相关课程的教材或参考书，也可供广大教师教育工作者，尤其是幼儿园教师、家长等阅读与参考。

本书由东北师范大学王萍教授主编，绪论及各篇编写分工如下：

绪论：蔡盈

第一篇：王萍、王菠、姜艳秋、蔡盈、张雅倩、陶星旭（王乐、程嘉禾、白晓竹参与了资料收集工作）

第二篇：王菠、于浩、康婧、郗倩

第三篇：王萍、王颖莉、王迦霖

第四篇：王菠、杨帆、徐钰乔

全书由王萍教授和王菠进行修订、统稿，并对全书的关键术语、表达进行修改及润色。

本书在编写过程中，参考、引用、借鉴了许多国内外学者的研究成果，采纳了许多专家、学者的观点，使用了许多幼儿园的真实保教活动案例，同时参考了其他出版社的同类教材。在此，向他们表示衷心的感谢！

由于本书涉及面较广，加之编者学识和能力有限，难免有不成熟之处，敬请读者在使用中批评指正，以使本书日臻完善。

王　萍

2020 年 5 月

目　录

绪 论

本章导读

学前儿童卫生与保健在托幼机构各项工作中居首要地位。作为与幼儿朝夕相处的教师，其重要职责和任务是呵护幼儿健康成长。教师能够明确学前儿童卫生保健的意义、通晓学前儿童卫生保健的任务和内容，并能够在托幼机构教育实践中运用学前儿童卫生学的研究方法发现幼儿卫生保健的相关问题，从而促进幼儿的发展，不仅是本部分的学习重点，也是本书的核心要义。

学习目标

1. 明确学前儿童卫生学的研究意义。
2. 掌握学前儿童卫生学的研究任务和内容。
3. 运用学前儿童卫生学的研究方法探究学前儿童健康状况。

第一节　学前儿童卫生学的研究意义

学龄前阶段是儿童身心发展的初始阶段，学前儿童身心健康发展是其终身发展的基础与前提。明确学前儿童卫生学对学前儿童健康的意义，能够帮助教师和家长认识到通晓学前儿童卫生学的研究内容、掌握学前儿童卫生学基本研究方法的重要性，树立科学保育与教育的信心。

一、促进学前儿童身体的健康发展

健康的身体是儿童实现全面发展的前提条件。学前儿童身体的各个器官或组织（包括脑）尚未发育完善，各个生理系统的功能均不成熟，这种生长发育的未完成状态使得儿童发展的可塑性较强。然而，这也意味着其对外界环境的适应能力和对某些致病因子的免疫能力较差。因此，无论是环境中的积极因素还是消极因素，均会对学前儿童的身体健康产生影响。学前儿童卫生学是在卫生学原理的基础上，研究如何保护学前儿童、促进学前儿童健康发展的科学。学前儿童卫生学能够在尊重学前儿童生长发育规律的基础上，提出促进学前儿童身体发展的建议与策略，从而使得教师和家长能够科学地利用环境因素，促进学前儿童身体的健康发展。

二、促进学前儿童心理的健康发展

学前时期也是儿童心理发展的关键时期。在这一时期，儿童的认识、社会性、情绪情感、个性等方面都在发展，并对儿童的心理健康产生重大的影响。如在情绪情感方面，长期的压抑或不适当的表达，会使儿童产生消极的心理体验，从而影响身心正常发育①。每一个儿童的身体发展与心理发展都是相辅相成的。学前儿童卫生学在对“健康”全面、系统认知的基础上，思考促进学前儿童健康的方法论问题，因而在关注学前儿童身体健康的同时，关注儿童的心理行为与表现，促进学前儿童心理的健康发展，实现学前儿童身心全面健康发展。

因此，学习学前儿童卫生学能够帮助教师和家长树立正确的儿童健康观念，掌握促进学前儿童健康的方法，明晰方法背后的生理学、心理学、教育学等理论知识，从而有理有据地创造适宜儿童的生活环境，科学地促进学前儿童的健康发展。

第二节　学前儿童卫生学的研究任务和内容

学前儿童卫生学作为一门独立的学科，有着特定的研究任务和内容。明确学前儿童卫生学的研究任务和内容，能够帮助教师了解学前儿童卫生学的研究范围和方向，更好地指导教师的工作实践，从而促进学前儿童的健康发展。

一、学前儿童卫生学的研究任务

学前儿童卫生学以促进学前儿童的健康为直接目的，研究关于学龄前儿童身心健康的问题。其研究任务是以促进学前儿童健康发展为核心，发现与之相关的要素，从而对其进

① 朱家雄，汪乃铭，戈柔．学前儿童卫生学［M］．3版．上海：华东师范大学出版社，2015：62.

行总结，利用有利因素，控制和消除不利因素。具体来看，学前儿童卫生学的研究任务可概括为以下 3 个方面：

（1）学前儿童自身生长发育的特点与规律；

（2）学前儿童健康状况、身心发育状况与其生活环境的相互关系；

（3）如何利用改造环境条件，促进学前儿童的身心健康全面发展。

二、学前儿童卫生学的研究内容

学前儿童卫生学旨在为学前儿童的生长发育创设良好的环境条件。要实现这一目标，必须首先了解学前儿童个体本身及其生命活动的基本规律，然后综合生理学、心理学、教育学等多学科知识，研究影响学前儿童身心健康发展的因素。学前儿童卫生学的研究内容主要包括：

（一）学前儿童生理健康与保健

通晓学前儿童身体发展特点和生长发育规律，是维护学前儿童生理健康、对其进行卫生保健的前提与基础。只有在对其进行系统、深入了解的前提下，才有可能提出相应的卫生要求和卫生指标，指导家长、托幼机构及相关部门对儿童的身体健康进行检查、评价，了解儿童发展水平，及时干预。需要注意的是，学前儿童的生理健康易受一些疾病的影响。了解学前儿童疾病的早期症状，及时预防和应对学前儿童常见疾病与传染病，亦是学前儿童生理健康与保健的重要研究内容。表 0－1 列出了学前儿童生理健康与保健需要关注的内容。

表 0－1　学前儿童生理健康与保健的内容

主要内容	具体内容
学前儿童身体各系统的发育特点与保健	● 运动系统特点及卫生保健 ● 消化系统特点及卫生保健 ● 呼吸系统特点及卫生保健 ● 循环系统特点及卫生保健 ● 泌尿系统特点及卫生保健 ● 内分泌系统特点及卫生保健 ● 免疫系统特点及卫生保健 ● 神经系统特点及卫生保健 ● 感觉器官特点及卫生保健
学前儿童生长发育与健康评价	● 各阶段学前儿童生长发育特征 ● 学前儿童生长发育规律 ● 学前儿童身体健康的评价 学前儿童生长发育的评价指标 学前儿童生长发育的评价 学前儿童健康检查

续表

主要内容	具体内容
学前儿童身体疾病与预防	● 学前儿童疾病的主要症状 ● 学前儿童常见疾病及预防 ● 学前儿童常见传染病及预防

（二）学前儿童心理健康与保健

维护学前儿童心理健康是学前儿童卫生保健的重要目标。本书根据学前儿童心理发展的规律与特点，研究学前儿童心理健康的特征与标准，探寻影响学前儿童心理健康的相关要素，并研究如何利用这些要素来促进学前儿童的心理健康，预防学前儿童常见心理障碍和干预学前儿童常见问题行为，具体如图 0－1 所示。

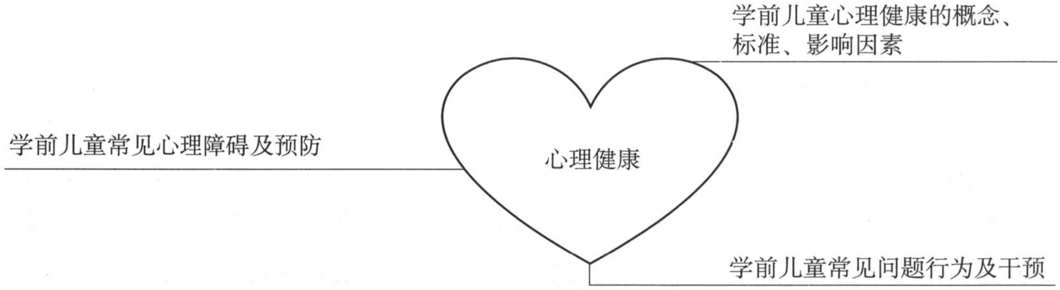

图 0－1　学前儿童心理健康与保健的内容

（三）学前儿童的营养与膳食管理

营养素是机体生长发育的物质基础。对学前儿童来说，合理的营养尤为重要。这是因为学前儿童正处于身心发育极为迅速的时期，所需的各种营养元素和能量较成人多①。了解学前儿童基本的营养需要，维护膳食营养平衡，是加强学前儿童卫生保健的重要内容。学前儿童的营养研究主要包括学前儿童营养的基础知识、学前儿童合理膳食的方法，以及托幼机构的膳食管理等方面的内容。

（四）学前儿童的意外、突发事件及其处置措施

面对意外、突发事件及时采取有效措施，对降低危害，保证学前儿童的病后康复，降低死亡率都有着极为重要的意义。目前，关于学前儿童意外、突发事件的研究主要包括：学前儿童意外伤害的基础性研究、托幼机构的安全与管理研究、学前儿童伤害的急救措施研究、学前儿童突发事件的应急处理等。通过该系列研究，托幼机构能够明晰学前儿童意外事件的主要特点、类型及影响因素，能够做好安全管理和预防工作，消除隐患。而当意外、突发事件发生时，托幼机构能及时采取有效措施，守护学前儿童的健康。

---

① 顾荣芳．学前儿童卫生学［M］．3 版．南京：江苏教育出版社，2009：103.

（五）托幼机构卫生与保健

托幼机构作为学前儿童学习与生活的重要场所，不仅对学前儿童进行健康教育，也直接影响着学前儿童的身心健康。根据人的机体与环境相统一的原则，研究托幼机构的卫生与保健主要从托幼机构保教活动的卫生和托幼机构环境与建筑设备的卫生两个方面进行。在托幼机构保教活动的卫生方面，需要在了解学前儿童学习活动特点的基础上，科学制定维护脑卫生保健的生活制度，并在一日生活和具体的教育活动中协调环境因素，维护儿童健康。在托幼机构环境与建筑设备的卫生方面，要做好托幼机构的园地卫生、建筑卫生、设备卫生等工作，做到选址合理、建造科学、设施设备安全（见表0－2）。

表0－2　托幼机构卫生与保健的内容

主要内容	具体内容
托幼机构保教活动卫生	● 学前儿童的脑力活动特点 ● 托幼机构生活制度卫生 ● 托幼机构一日生活活动卫生 ● 托幼机构教育活动卫生
托幼机构环境与建筑设备卫生	● 托幼机构园地卫生 ● 托幼机构建筑卫生 ● 托幼机构设备卫生

第三节　学前儿童卫生学的研究方法

学前儿童卫生学的研究方法主要有调查法、观察法、实验法、个案研究法。

一、调查法

调查法通常以儿童群体为调查对象。运用体检、问卷、访谈等手段，收集与研究对象相关的材料并做出科学分析，形成调查结果。该方法可以用于对学前儿童的身心发育各项指标的调查，对患病情况进行检查，对个体、集体和环境各方面的卫生状况进行调查，以及对托幼机构生活作息制度和各项活动情况的调查等方面，是一种经典的卫生学研究方法，能在较短时间和较大范围内获得大量的研究资料。在具体的操作方面，可遵循以下步骤：

（1）确定调查课题。在这一步骤中，需要考虑调查要了解什么情况、探究什么问题、达到什么目的、是否具有理论或现实意义。

（2）选择调查对象。在这一步骤中，需要界定调查对象的范围和属性，即“选取多少幼儿”“选取什么样的幼儿”。

（3）确定调查方法和手段，编制和选用调查工具。在确定调查课题和对象后，需要考虑用什么方式收集资料。如若采用问卷调查法，就需要编制问卷。

（4）制订调查计划。依据调查计划，让调查的进行有章可循，做好时间的协调。

（5）实施调查。运用调查工具展开调查。

（6）整理、分析调查资料，撰写调查报告。

二、观察法

观察法是指借助感官或辅助仪器，对处于自然状态下的对象进行有目的、有计划的考察、记录和分析，从而获取经验事实的一种研究方法①。这也是卫生学的常用方法。通过观察法能够对儿童疾病、问题行为、生长发育情况等方面进行一定的识别与辨认，了解到更为直接、全面的信息。根据结构化程度，观察法一般可分为两种类型：一种是结构式观察法，其结构较严谨，在观察前具有明确的目标、问题和范围，有详细的计划和步骤，常包括时间取样法、事件取样法等；另一种是非结构观察法，其结构较松散，观察目标定位弹性较大，对观察内容与步骤不预先确定，常包括日记法、逸事记录法等。

观察法的应用，主要包括以下几个程序②：

（1）明确观察目的和意义（在观察中要了解什么情况、收集哪些方面事实材料），确定观察对象、时间、地点、内容和方法，也就是说要回答为什么观察和如何观察的问题。

（2）通过检索资料、专家访谈等，收集有关观察对象的文献资料并进行阅读分析，对所要求观察的对象有一个最一般的认识，为观察做好充分准备。

（3）编制观察提纲，对观察客体单位要进行明确分类，对所观察的事物确定最主要的方向。观察提纲要有一定灵活性和可变通性，防止有效资料被遗漏。

（4）实施观察，进行有计划、有步骤、全面而系统的观察。

（5）资料收集记录。

（6）分析资料，得出结论。

三、实验法

实验法是指研究人员依据一定的理论假设，合理地控制或创设一定条件，对研究对象

① 李静．学前卫生学［M］．北京：北京师范大学出版社，2015：15．

② 裴娣娜．教育研究方法导论［M］．合肥：安徽教育出版社，1995：189，190．

实施目的性实验干预，从而验证假设、探讨实验现象因果关系的一种研究方法。

在学前儿童卫生学运用实验法进行研究的过程中，既可以以通过设立实验组与对照组对实验组进行干预来测试干预措施效果的方式得出研究结论，也可以以生理学、生物化学和临床医学的各项指标为衡量和评价的依据，对学前儿童各项生理指标如心率、脉搏、血压等进行检查，采用临床医学实验方法来对学前儿童身体状况进行研究。

四、个案研究法

个案研究是指采用各种方法收集有效、完整的资料，对单一对象进行深入细致的研究的过程①。研究人员通过一段时间的连续调查，能够对研究对象进行深入的分析，从复杂的表象中发现问题、分析问题并提出解决方案。在学前儿童卫生学的研究中，研究人员通过对个案的分析，能揭示学前儿童身心健康状况的相关问题，并在此基础上进行归纳总结，提出针对性建议。作为在学前儿童卫生学研究中可被运用的一种方法，个案研究法不需要对研究过程进行控制，也能够为类似案例提供易于理解的解释。但是，这种研究方法往往耗时较长，易受研究者个人主观意向的影响，从而影响研究结果的准确性和客观性。在运用个案研究法的过程中，需要考虑以下问题：

（1）界定研究现象，确定研究问题。

（2）根据研究问题，确定研究对象。

（3）选择研究方法，进入研究现场，收集资料。

（4）对研究结果进行呈现，并对其结果的信度、效度、推论以及伦理道德问题进行探讨。

促进反思与行动的活动

1. 调查 10 位以上家长，根据学前儿童卫生学的 5 项研究内容，了解家长最关注幼儿在园卫生与保健的哪些方面，希望得到哪些方面的帮助。

2. 教师在促进幼儿健康方面可进行哪些工作？

3. 阅读《3—6 岁儿童学习与发展指南》“健康”部分，谈谈其中发展目标对学前儿童健康提出了哪儿方面的要求。

4. 请寻找运用调查法对卫生学进行的相关研究，如《某幼儿园 3—6 岁幼儿龋齿情况调查》，并对其如何选取调查对象、选择调查方法以及呈现调查结果进行说明。

---

① 郑金洲，等．学校教育研究方法［M］．北京：教育科学出版社，2003.

拓展阅读

1. 黄欣欣．托幼机构卫生保健实用指南［M］．南京：江苏教育出版社，2010.

2. 崔赫镛，李商熔．0～5 岁婴幼儿疾病照护百科［M］．北京：北京科学技术出版社，2013.

3. SHARMAN C，CROSS W，VENNIS D. 观察儿童：实践操作指南：第 3 版［M］．单敏月，王晓平，译．上海：华东师范大学出版社，2008.

4. 孙睿．从“不挑食”到“不过分挑食”［D］．成都：四川师范大学，2015.

第一篇

学前儿童健康的促进与保护

第一章

学前儿童的健康与促进

本章导读

学前儿童健康并不仅仅限于身体健康，还包括反映学前儿童精神状态的其他方面。了解健康的含义是促进学前儿童健康的先决条件。树立全面、科学的关于健康的观念，明确学前儿童健康的特征，能够帮助家长和教师对学前儿童的健康状况进行评价，从而利用影响学前儿童健康的各因素，促进学前儿童身心健康。

学习目标

1. 理解健康的含义，明确学前儿童健康的特征。
2. 了解影响学前儿童身心健康的因素。
3. 掌握促进学前儿童身心健康的策略。

第一节 健康

党的二十大报告指出，人民健康是民族昌盛和国家强盛的重要标志。健康是学前儿童卫生学的核心概念，对健康的了解和认识构建着学前儿童卫生学的知识体系。

一、健康的概念及演变

健康是一个难以阐明的医学哲学概念。在不同历史时期，人们对其理解不同。

人类对“健康”和疾病的认识经历了漫长的过程（见图 1－1）。在古代，由于生产力水平和认知水平低下，人类无法解释生病、死亡等现象，因而此时人们常有着鬼神致病、巫术致病等思想。随着生产的发展和社会经验的积累，认识水平不断提高，人类能够采用推测、类比的方式将健康、疾病与人类生活的自然环境与社会环境联系起来。例如，我国传统医学（如《黄帝内经》）就借用了春秋战国时期发展起来的阴阳五行哲学理论（“五行说”将自然界一切事物用五种属性即“木、火、土、金、水”来归类），用“阴平阳秘”“五行相生相克”“天人合一”等概念来说明人体的生理和病理变化①。西医鼻祖希波克拉底指出：不健康状态或疾病是人与环境不平衡的结果。到了近代，自然科学获得了巨大进步。解剖学、组织生物学、遗传学等学科体系的形成，使得人们能够从生物学的角度认识生命现象以及健康与疾病的关系，奠定了生物医学模式。有理论认为，疾病主要是由生物（细菌、病毒等）因素所致，健康就是“身体无病无残、体格健壮不虚弱”②。生物医学模式使人们认识到疾病是机体对致病因子的一种反应，从而为有针对性的治疗提供了依据。但是，将健康定义为“没有疾病”，则是窄化了健康的内涵，忽视了人的社会性以及心理因素、社会因素对健康的影响。20 世纪以来，随着生产、生活方式的转变和医学的进步，人们逐渐认识到有些疾病难以采用生物医学方法治愈。如：生活方式而不是细菌、病毒，是形成或诱发心脑血管、恶性肿瘤等疾病的主要原因。这就对生物医学模式形成了挑战。1948 年，世界卫生组织将健康定义为：健康不仅仅是没有疾病或虚弱，而且是生理、心理与社会完全适应。这一定义，超越了健康所表示的“没有疾病”的状态，呈现了更为积极、正向的一面。20 世纪 90 年代，世界卫生组织对健康又做出了新的定义，将“道德的健全”纳入其中：“一个人在躯体健康、心理健康、社会适应良好和道德健康四个方面皆健全才算是健康。”

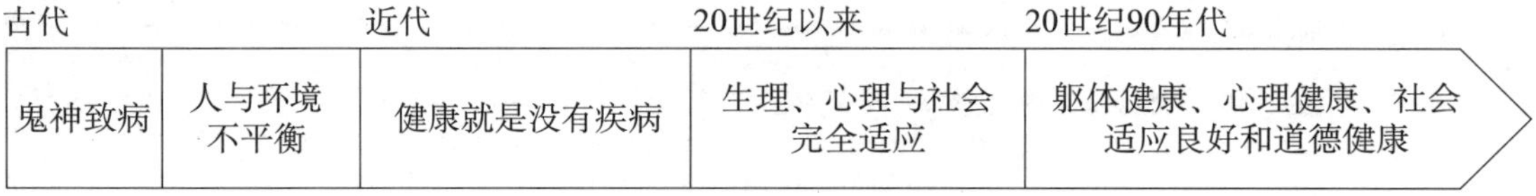

图 1－1 健康概念的演变

现代健康观将生理、心理、社会、道德等作为影响人健康的重要因素，对健康概念呈现了较为完整的认识。健康不只是“没有疾病”，良好的心理状态和社会适应、道德的健全均属于健康的范畴。健康不仅仅是一个医学概念，更是个体整体发展呈现出的状态。明确健康的含义，树立科学、整体的健康观，是维护学前儿童健康的基础。学前儿童健康发展最终指向的是身心全面健康发展。

① 顾荣芳．学前儿童健康教育［M］．北京：高等教育出版社，2017：11.

② 李静．学前卫生学［M］．北京：北京师范大学出版社，2015：4.

二、健康标准的解读

纵观健康概念的演变过程，现代健康概念代表了一种对“社会人”的健康的思考。从现代定义出发，健康的标准应当囊括身体健康、心理健康、社会适应良好、道德健康四个方面。身体健康是心理健康的基础，心理健康是身体健康的必要条件，社会适应良好和道德健康则建立在身体健康和心理健康的基础之上。

（一）身体健康

身体健康就是指身体各器官、组织和系统正常发育，机能不断完善，能够充分发挥其生理功能，适应外界环境及其变化，抵抗疾病的侵袭。此外，身体健康还表现为能够精力充沛地完成日常活动。

（二）心理健康

心理健康是健全人格前提下的一种持续的、相对稳定的，知情意协调并与周围环境相适应的社会功能良好的心理状态①。从反向层面讲，心理健康是指个体面对来自社会的或自身的不利因素，能够从容不迫、泰然自若地面对、适应，具体可表现为：动作发展正常、认知发展正常、情绪稳定、具有良好的人际关系、没有严重的心理问题等。

心理健康的具体标志有三个方面②：

(1) 人格完整、自我感觉良好、情绪稳定，而且积极情绪高于消极情绪，有较好的自控能力，能自尊、自信、自爱，有自知之明。

(2) 在自己所处的环境中有充分的安全感，能保持正常的人际关系，能得到他人的尊敬、信任和欢迎。

(3) 对未来的生活有明确的目标，有理想和事业上的追求，而且能切合实际地不断进取。

（三）社会适应良好

社会适应是指个体为了适应社会生活环境，能够为周围人所接受而对自我的行为和态度所做出调整的过程。社会适应良好说明个体能够自觉、主动地做出调整，生活和工作适应能力强，乐于交往，人际关系和谐而被他人所接纳。

（四）道德健康

道德健康最重要的是：“不以损害他人利益来满足自己的需要，有辨别真伪、善恶、虚荣、美丑等是非观念，能按社会认为规范的准则约束、支配自己的行为，能为人的幸福

---

① 王练．学前卫生学［M］．北京：高等教育出版社，2011：9.

② 李静．学前卫生学［M］．北京：北京师范大学出版社，2015.

作贡献。”① 因而，道德健康体现的是对社会规范的遵守，对人类社会规约的认同。

世界卫生组织制定出了健康的10条标准：

（1）有充沛的精力，能从容不迫地安排日常生活，胜任工作，而且不感到过分紧张和疲劳；

（2）处事乐观，态度积极，乐于承担责任，事无大小，不挑剔；

（3）善于休息，睡眠好；

（4）应变能力强，能适应外界环境各种变化；

（5）能够抵抗一般性感冒和传染病；

（6）体重适当，身体匀称，站立时，头、肩、臂位置协调；

（7）眼睛明亮，反应敏捷，眼睑不易发炎；

（8）牙齿清洁，无龋齿，不疼痛，牙龈颜色正常，无出血现象；

（9）头发有光泽，无头屑；

（10）肌肉丰满，皮肤有弹性。

三、学前儿童健康的特征

学前儿童健康是指学前儿童生长发育正常，身体各器官、组织和系统功能良好，情绪积极向上，智力正常，能较快地适应环境。因学前儿童处于个体生命的初始阶段，其健康具有区别于其他年龄段人群的特性。

（一）学前儿童健康主要包括身体健康和心理健康

如前所述，现代健康观对健康的定义使其具有了身体、心理、社会适应、道德四项具体内容，健康的内涵日益丰富。但是对于道德发展水平十分有限的学前儿童而言，身体和心理的健康是判断其健康状况的主要标志②。首先，身体健康可以从生长发育和生理机能两方面进行评价。其中，学前儿童的正常发育最为基础和重要，因为只有在正常发育的基础上，学前儿童才能更好地适应环境和抵抗疾病。其次，学前儿童心理健康体现为学前儿童心理发展水平达到正常儿童的发展水平，具体可从动作发展、认知发展、社会性发展、情绪情感发展和个性发展等方面进行了解。学前儿童的身体健康和心理健康紧密相连。虽然有些评价指标能够单一地反映学前儿童的身体或心理状态，然而，事实上，正如有些生理的病痛来自心理的不适，身体健康和心理健康是难以截然分开的。

（二）学前儿童健康具有易变性

学前儿童的身体与心理都处于不断发育的过程中，各器官、组织、系统发育还不完

① 王练．学前卫生学［M］．北京：高等教育出版社，2011：9.

② 顾荣芳．学前儿童健康教育［M］．北京：高等教育出版社，2017：11.

善，各种心理机能才开始发展，还未达到成熟状态。其身体与心理如同刚刚破土的“胚芽”，易受周围环境的影响，在健康与疾病构成的连续体中不断成长。因而，学前儿童健康具有易变性。这也更进一步突出了家长及托幼机构工作人员需要创造良好的环境，利用环境中的有利因素消除不利因素，并促进学前儿童的身心健康的重要性。

（三）学前儿童健康具有发展性

受遗传、环境等因素的影响，人的发展具有个体差异性。学前儿童健康也表现为存在一定的个体差异。如：同一年龄不同学前儿童身高与体重的增长速度、语言与认知的发展程度可能不太一致，即使是同一儿童在不同时期，上述方面的发育速度也可能不一致。然而，允许差异性的存在并不意味着忽视发展性。学前儿童无论是身体发展还是心理发展，从纵向上看均是在原有水平上不断提升，从横向上看总是与同龄儿童的发展水平接近。因而，当学前儿童个体生长发育存在偏差，或在某段时间内呈现出停滞不前甚至倒退的现象时，须予以重视，探寻原因，尽量消除不健康的影响因素。

第二节　学前儿童的健康促进

一、影响学前儿童健康的因素

学前儿童的健康是多种因素相互作用、相互渗透的结果。世界卫生组织经研究提出影响个人健康和寿命的五大因素：环境因素、饮食与营养因素、行为与生活方式因素、卫生与医疗因素、生物学因素[①]。

（一）环境因素

环境是指人类周围的客观世界，是人类赖以生存的一切物质条件和精神条件的总和。对与学前儿童健康息息相关的环境的了解，可从托幼机构的物质环境和精神环境两个方面出发。

托幼机构的物质环境包括托幼机构的自然物质环境和社会物质环境两个方面。自然物质环境主要是指托幼机构各种自然条件的总和。作为人类生命的基础，呼吸的空气、饮用的水、照在身上的阳光、脚下的土地以及周围的生物等自然物质环境都对学前儿童的健康至关重要，在维护其正常的生命活动的同时，也为其精神活动提供条件，促使其精神饱满、情绪愉悦。社会物质环境主要由托幼机构的活动室、户外活动场地、各种设备和活动材料、空间结构与环境布置等要素构成[②]。学前儿童身心发育尚不完全，对周围环境极为敏感。物质环境的污染，严重影响着学前儿童的健康。例如，有些幼儿园过度装修，给幼

① 张兰香，潘秀萍．学前儿童卫生与保健［M］．北京：北京师范大学出版社，2016：5.

② 袁爱玲．幼儿园教育环境创设［M］．北京：高等教育出版社，2010：6.

儿园环境带来甲醛及其他有害物质，严重威胁幼儿的健康。因而，托幼机构创设良好的物质环境至关重要。

托幼机构的精神环境涉及托幼机构内部人员之间的人际关系以及班风、园风等精神氛围。在气氛紧张的、人际关系不和谐的环境中，幼儿往往容易情绪紧张，心理负担较重，会对幼儿的心理健康产生不良影响。因此，托幼机构要注意营造良好的精神环境。

（二）饮食与营养因素

人类的一切生命活动都需要营养素的供给。学前儿童的身心发育迅速，新陈代谢快，对营养素和能量的需求较大。因此，作为营养素主要获取途径的日常膳食就变得极为重要。“吃饱了才有力气”“病从口入”等俗语告诉我们，既要关注饮食的量，也要关注饮食的质。学前儿童的饮食应结构合理、干净卫生。

（三）行为与生活方式因素

《2002年世界卫生报告》指出：人类所面临的健康风险大多与其生活方式存在密切联系。生活方式反映了人们在一定时期内较为稳定的饮食、休息与睡眠、居住条件、工作与学习行为方式以及休闲行为等。随着社会的发展，生活方式已成为影响人类身体健康的重要因素，它对人类健康状况发挥着潜隐性、累积性和稳定性的影响。如：世界卫生组织的报告显示，随着生活水平的提高及疾病谱的变化，因抽烟、滥用酒精、饮食结构不均衡等不良生活习惯引发的慢性病已成为全球致死的主要原因之一①。

学前儿童的生活方式常受家长及周围成年人生活方式的影响，通过模仿他们的生活行为，将其固定化，进而影响学前儿童的一生。因此，成年人的督促和以身作则显得尤为重要。

（四）卫生与医疗因素

世界卫生组织在《2013年世界卫生报告》中，将卫生服务界定为：包括社区、卫生中心和医院提供的促进、预防、治疗、康复和缓解等所有卫生保健方法，包括解决卫生部门内外社会和环境健康决定因素的方法。随着人们理解的深入，保健设施等卫生服务的易得性也是影响学前儿童身心健康的重要因素。保证卫生服务的辐射范围和辐射程度至关重要，应充分利用医疗卫生服务机构、托幼机构、社区公共平台和媒体资源，宣传学前儿童健康教育；注重基本公共卫生设施的投放和维护，如听力筛查设备、基本健康教育设备等。特别是托幼机构，要严格规定其卫生与医疗条件，如必需的药物供应、具有从业资格的医疗卫生人员等。

（五）生物学因素

生物学因素可从遗传和生理因素两方面进行理解。遗传是人的先天的、从上代继承而

---

① 戈杰．倡导健康生活方式　远离慢性疾病困扰［N］．湖州日报，2018-06-25（A5）．

来的解剖生理特征，影响着学前儿童的机体构造、形态、神经系统的特性等，甚至还与学前儿童的某些疾病的发生密切相关。在生活中经常可以看到，孩子与父母有着诸多相似之处，如身材、相貌、肤色……甚至一些疾病也存在着家族遗传特性。研究表明，在卵子受精期间，胎儿就已承袭了来自父母双方的遗传基因。这些遗传基因成为儿童健康发展的显性或潜在影响因素①。

生理因素包括细胞、组织、器官和系统的机能，以及在不同环境下机体的各个组成部分和整体的反应②。学前儿童正处于生长发育的阶段，各器官、组织、系统功能不完善，免疫水平低下。任何一种疾病都可能会对学前儿童产生不同程度的影响，甚至会威胁其生命健康，因而生理因素也是对学前儿童健康产生重大影响的生物学因素。

二、促进学前儿童身心健康

如上所述，学前儿童身心健康是诸多因素综合作用的结果。从学前卫生学的角度来讲，促进学前儿童身心健康要做到“以健康为中心，预防为主”，要求家长及托幼机构能够利用环境和教育的因素，帮助学前儿童养成良好的生活卫生习惯，形成积极的心理状态，并能对学前儿童常见疾病和突发事件做好预防与处理。

（一）合理安排学前儿童的一日生活

一日生活作为学前儿童生活的基本周期，涵盖了睡眠、进餐、盥洗、活动等基本环节。合理安排学前儿童的一日生活，需要对各环节均予以重视。首先，需要保证学前儿童的充足睡眠，从而使其精力能够得到恢复，并能在睡眠状态中完成生长激素的分泌，促进儿童的生长发育；其次，合理安排学前儿童的膳食，考虑各种营养素的均衡搭配，满足学前儿童机体活动的需要，并注意进餐习惯的培养；再次，关注学前儿童盥洗环节，帮助其养成良好的盥洗习惯，掌握健康的盥洗方式，从而预防疾病的产生；最后，还要要求学前儿童进行适当的户外活动和体育锻炼，《学龄前儿童（3～6 岁）运动指南》建议我国学龄前儿童“每天应进行至少 120 分钟的户外活动”。适当的活动不仅能够促进学前儿童的生长发育，也能调节其情绪，维护学前儿童的心理平衡。

从可操作性的角度看，合理安排学前儿童的一日生活需要对两个问题进行思考，即各环节的先后次序问题和各环节间或同一环节间的时长问题。以进餐环节为例，幼儿消化系统功能比较差，食物在胃内停留的时间一般为 3～4 个小时，所以两餐之间间隔时间应不少于 3 小时，不超过 4 小时。

---

① 王练．学前卫生学［M］．北京：高等教育出版社，2011：13.

② 朱家雄，汪乃铭，戈柔．学前儿童卫生学［M］．3 版．上海：华东师范大学出版社，2015：6.

（二）开展健康教育

托幼机构作为专门的教育场所，在托幼机构中开展健康教育能够最为直接地帮助学前儿童增强自我保护意识，主动地追求健康的状态。如：健康领域“五官的保护”的活动，能够使得学前儿童在掌握五官特征的基础上，树立自我保护意识，从而调整自己的行为，知道什么可以做、什么不可以做，进而减少了意外事故的发生。因此，在学前阶段开展健康教育，能够使得学前儿童从被动健康的状态调整为主动追求健康的状态，不仅能够提高其自我保护能力，更能为其一生的健康发展奠定良好的基础。

以小班幼儿日常行为习惯的养成为例。为了使小班幼儿养成愿意理发、洗澡、剪指（趾）甲的习惯，可通过诸如集体教育活动的正规健康教育，也可以通过非正规健康教育的途径，如日常生活环节中的引导、环境的创设进行。

活动案例

《灰灰先生》小班日常行为习惯教育

活动目标

1. 愿意理发、洗澡、剪指（趾）甲，会自己洗手。
2. 有独立睡觉、如厕的意识。

活动准备

1. 与家长交流，了解幼儿对理发、洗澡、剪指（趾）甲以及独自睡觉的态度，希望家长的生活习惯成为孩子的良好榜样。
2. 与童话绘本《灰灰先生》配套的图片。有条件的幼儿园可制作《灰灰先生》动画。
3. 张贴反映良好生活习惯的图片，活动后可增贴《灰灰先生》的配套图片。

活动过程

1. 教师讲童话绘本《灰灰先生》，并根据情节提问。
2. 韵律模仿操：教师让幼儿模仿刷牙、洗脸、洗手、理发、洗澡等动作，告诉幼儿及时洗手、理发、洗澡能少生病。
3. 表扬本班能够独自睡觉、独立如厕的幼儿。
4. 复习儿歌：《洗手歌》。

教师经验

1. 良好的生活习惯有利于幼儿一生的成长，应尽早养成。
2. 可通过游戏、故事等生动活泼的形式开展幼儿生活习惯教育，可利用绘本辅助教学。

资料来源：顾荣芳．学前儿童健康教育［M］．北京：高等教育出版社，2017.

除此之外，托幼机构作为学前儿童集体生活的场所，其卫生保健工作的质量亦直接影响在园儿童的身心健康。因而，托幼机构还须加强卫生管理、健全安全措施，并营造良好的卫生保健氛围。

促进反思与行动的活动

1. 请从自己的一项生活卫生习惯出发，尝试描述：如果幼儿拥有该项生活卫生习惯，会对其健康有什么影响？

2. 请根据本章内容，绘制思维导图。

拓展阅读

1. 陆俊杰，李芳芳．学前儿童眼部不适与其家庭电子产品使用之间的关系及干预[J]. 学前教育研究，2016（3）.

2. 刘肖岑，黄罂青，霍梦，等．短时接触双人电子游戏对幼儿同伴交往与亲社会行为的影响[J]. 心理科学，2018（2）.

第二章

学前儿童的生长发育与保健

本章导读

学前儿童正处于生长发育的关键阶段，与成人相比，无论是身体结构还是生理功能都有其特殊性。为保护和促进学前儿童的身体健康，学前教育工作者应学习、掌握学前儿童身体各个系统的发育特点及卫生保健要求相关的知识，掌握学前儿童各阶段生长发育的规律，以便在实际工作中正确了解并评价学前儿童的发育状况，确保学前儿童的健康发展。

学习目标

1. 掌握学前儿童身体各个系统的发育特点及生理功能的规律。
2. 掌握学前儿童身体各个系统的保健要点及方法。
3. 具备创设有利于学前儿童生长发育的环境的专业技能。
4. 掌握学前儿童身心发育的指标，并学会进行测定及评估的技能。

第一节　学前儿童身体各系统的发育特点与保健

学前期是儿童身体发育和机能发展极为迅速的时期。因学前儿童身体各部位尚未发展成熟，且身体结构和功能比较特殊，其卫生保健工作也与成人有许多不同之处。本节将从人体主要的生理系统来介绍学前儿童的生理特点及卫生保健要点。

一、运动系统

（一）什么是运动系统

人体的运动系统由骨、骨连接和骨骼肌三部分构成，对身体起着运动、支持和保护作用。骨主要通过关节连接起来，骨骼肌附于骨面，通过收缩和松弛，牵动骨骼产生运动。运动系统在神经系统的调节和各系统的配合下，起着支撑身体、执行动作、保护内脏器官的重要作用（见图 2－1）。

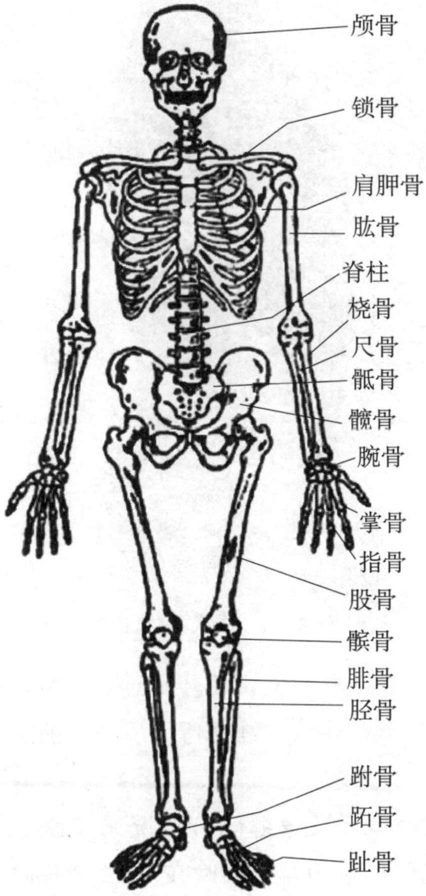

图 2－1　人体全身骨骼

资料来源：《辞海（第 7 版）》（网络版）。

（二）学前儿童运动系统的特点

1. 骨

学前儿童的骨骼比较柔软，软骨多；骨骼短而细，骨化没有完成。骨骼在生长，并不断加长、变粗。

（1）脊柱。

脊柱是人体的主要支柱，出生时脊柱呈轻微后凸，随着抬头（3 个月）、坐（6 个月）、走（1 岁）的相继出现，颈椎前凸、胸椎后凸，使脊柱形成生理性弯曲，能保持身体平衡，缓冲从下肢而来的冲击力（见图 2－2）。

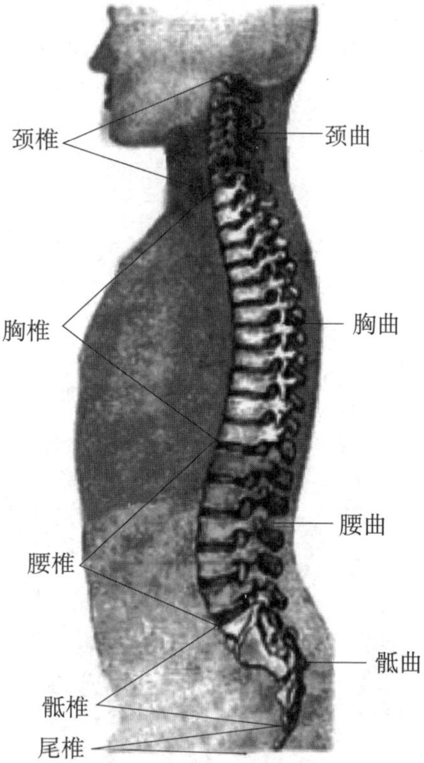

图 2－2　成人脊柱侧面

脊柱发育的时间很长，一般到青春发育期开始时才基本定型。在整个发育期间，脊柱容易受到外界因素影响发生变形，导致脊柱侧弯、后凸、前凸等异常。

（2）颅骨。

颅骨的发育可通过头围、囟门及骨缝闭合情况来反映。人刚出生时，颅缝常哆开，至 3～4 个月时才闭合；后囟门已近闭合，最晚在 2～4 个月内完全闭合；前囟门约 1.5～2 厘米，出生数月内随头围增大而变大，6 个月后逐渐骨化而变小，至 1～1.5 岁闭合（见图 2－3）。面骨、鼻骨及下颌骨的发育迟于头颅，以增长为主，1～2 岁后面骨变长，下颌骨向前凸出，使面型与婴儿时有所不同。

（3）胸骨。

胸骨自上而下可分为胸骨柄、胸骨体和剑突三部分。学前儿童的胸骨尚未完全愈合，一般要到 20～25 岁才能愈合成一个整体。学前儿童如果缺乏维生素 D、患有呼吸道疾病或坐姿不正确，都可能影响胸骨的正常发育，易形成胸骨畸形。

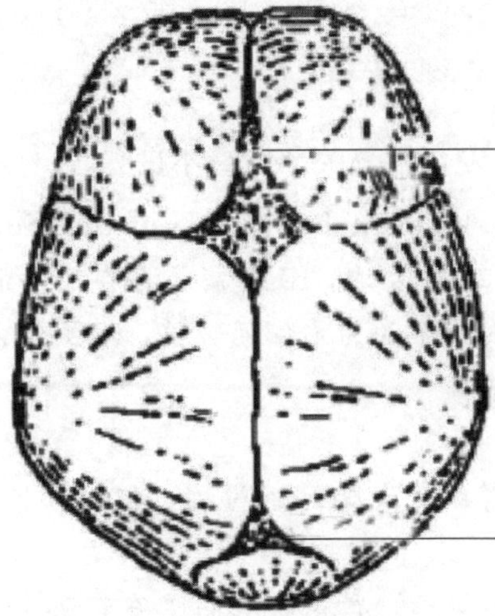

图 2－3　新生儿的头骨（上面）

（4）腕骨。

随着年龄的增长，儿童的腕骨、指骨和掌骨逐渐骨化。腕骨骨化中心随着年龄增长以一定的次序出现，至 10～13 岁，全部腕骨骨化完成，女童一般比男童早两年完成。学前期，由于儿童腕骨、指骨和掌骨的骨化没有完成，儿童腕骨的力量不足，手的精细动作发展不完善，所以不宜长时间作业。

（5）骨盆。

学前儿童的骨盆尚未定型，构成骨盆的髋骨还不是一块整体，由髂骨、坐骨和耻骨靠软骨相连而成（见图 2－4），随着年龄增长，软骨逐渐骨化，到 16 岁左右，3 块骨愈合成 1 块髋骨。在完成骨化以前，组成髋骨的 3 块骨之间的连接还不是很牢固，容易在外力作用下产生位移，发生不正常的接合，影响骨盆的发育。

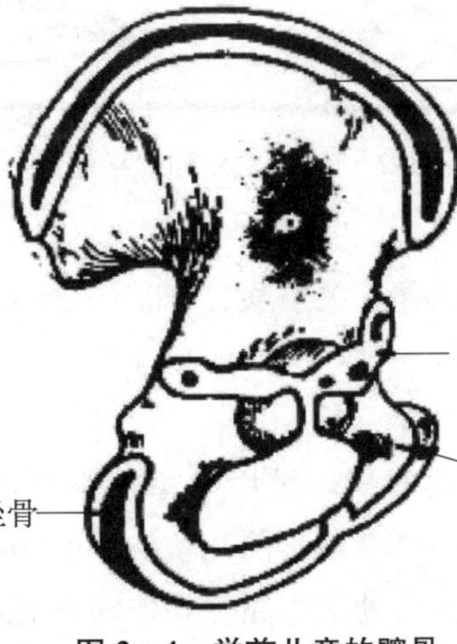

图 2－4　学前儿童的髋骨

延伸阅读

发育性髋关节发育不良

发育性髋关节发育不良（developmental dysplasia of the hip，DDH），是儿童骨科最常见的一种髋关节疾病，发病率在1‰左右，且发病率存在显著的性别差异，即女童的发病率是男童的6倍左右，左侧的发病率约为右侧的2倍，双侧约占35%。DDH包括三种：髋关节脱位、半脱位、髋臼发育不良。

DDH主要表现症状：

● 单侧髋关节脱位患儿早期臀纹、大腿纹不对称，但特异性不强；一侧髋关节内收。双侧脱位患儿会阴部变宽。

● 单侧髋关节脱位患儿下肢不等长，行走时双侧髋关节脱位的患儿有跛行步态如鸭步等表现。

新生儿期，传统的“蜡烛包”襁褓方法是错误的，会使DDH发病率增加10倍多。正确的襁褓方法是让幼儿自由地将腿外展，这将大大减少DDH的发病率。对于其他造成DDH的危险因素，要在新生儿期就通过体检、超声检查排查，如有异常尽早干预，最大限度提高DDH的治愈率和减少致残率。

（6）足骨。

足骨由7块跗骨、5块跖骨和14块趾骨组成。跗骨和跖骨借韧带连接，形成足弓（见图2-5）。足弓可起到缓冲、减震的作用。由于学前儿童的足骨、肌肉和韧带没有发育完善，足弓负荷超出它的负担能力或者其他原因，可引起足弓塌陷，成为扁平足。

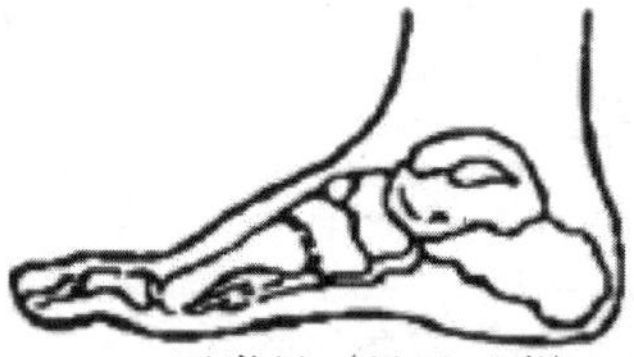
正常足（足弓正常）

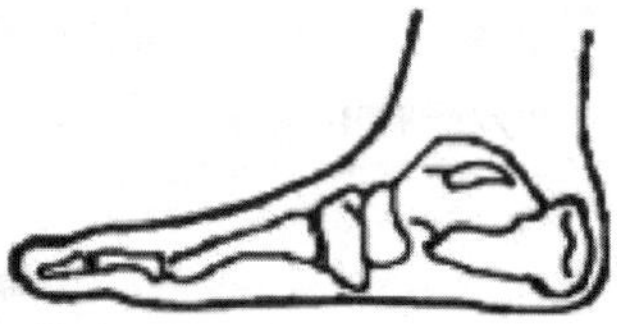
扁平足（足弓塌陷）

图2-5 正常足和扁平足

2. 骨连接

学前儿童的关节面软骨相对较厚，关节囊、韧带的延伸性大，所以关节的运动范围较成年人大；但是，关节囊、韧带较松弛，关节的牢固性较差，在外力的作用下，较成年人容易发生脱臼。

当学前儿童肘部处于伸直位的时候，被用力牵拉手臂，常造成“外伤性桡骨头半脱位”，又名“牵拉肘”。常见的原因是牵着学前儿童的手上楼梯、过马路，突然用力拎手臂而造成的脱臼。学前儿童肘部受伤后处于半屈位，伴随疼痛，手不能握物；复位后仍需要保护肘关节，勿受暴力的作用，以免形成习惯性脱臼。

延伸阅读

生活中要慎防孩子肘关节脱臼

当孩子穿衣、走路跌倒或上楼梯时，爸爸妈妈都会用力牵动孩子前臂，导致其肘关节脱臼。受伤后的孩子常啼哭，手臂不敢活动，拒绝别人移动其肘部。年龄大一点的孩子会诉说肘部疼痛，当检查受伤的手臂时，会发现孩子肘部微屈。孩子肘关节脱臼复位手段非常简单，一般不需要麻醉。

具体方法：家长一只手用拇指向后内方压迫桡骨小头，另一只手执握腕部，屈曲患肘，将前臂稍加牵引前后旋转，大多数可感到或听到复位的轻微弹响声。复位成功后，孩子疼痛感立即消失，伤肘即可活动。之后，最好用颈腕吊带悬挂于屈肘位三天。颈腕吊带可用毛巾制作，避免再次牵拉患肢，防止半脱位复发。

孩子关节脱臼后如果没有及时发现或处理不当，脱位处往往会出现局部充血、肿胀现象，并导致习惯性脱臼及关节内折等并发症。因此，家长和教师对此必须高度重视，如果不能及时复位就要立刻带孩子去医院就诊治疗。

3. 骨骼肌

（1）肌肉容易疲劳。

学前儿童肌纤维较细，含水分较多，含蛋白质、糖类和无机盐较成人少，能量储存少，因此，肌肉柔软、收缩力差、力量小、易疲劳和受损。但学前儿童新陈代谢旺盛，疲劳后恢复较快，年龄越小的儿童，这一特点表现得越明显。

（2）大肌肉发育早，小肌肉发育晚。

学前儿童各肌肉群发育不平衡，支配大肌肉群活动的神经中枢发育较早，故大肌肉动作发育较早，躯干及上下肢活动能力较强。学前儿童3～4岁时上下肢活动已经比较协调，但支配小肌肉群活动的神经中枢发育较晚，手部、腕部小肌肉群活动能力较差，难以完成精细动作；5～6岁时才能胜任一些精细动作，例如，使用笔、剪刀，但是画条直线却很费劲儿，这与不同的肌肉发育早晚有一定的关系。

综上，学前儿童运动系统的主要特点是骨组织不断骨化，骨富有弹性、易变形，关节、韧带较为松弛，肌肉力量小、易疲劳。

延伸阅读

小肌肉运动评估

当学前儿童在教室里自由活动的时候，教师应观察学前儿童并使用检查表（见表2-1）来评估学前儿童的小肌肉运动技能的发展，确保为在某个特别技能上需要帮助的学前儿童及其他学前儿童提供必需的小肌肉活动。每个学前儿童都有他自己的自然发展速度，要考虑到个体差异性。

表 2-1　小肌肉运动能力检查表

儿童姓名：	日期：
________插楔子 ________拉拉链 ________将螺帽拧到螺栓上 ________串珠子 ________倾倒液体不洒出 ________用剪刀剪 ________用小刀切 ________用锤子钉钉子 ________用蜡笔画物体 ________用笔书写 ________用画刷绘画	

（三）学前儿童运动系统的保健

1. 教育学前儿童保持各种正确的姿势

正确的姿势可预防驼背和脊柱侧弯。学前儿童坐立时，两脚平放，不弓背，不耸肩，身子坐正；站立时，身子正，腿不弯，抬头挺胸；走路时，抬起头，自然挺胸，眼往前看，两臂自然摆动。

2. 供给充足的营养，保证充足的睡眠

骨的生长需要大量的蛋白质、钙、磷，因此要注意学前儿童膳食中蛋白质、钙、磷、维生素 D 的供给，以促进骨的钙化和肌肉的发育。骨的生长离不开生长激素的作用，人体的生长激素大部分是在睡眠中分泌的，生长激素能促进身高的增长。充足的睡眠能够促进脑垂体分泌生长激素，进而促进骨骼的发育。因此，充足的营养和充足的睡眠是保证骨骼、肌肉发育的重要条件。

延伸阅读

儿童睡前故事绘本精选

- 《晚安，月亮》
- 《夜色下的小屋》
- 《晚安，大猩猩》
- 《小熊布迪睡不着觉》
- 《睡觉去，小怪物！》
- 《亲亲晚安》

3. 提供宽松舒适的衣物

学前儿童服饰有别于成人，要宽松舒适，以便于骨骼的发育和动作的发展。衣服的材质以纯棉为主，纯棉衣物有比较好的透气性、吸湿性，不易引起过敏，不易起静电，不易吸附细小粉尘；衣服的款式以宽松自然的休闲装、运动装为主，方便学前儿童平时的运动、游戏；衣服的大小要适宜，过于肥大的衣服影响运动，会造成意外伤害，过小的衣服会影响骨骼、肌肉的发育。

4. 合理安排组织体育锻炼和户外活动

适宜的体育锻炼，可以加速血液循环，促进身体的新陈代谢，使骨骼、肌肉得到更多的营养，从而使肌纤维体积增大、弹性增加，肌肉活动的能力也相应提高；体育锻炼还可以促进细胞增殖，促进骨骼增长，加速骨的钙化，使骨质更坚硬。户外活动可使学前儿童适当接受阳光照射，促进身体对维生素 D 及钙、磷等元素的吸收，预防佝偻病。

学前儿童腕部骨骼骨化尚未完成，力量较差，不宜拎重物；不宜从高处跳到坚硬的地面上，以防髋骨错位；使用的桌椅高矮要合适，宜根据身高制作桌椅，防止出现驼背；写字、绘画时的握笔姿势要正确，正确的握笔姿势可使学前儿童坐姿端正，促进骨骼生长发育，还可保护儿童视力；手臂不宜用力牵拉，防止出现脱臼。

二、消化系统

（一）什么是消化系统

人体消化系统（见图 2－6）是由消化道和消化腺两部分组成的。消化道包括口腔、咽、食道、胃、小肠、大肠和肛门，消化腺主要有唾液腺、胃腺、肠腺、肝脏和胰腺等。消化系统的功能是通过消化道的运动和消化液的作用，将食物分解成为结构简单、能够被吸收的营养成分，并进入机体血液和淋巴。

（二）学前儿童消化系统的特点

1. 消化道

学前儿童消化道的肌肉组织、弹性组织及神经组织的发育都尚未完全成熟，消化道的蠕动机能较差；各种消化腺尚不发达，分泌的消化液不仅量少，而且消化酶、胃酸等的含量也低。

（1）牙齿。

在整个发育期间，学前儿童先后有两组牙齿的生长，第一组是乳牙，第二组是恒牙（见表 2－2）[①]。乳牙在人出生后 6～8 个月开始萌出；6～7 岁时，乳牙开始脱落，恒牙开始萌出，逐渐替代了乳牙。学前儿童牙齿上的牙釉质薄，牙本质较为松脆，容易产生龋齿（见图 2－7）。

---

① 代晓明，谭文，喻正莹．学前儿童卫生学［M］．上海：复旦大学出版社，2016：13.

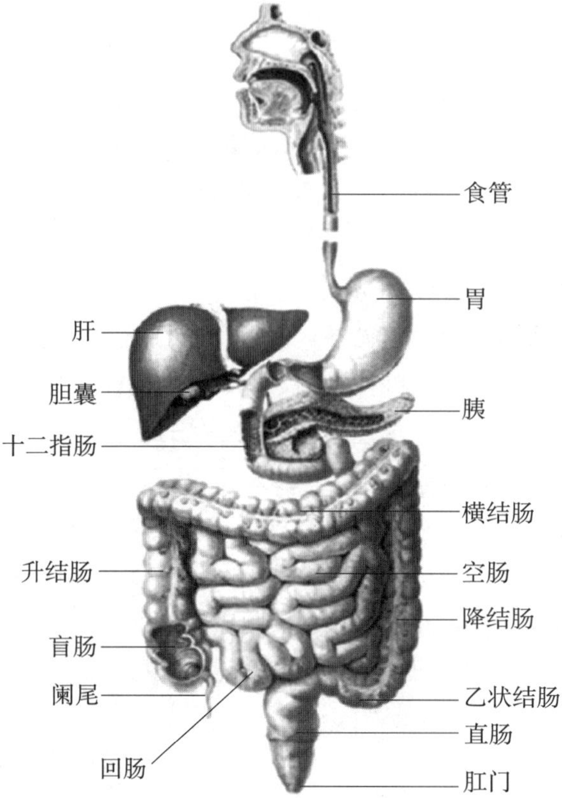

图 2-6　人体消化系统示意图

资料来源：《辞海（第 7 版）》（网络版）。

表 2-2　人类出牙时间及顺序

牙齿名称		萌出时间	萌出牙数（个）	牙齿总数（个）
乳牙	下中切牙	4～10 个月	2	2
	上中切牙，上侧切牙	6～14 个月	4	6
	下侧切牙	6～14 个月	2	8
	第一乳磨牙	10～17 个月	4	12
	尖牙	16～24 个月	4	16
	第二乳磨牙	20～30 个月	4	20
恒牙	第一磨牙	6～7 岁	4	24
	中切牙	6～8 岁	4	24
	侧切牙	7～9 岁	4	24
	第一前磨牙	10～12 岁	4	24
	尖牙	9～12 岁	4	24
	第二前磨牙	10～13 岁	4	28
	第二磨牙	12～13 岁	4	28
	第三磨牙	17～22 岁	4	32

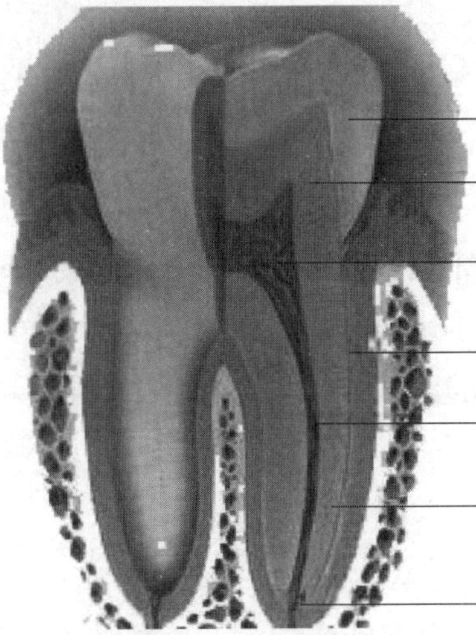

图 2-7 牙齿纵切面

(2) 食道。

学前儿童食道与成人相比，显著短且窄，黏膜细嫩，管壁较薄、管壁弹力组织发育较差，容易受损伤。

(3) 胃。

学前儿童的胃容量较小，随着年龄增长，胃容量也逐渐增大。婴儿胃呈水平位，食道下 1/3 的环状括约肌尚未发育完全，在喂食后，胃部胀大产生压力，括约肌的收缩强度又不足以阻止胃部食物回流，容易发生溢奶的现象。

学前儿童胃黏膜柔软且富有血管，胃壁较薄，弹性组织、肌肉层及神经组织发育尚未完成，因此胃的蠕动机能差，胃所分泌的消化液酸度低，消化酶的含量较成人少，因此消化能力弱。

延伸阅读

孩子溢奶怎么办?

预防孩子溢奶或吐奶，有赖于家长正确的喂养姿势。

- 哺乳时应将孩子斜着抱起，不要躺着喂哺。
- 如果是用奶瓶喂奶，奶头孔要大小适当，奶液适宜温度为 45℃，忌吸入空气。
- 喂奶之后不要晃动幼儿的身体，应将孩子斜靠在大人身上，轻拍背部，让吞入胃内的空气排出。

(4) 肠。

学前儿童的肠管相对长度比成人长，成人的肠管为身长的 4 倍半，学前儿童则超过身长的 5～6 倍，消化道相对面积大。

学前儿童肠黏膜发育较好，有丰富的血管网和淋巴管网，因而容易把已分解的营养物质吸收到血管和淋巴管中去。但是，当消化道发生感染时，肠内的毒素或病原体也容易通过肠壁进入血液。

学前儿童肠道肌肉组织和弹性纤维还没有发育完善，肠的蠕动能力比成人弱，肠内容物通过肠道的速度较慢，容易发生便秘和粪中毒。

学前儿童的结肠壁薄，无明显的结肠带和脂肪垂，升结肠和直肠与腹后壁的固定较差，因此较易发生肠套叠和肠扭转。

2. 消化腺

（1）唾液腺。

婴儿刚出生时消化腺发育欠佳，分泌唾液较少，故黏膜干燥，易受损。出生后 3 个月时唾液腺分泌才明显增加，内含唾液淀粉酶及大量黏液素，其分泌量随年龄增大而增多。故淀粉类食物宜在婴儿出生后 3 个月时添加，过早给予婴儿难以适应。

婴儿期唾液分泌增多，由于此时婴儿口腔较小且浅，又不善于将口内过多唾液咽下，易出现流涎现象，称为“生理性流涎”。

（2）胰腺。

学前儿童的胰腺富有血管和结缔组织，实质细胞较少，分化不全，但是胰腺所分泌的消化液已经具备成人所有的各种消化酶。学前儿童胰腺液及消化酶的分泌极易受炎热气候和各种疾病的影响而被抑制，导致消化不良。

（3）肝脏。

学前儿童的肝脏相对比例比成人大，肝脏分泌胆汁少，胆汁内含有较多的水分、黏液素和色素，促进肠液消化作用的物质较少，因而消化脂肪的能力较差。

肝细胞分化不全，组织较弱，肝脏容易充血，对感染的抵抗力较弱，解毒功能较差。但是，学前儿童肝脏血液丰富，肝细胞的再生能力强，在患肝炎后治疗和恢复较快，不易发生肝硬化。学前儿童肝糖原储存量相对较少，饥饿时容易发生低血糖症，甚至出现“低血糖休克”。

（三）学前儿童消化系统的保健

1. 注意口腔卫生，保护牙齿

口腔是消化道的起始部分，牙齿是咀嚼的工具，注意口腔卫生，保护牙齿非常重要。

（1）培养学前儿童早晚刷牙、饭后漱口的好习惯。

学前儿童从 2 岁半开始就应该养成早晚刷牙、饭后漱口的习惯，早晚各一次。正确的刷牙方法是：刷上牙自上而下，刷下牙自下而上；磨牙里外要竖刷；咬合面要横刷。同时，学前儿童的牙刷要软、细，每 3 个月更换一次。

（2）不吃过冷过热的食物，不咬坚硬的东西。

牙齿易受忽冷忽热的刺激，咬坚硬的东西时牙釉质可能会产生裂缝或脱落，从而损伤牙齿。

（3）预防牙齿排列不齐。

纠正学前儿童的不良习惯，例如托腮、咬舌、咬唇等，这些都可能会影响颌骨发育或乳牙的萌出，导致牙齿排列不齐；在换牙期间，若乳牙没有掉，恒牙就会被挤到唇侧或颊侧，形成“双层牙”。因此，要及时将乳牙拔掉，使恒牙正常萌出。

（4）定期检查牙齿，发现龋齿应及早治疗。

每半年至少检查一次，以便及时发现问题，及时矫治。

（5）避免牙齿外伤。

学前儿童乳牙根浅，牙釉质也不如恒牙坚硬，要教育孩子避免用牙齿咬果壳等坚硬东西。

（6）慎用抗生素。

使用四环素类药物会让牙釉质发育不好，易脱钙变黄，造成龋齿，要谨慎使用此类药物。

延伸阅读

十大儿童牙齿绘本精选

- 《刷牙》
- 《谁的牙齿最漂亮》
- 《加古里子的牙齿科学绘本》
- 《我那颗摇晃的牙齿绝对绝对不能掉》
- 《我不要去看牙！》
- 《我会刷牙》
- 《牙齿大街的新鲜事》
- 《一颗超级顽固的牙》
- 《我的牙掉了》
- 《牙医》

2. 制定合理的饮食制度，培养良好的饮食习惯

为了防止“低血糖休克”，要培养学前儿童定时、定量进餐的习惯，不暴饮暴食，为学前儿童准备的饭菜要新鲜、富有营养、易于消化吸收；促使学前儿童养成细嚼慢咽的习惯，细嚼慢咽有利于食物与消化液的充分混合，减轻肠胃负担，促进人体对营养素的吸收；教育学前儿童少吃零食，不挑食。

3. 保持学前儿童在进餐时的愉快心情

消化道和消化腺的活动都受神经系统的调节。学前儿童进餐时情绪愉快，会促进胃液的分泌，有利于食物的消化和吸收。为保持学前儿童进餐时的愉快情绪，教师应注意保持进餐环境的整齐与清洁。在进餐前和进餐过程中，教师不应批评、指责学前儿童行为上的

问题，以免影响其进餐情绪。

延伸阅读

幼儿园教师组织幼儿就餐五步骤

（1）餐前，组织幼儿分批（避免人多拥挤）洗手、拿毛巾擦手；

（2）等餐，听音乐、看书、听故事（安静的、运动量小的活动可在餐前开展）；

（3）取餐，根据幼儿饭量，采取少打多添原则，饭、菜在饭碗里呈“八卦形”；

（4）进餐，保持安静，避免嬉戏打闹，同时提醒幼儿注意有骨头或有鱼刺的食物（托班、小班幼儿应剔除）；

（5）餐后，及时组织幼儿漱口或刷牙，擦嘴，可适当组织运动量小的户外散步。

4. 饭前、饭后不做剧烈运动

消化系统的各器官活动受植物性神经系统的支配。剧烈运动可使交感神经作用加强，胃肠活动被抑制，消化液分泌减少，胃肠蠕动减弱，影响对食物的消化。所以饭前半小时不宜剧烈运动，饭后也应休息半小时到1小时，才能进行运动。此外，学前儿童饭后不宜立即午睡。

5. 养成良好的排便习惯，预防便秘

学前儿童肠管肌肉组织和弹性纤维均未发育完善，但是黏膜发育良好，有丰富的血管网和淋巴管网，容易吸收营养物质。因此，一般学前儿童比成人的吸收能力强，但肠蠕动能力弱，如果食物停留在大肠的时间较长，容易造成便秘。所以，让学前儿童养成定时排便的习惯，不要长时间憋着大便，以防止习惯性便秘。适当运动，多吃蔬菜、水果等粗纤维较多的食物，多喝开水，都可促进肠道的蠕动，预防便秘。

三、呼吸系统

（一）什么是呼吸系统

人体呼吸系统（见图2-8）由呼吸道和肺组成。呼吸道包括鼻、咽、喉、气管和支气管，是传送气体和排出分泌物的管道；肺是进行气体交换的场所。其中，上呼吸道包括鼻、咽、喉，下呼吸道包括气管和支气管。肺是呼吸系统的主要器官，包括肺内各级支气管、呼吸性支气管和肺泡。

（二）学前儿童呼吸系统的特点

学前儿童呼吸系统的基本特征是组织娇嫩，呼吸道黏膜容易受到损伤，在黏膜上有丰富的血管和淋巴管。在学前儿童常见疾病中，呼吸系统的急性感染占很大比例，不仅发病

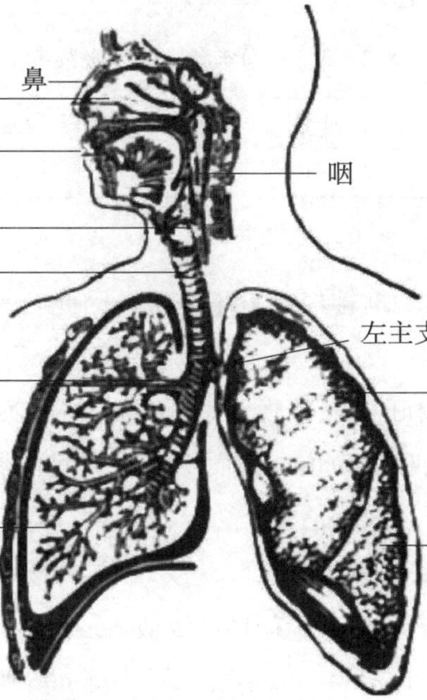

图 2-8　人体呼吸系统

率高，病情也较为严重。

1. 呼吸器官

（1）学前儿童鼻腔较成人相对短小，鼻道较为狭窄，鼻黏膜柔嫩且富有毛细血管，易受感染。

（2）学前儿童咽部相对狭小，且较垂直。

（3）学前儿童喉腔相对狭窄，黏膜纤维柔弱，下层组织疏松，发生急性喉炎时可使喉腔更窄，进而引起呼吸困难。学前儿童声带较短、不够坚韧，声门肌容易疲劳，常常出现嘶哑和失声的症状。

（4）学前儿童气管和支气管的管腔相对狭窄，管壁和软管柔弱，缺乏弹性组织，黏膜富有血管，但分泌黏液少，比较干燥，容易造成感染。

（5）学前儿童肺弹性纤维发育较差，间质组织比较多；毛细血管比较发达，肺泡的数量较少、容积较小、含血多、含气少；肺泡壁弹性纤维较少，致使肺部的扩张与收缩的功能较差，导致学前儿童易患肺炎。

2. 呼吸运动

（1）呼吸浅而快。

学前儿童胸廓短小呈圆桶形，呼吸肌较薄弱，肌张力差，呼吸时胸廓的活动度小，故吸气时肺不能充分扩张，换气不足使每次呼吸量的绝对值远较成人小，这与该年龄阶段新陈代谢旺盛、需消耗较多氧气的特征恰相矛盾，因此只能通过加快呼吸频率来满足生理需要，年龄越小的学前儿童呼吸越快（见表 2－3）。

表 2－3　不同年龄人的呼吸频率

年龄	新生儿	0～1 岁	1～3 岁	4～7 岁	8～14 岁	成人
呼吸频率（次/分）	40～44	30～40	25～30	20～25	18～20	16～18

（2）呼吸节奏不均匀。

学前儿童支配呼吸运动的中枢神经发育不完善，因此容易出现深浅交替，或呼吸节奏不齐、间歇、暂停等现象。

总之，学前儿童新陈代谢旺盛，呼吸浅、频率大，肺换气功能差，呼吸肌发育不完全，胸廓活动范围小，以腹式呼吸为主，因而更需要充足的新鲜空气①。教师应注意室内的通风换气，并尽量多让孩子在户外活动。

（三）学前儿童呼吸系统的保健

1. 经常组织学前儿童进行体育锻炼和户外活动

体育锻炼能加强呼吸系统的功能，使学前儿童胸廓和呼吸肌的发育逐渐完善，进而使上呼吸道的抵抗能力得到增强。经常在户外活动，尤其利用冷空气进行锻炼，可降低呼吸道疾病的发病率。

2. 保持室内空气清新

清新空气中含有丰富的氧气，能促进人体的新陈代谢，对学前儿童整个身体的生长发育都是十分有利的。所以教师要经常开窗通风换气，保持室内空气新鲜，但应避免对流风，防止学前儿童感冒。

3. 培养学前儿童良好的卫生习惯

教育学前儿童不要蒙头睡觉，养成用鼻呼吸的习惯，教会其正确擤鼻涕的方法。鼻腔的黏膜腔分泌黏液，使进入的空气湿润和温暖，鼻毛和丰富的毛细血管能挡住空气中的灰尘和细菌，保护呼吸系统，防止灰尘和细菌进入肺部。正确擤鼻涕的方法是：先轻轻捂住一侧，擤完后再擤另一侧，擤时不要太用力，防止由于鼻腔内压过大，细菌进入耳咽管，引发中耳炎。

4. 保护学前儿童声带

注意保护学前儿童声带，不要长时间让其唱歌，防止声带因过度紧张而肿胀、变厚，感冒、咳嗽时要多饮水。唱歌地点的空气必须保持清爽、湿润，冬天不宜在室外冷空气中唱歌；选择适合学前儿童音域特点的歌曲和朗读材料，让学前儿童用自然的声音唱歌和说话，避免大声喊叫。

---

① 王启念．浅谈学前儿童呼吸系统的卫生保健［J］．现代职业教育，2020（21）：232－233.

5. 谨防异物进入呼吸道

不让学前儿童玩小扣子、小玻璃球等物品；不让学前儿童把较小的东西塞入鼻孔处；提醒学前儿童进餐时要小心，不高声谈笑，防止食物误入气管。

四、循环系统

（一）什么是循环系统

人体循环系统（见图 2-9）包括心血管系统和淋巴系统两部分。心血管系统是一个封

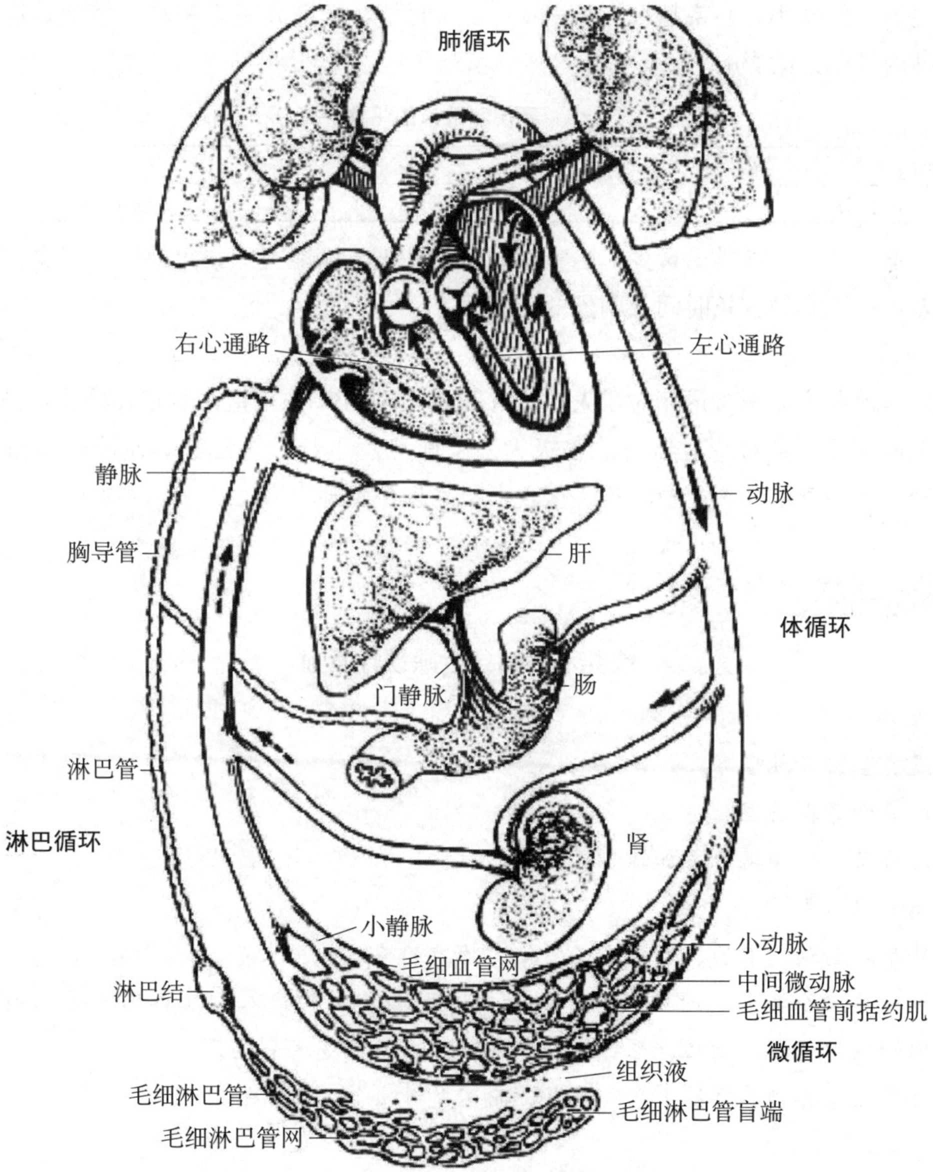

图 2-9　人体循环系统

闭式的管道系统，由心脏和血管组成。心脏是动力器官，血管是运输血液的管道，使血液在体内不断地循环，以保证机体内环境的相对恒定和新陈代谢的正常进行。淋巴系统的主要功能是运输全身淋巴液进入静脉，是静脉回流的辅助装置，淋巴系统与人体的免疫功能密切相关，它包括胸腺、骨髓、脾脏、淋巴结等淋巴器官和有免疫活性的T、B淋巴细胞等。

（二）学前儿童循环系统的特点

1. 心脏

（1）学前儿童的血液输出量少，但新陈代谢旺盛，为满足需要，要加快心率来补偿，具体表现为年龄越小，心率越快（见表2-4）。此外，学前儿童心率易受情绪、运动、进食等各种内外因素的影响。

表2-4　不同年龄人的平均心率

年龄	新生儿	1～2岁	3～4岁	5～6岁	7～8岁	成人
平均心率（次/分）	140	110	105	95	85	70

（2）学前儿童血液排出量少，心室壁较薄，心脏收缩能力差，每搏输出量少，心脏负荷力较差，故不宜做较长时间或剧烈的运动。

2. 血液

（1）学前儿童血液含量相对成人较多，约占体重的10%，造血器官容易受到伤害，某些药物及放射性污染对造血器官危害极大。学前儿童生长发育迅速，血液循环量增加很快，喂养不当或学前儿童严重挑食、偏食，极易发生贫血①。

延伸阅读

喂养不当易导致缺铁性贫血

1. 喂养误区

- 没有坚持母乳喂养。
- 以为营养在汤里。
- 没有及时、合理地添加辅食。

2. 合理添加辅食的方法

- 将家庭自制的米汤、米粥换成强化矿物质的婴儿专用米粉。
- 适当减少谷类食物的摄入量，增加肉、蛋类食物的摄入，让婴儿经常吃到动物肝脏、牛肉和猪肉泥、血制品、蛋黄等含铁丰富且吸收率高的食物。
- 让婴儿吃各种各样的水果和蔬菜，而不是过多量的水果和蔬菜。

① 赵新民．小儿缺铁性贫血的预防和治疗［J］．中国全科医学，2006（19）：1584-1585．

专家表示，缺铁性贫血分为三个阶段：开始是身体里的储备铁减少，接着是血红蛋白合成铁减少，最后才是缺铁性贫血。前两个阶段在临床上没有明显异常，到第三个阶段才会出现比较明显的脸色苍白、乏力、不好动、易感冒等症状。婴儿长期贫血不但影响体格发育，而且影响智力发育。为此，家长应为婴儿提供科学合理的喂养，避免发生贫血。

（2）学前儿童血液中血小板数目和成人相近，但血浆中的凝血物质，如纤维蛋白、钙等较少，因此一旦出血，凝血较慢。

（3）学前儿童血液中白细胞、中性粒细胞较少，吞噬病毒的能力较差，容易发生感染扩散。

3. 血管

学前儿童血管内径相对比成人宽，毛细血管丰富，血流量大，身体得到的氧气和营养物质十分充足；血管比成人短，血液循环周期短；年龄越小，血管壁越薄，血管弹性越小；血压低于成人，年龄越小，血压越低，随着年龄增长，血压也逐渐升高，10 岁以上已接近成人。

（三）学前儿童循环系统的保健

1. 合理安排学前儿童的一日生活

为保护学前儿童心脏的正常活动，需要避免长时间的剧烈运动；一日生活的安排，应该动静交替、劳逸结合；对不同体质的学前儿童，在活动安排上应区别对待，提出不同的要求。

2. 进行适当的体育锻炼

体育锻炼可提高心血管活动的适应能力，特别是可以增强心肌收缩力，使心脏体积增大，心跳缓慢有力，减轻心脏的负担。在组织学前儿童体育锻炼时，应注意在运动前做好准备活动，以提高运动效率；运动结束时要做好整理活动，尤其是剧烈运动后不要马上停下来。

3. 合理安排学前儿童的膳食

合理安排学前儿童的膳食可预防动脉硬化，饮食科学、合理，可减少胆固醇和饱和脂肪酸的摄入量，延缓和防止动脉硬化。安排学前儿童的膳食时，还应注意供给制造红细胞必需的物质，如蛋白质、铁、叶酸、维生素 B_{12} 等。

4. 积极做好传染病的预防工作

学前儿童血液中的中性粒细胞值偏低，对传染病的抵抗力较差。骨髓是制造血细胞的“工厂”，某些药物如氯霉素、合霉素（因安全问题已停产）等有抑制骨髓造血功能的作用，因此对学前儿童要谨慎辨别后使用。

五、泌尿系统

（一）什么是泌尿系统

人体泌尿系统（见图 2－10）由肾脏、输尿管、膀胱和尿道组成，其重要功能是排泄废物。肾脏是生成尿液的器官，输尿管、膀胱和尿道是排尿的通道，而膀胱还具有暂时储存尿液的作用。

（二）学前儿童泌尿系统的特点

1. 肾脏

学前儿童年龄越小，肾脏相对越大，出生时肾脏约重 25g，占体重的 1/120；至成人时虽可增至 300g，但仅为其体重的 1/200。学前儿童肾皮质发育不全，肾功能较差，年龄越小，肾小管越短，肾小球过滤能力、肾小管排泄及再吸收功能均较差，对尿的浓缩和稀释功能也较弱。因此，学前儿童与成人相比，从尿中损失更多的葡萄糖、氨基酸等有用物质，也较易发生脱水或浮肿。

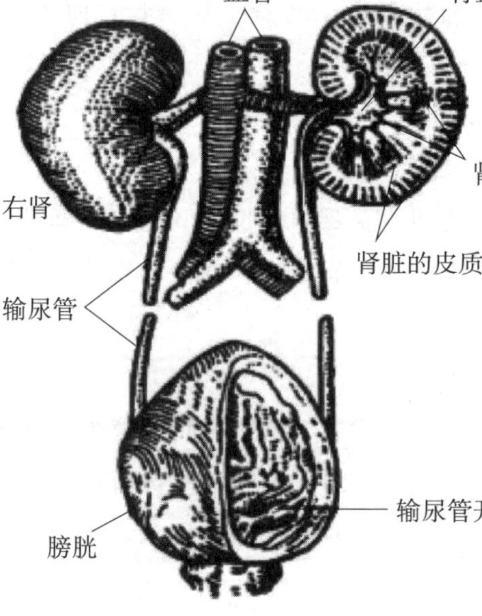

图 2－10　人体泌尿系统

2. 膀胱

膀胱贮尿功能差，排尿次数多。学前儿童新陈代谢旺盛，需要水分多，而膀胱容量小、黏膜柔软、肌肉层及弹性组织不发达，贮尿功能差。所以学前儿童年龄越小，每天排尿次数越多。随着年龄增长，每次尿量逐渐增多。尿量在个体间差异很大，并受气温、饮水量等因素影响。

3. 尿道

学前儿童的尿道较短，女性儿童的尿道更短，易被细菌污染引起上行感染；男性儿童的尿道较长，但有包茎者，可因积垢而引起上行感染。

（三）学前儿童泌尿系统的保健

1. 培养学前儿童养成定时排尿的习惯

随着学前儿童的神经系统发育不断完善，满1周岁即能控制排尿；2～3岁时，对排尿的控制能力已经得到巩固，即使在睡眠时亦能控制，因此应从小养成学前儿童定时排尿的习惯。教师在组织集体活动前，应提醒学前儿童排尿；不要频繁地让学前儿童排尿，以免影响学前儿童正常的贮尿功能，造成尿频；同时也不要让学前儿童长时间憋尿，憋尿太久，膀胱过分膨胀，使膀胱壁过度伸展而失去收缩能力，会引起排尿困难，也容易造成感染。

2. 保持阴部的清洁卫生

预防上行性尿道感染，注意尿道口周围的卫生；尽早不让学前儿童穿开裆裤；每天晚上应给学前儿童清洗外阴部；厕所、便盆要每天清洗、消毒。

3. 每天给学前儿童提供足够的水

人体每天摄入的水量和排出的水量要维持相对的平衡，组织细胞才能进行正常的生理活动。让学前儿童每天喝足够的水，使体内的废物能及时地随尿排出，可保护学前儿童的身体健康。

4. 保护肾脏，预防药物伤害

学前儿童肾脏发育不成熟，对药物特别敏感，滥用药物、不科学的治疗手段会使他们的肾脏不堪重负。常见的危害肾脏的药物有庆大霉素、链霉素、卡那霉素、造影药物等。因此，学前儿童用药前，家长要认真阅读说明书，科学使用。

六、内分泌系统

（一）什么是内分泌系统

内分泌系统由很多内分泌腺、内分泌组织和内分泌细胞组成，是人体的调节和控制系统（见图2-11）。内分泌腺分泌激素，直接进入血管、淋巴管内，通过循环系统运送到全身各部位。激素对机体的新陈代谢、生长发育、性成熟和免疫力都起到了很大的作用。人体内主要的内分泌腺有垂体、甲状腺、肾上腺、甲状旁腺、胸腺、松果体、胰腺和性腺等，受神经系统控制下的下丘脑的调节。

（二）学前儿童内分泌系统的特点

1. 垂体

垂体是人体最重要的内分泌腺，位于颅内。垂体受下丘脑的调节和控制，人出生时垂体已充分发育，4岁前与青春期是其生长最迅速的阶段。垂体的功能是分泌生长激素，控制自出生到青春期的生长过程；它又在下丘脑控制下通过分泌各种促激素，支配甲状腺、

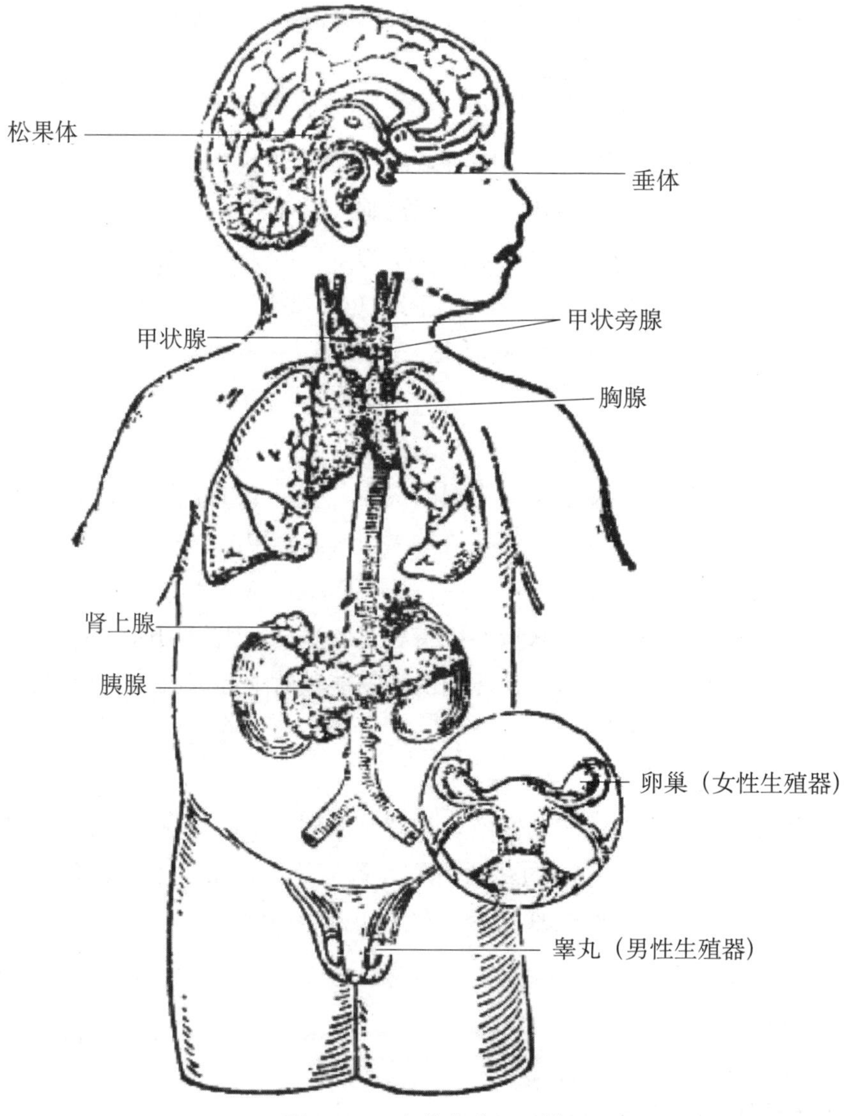

图 2－11　人体内分泌系统

肾上腺、性腺的活动，是体内重要的内分泌器官。

生长激素对学前儿童的生长发育极为重要，如果生长激素分泌不足，则学前儿童生长缓慢，身材矮小，甚至可引起侏儒症，但是智力发育一般属正常；如果生长激素分泌过多，由于长骨的骨髓和骨干尚未愈合，细胞分裂速度过快，使生长速度过快，则可致巨人症。

2. 甲状腺

甲状腺是人体最大的内分泌腺，位于颈部。人出生时，甲状腺已经形成，以后逐渐生长，14～15 岁发育最快，机能也达到最高峰。因此，这一时期的女性儿童常可见甲状腺代偿性肥大。

甲状腺分泌甲状腺激素，能调节新陈代谢，兴奋神经系统，促进骨的生长发育，对软骨骨化、牙齿生长、面部外形和身体比例的形成等多方面产生广泛的作用。学前期，儿童如果甲状腺功能不足，可发生甲状腺肿大，甚至发生呆小病，主要表现为骨骼停止生长，四肢骨变粗，骨龄低，身体矮小，身体下部量明显短于上部量，有不同程度的听力和语言障碍，智能发育低下，基础代谢过低。如果甲状腺亢进，甲状腺激素分泌过多，又会使中枢神经系统的兴奋性及感受性增高；影响自主神经系统时，即可出现心跳和呼吸加快，出汗过多，情绪易于激动；基础代谢过于旺盛，即使大量进食，身体也会逐步消瘦、乏力。

（三）学前儿童内分泌系统的保健

1. 积极组织学前儿童参加体育锻炼

经常参加体育锻炼，可使学前儿童体质增强，预防疾病，促进内分泌系统器官的正常生长发育。

2. 制定和执行合理的生活制度

根据学前儿童身心发展特点，制定和执行合理的一日生活制度，保障学前儿童睡眠充足，有效促进学前儿童内分泌系统的正常发育。例如，一天之中，生长激素白天分泌少，夜间分泌多。生长激素的分泌与睡眠深度有关，所以应保证学前儿童每天有充足且深度的睡眠，促进生长激素的正常分泌。

3. 提供科学合理的膳食

丰富合理的食物营养搭配，可以促进学前儿童内分泌腺体机能的提高。例如，碘是合成甲状腺激素的重要原料，因此，应保证学前儿童食用适量的加碘食盐，常吃海带等含碘量丰富的食物，促进甲状腺激素的正常分泌。

4. 不乱服营养品，防止性早熟

有些儿童营养品的成分并不十分明确，有些虽然只含微量激素，但若长期服用也有可能在体内累积，引发学前儿童性早熟。对于正常生长发育的学前儿童，不必吃营养品。

七、免疫系统

（一）什么是免疫系统

人体免疫系统（见图 2－12）是机体执行免疫应答及免疫功能的重要系统，由免疫器官、免疫细胞和免疫分子三部分组成。免疫系统具有识别和排除抗原性异物、与机体其他系统相互协调、共同维持机体内环境稳定和生理平衡的功能。免疫系统是防卫病原体入侵最有效的武器，它能发现并清除异物、外来病原微生物等引起内环境波动的因素。淋巴系统与人体的免疫功能密切相关，包括胸腺、骨髓、脾脏、淋巴结等淋巴器官和有免疫活性的 T、B 淋巴细胞等。

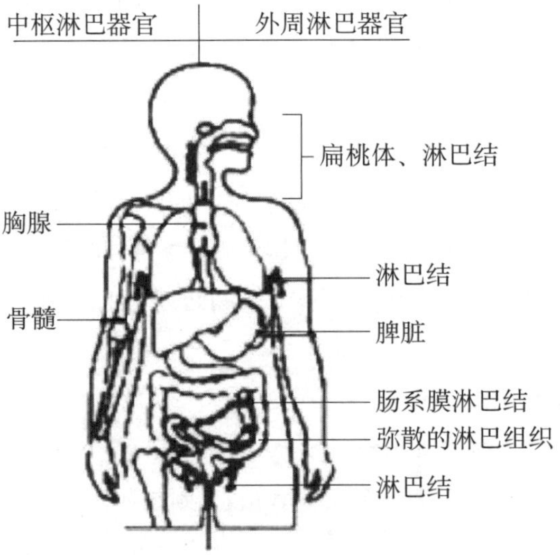

图 2-12　人体免疫系统

（二）学前儿童免疫系统的特点

1. 免疫功能不完善

学前儿童淋巴结尚未发育成熟，结缔组织较少，淋巴小叶分割不清，淋巴滤泡尚未形成，被膜较薄，因此屏障作用较差，感染易扩散，局部轻度感染可使淋巴结发炎、肿大，甚至化脓。学前儿童体液中的免疫活性细胞战斗力不强，突破皮肤、黏膜进入人体内的病原体易扩散、繁殖，抵抗力不如成人。

2. 易患传染病

人体的免疫系统包括与生俱来的免疫力和后天获得的免疫力，学前儿童的免疫功能不完善，尤其是没有建立针对传染病的特异性免疫。所以，学前儿童是传染病的易感人群，必须对学前儿童采取有效的卫生保健措施，以增强体质，预防传染病的发生。

3. 容易发生过敏

过敏又称为变态反应性疾病，表现为免疫力过高。学前儿童变态反应性疾病的发病机制主要与遗传因素、妊娠环境、出生后的环境以及呼吸道感染等因素相关，临床主要表现为湿疹、变应性鼻炎、变应性结膜炎、变应性哮喘及变应性胃肠炎。教师在托幼机构要格外注意有过敏体质的学前儿童，从环境、饮食等方面避免学前儿童接触到过敏原。

（三）学前儿童免疫系统的保健

1. 合理营养，适当锻炼

合理营养和适当锻炼能够增强学前儿童体质，提高抵抗力和免疫力。

2. 讲究环境、个人卫生

要保证学前儿童生活环境的卫生，减少污染源。学前儿童要讲究个人卫生，例如饭前、便后要洗手，防止病从口入，等等。避免学前儿童到封闭、污浊的空间或人多的地方，避免学前儿童与传染病患者接触。

3. 按免疫规划进行疫苗接种

应按照科学的免疫程序，有计划地对学前儿童及青少年进行疫苗接种。疫苗主要包括卡介苗、乙肝疫苗、脊髓灰质炎减毒活疫苗、百白破疫苗、麻疹疫苗、乙脑减毒活疫苗、流脑疫苗、风疹疫苗等。通过人工干预的方法，让学前儿童机体获得特异性免疫，从而预防传染病。

八、神经系统

（一）什么是神经系统

人体神经系统是生命活动的主要调节系统，机体各系统各器官在神经系统的统一调节和支配下协调地进行各种生理活动。神经系统由中枢神经系统和周围神经系统两部分组成。其中，脑和脊髓构成中枢神经系统，主管接收、分析、综合体内外环境传来的信息，然后发出指令；脑神经和脊神经构成周围神经系统，能够传递信息。在全身各系统各器官的发育中，神经系统的发育处于领先地位（见图 2－13）。

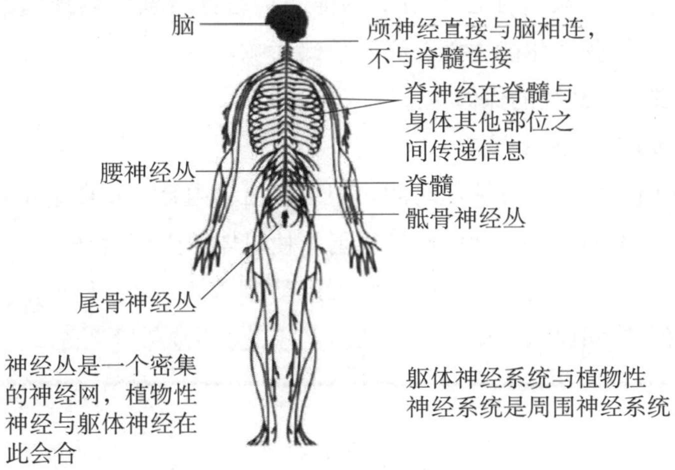

图 2－13　人体神经系统

（二）学前儿童神经系统的特点

1. 神经系统发育迅速

（1）脑重和细胞数目增加。

新生儿脑重约 350～380g，占体重的 12%；5 岁时脑重约 1 100g，为出生时的 3 倍；成人脑重约 1 400～1 500g，为出生时的 4 倍，但仅占体重的 2%。由此可见，人出生时脑重相对较大，且早期发育快，7 岁左右已接近成人水平；出生后脑重的增加主要为神经细胞体积的增大和神经髓鞘的形成。

（2）神经髓鞘化。

髓鞘形成时间在神经系统的各个部分是不一致的，脊髓前后柱的神经纤维在胚胎 4～5 个月时已经形成髓鞘；锥体系和锥体外系、小脑神经纤维及周围神经，分别于出生前后、1～3 岁后基本形成髓鞘。所以，婴幼儿对外来刺激反应较慢，且易于泛化。

（3）耗氧量大。

学前儿童的大脑对氧气的需求量较大，在基础新陈代谢状态下，学前儿童大脑的耗氧量为全身耗氧量的 50%左右，而成人则为 25%左右。因此，学前儿童脑的血流量占心排血量的比例较成人大。学前儿童脑组织对缺氧十分敏感，对缺氧的耐受力也较差。所以，保持学前儿童生活环境空气的清新对于其神经系统的正常发育和良好机能状态的保持都很重要。

2. 高级神经活动不完善

学前儿童高级神经活动的抑制过程不够完善，兴奋过程强于抑制过程，兴奋和抑制在皮层较易扩散，神经活动的强度较弱，表现为年龄较小的学前儿童自我控制能力差，注意力不易集中，好动而不好静，容易产生疲劳。

3. 植物性神经发育不完善

学前儿童的交感神经兴奋性强而副交感神经兴奋性较弱，表现为心率及呼吸频率较快，但节律不稳定，胃肠消化能力极易受到情绪影响，等等。

（三）学前儿童神经系统的保健

1. 制定并执行合理的生活制度

合理安排好学前儿童的一日活动时间，组织好活动内容，长期坚持执行的生活制度会在学前儿童大脑皮层上形成一系列的条件反射，使机体的生理活动按一定的规律进行。因此，在安排组织学前儿童活动时，教师要注意到动静交替，可以使学前儿童大脑皮层各区域的神经细胞轮流工作和休息，避免大脑疲劳现象的发生。

延伸阅读

培养孩子注意力的小游戏——五官找找找

教师或家长与孩子面对面，一边报眼睛、鼻子、嘴巴、耳朵等，一边触摸自己五官相应部位，让孩子跟着做，比一比谁做得最准确、速度快。开始时可以缓慢地一个部位、一个部位地报，随着熟练程度的加强，可以连续报两个部位、三个部位……五个部位，如“眼睛、鼻子、嘴巴……”，让孩子根据听到的顺序连续触摸自己的五官，随着游戏的熟练，报的速度也可以加快。

2. 保证充足、高质量的睡眠

睡眠状态是大脑皮层的一个弥漫性的抑制过程，可以使中枢神经系统、感觉器官和肌肉等得到充分休息，从而使其功能得到恢复。学前儿童年龄越小，神经系统发育越不完善，所需要的睡眠时间就越多（见表 2-5）。如婴儿过了百日，白天可安排睡三觉；9 个月以后，白天睡两觉；2 岁以后中午安排一次午睡即可，白天睡眠每次约 2 小时。除了要保证学前儿童足够的睡眠时间，还应注意保障学前儿童的睡眠质量。

表 2-5 不同年龄人所需睡眠时间

年龄	新生儿	1 岁	2 岁	4 岁	7～13 岁	成人
睡眠时间（小时）	18～20	14～15	12～13	11～12	9～10	8

3. 保证合理的营养

处于生长期的婴幼儿大脑对营养不足尤为敏感，大脑发育关键时期为胎龄 18 周至出生后两周岁。婴幼儿脑的发育十分迅速，需要优质蛋白质、磷脂、葡萄糖、维生素 B 等营养素。如果怀孕后期和哺乳期营养不良，婴幼儿长大后其智力可能会低于正常儿童，表现在学习上为注意力涣散，发生记忆力减退、反应迟缓，语言发展缓慢等情况。

4. 重视良好环境的创设和教育活动的开展

大量实验研究表明，后天环境对婴幼儿大脑的发育有重要的制约作用。通过感官获得的外部世界的各种刺激进入大脑，是婴幼儿大脑正常发育的必要条件。因此，要重视学前儿童生活环境的合理安排，组织丰富多样的、适合学前儿童身心发展水平的教育活动。

5. 保证空气新鲜

成人脑的耗氧量约占全身耗氧量的 1/4，学前儿童脑的耗氧量约占全身耗氧量的 1/2。因此，应适时开窗通风，保证室内空气新鲜，满足学前儿童对氧气的需要。同时，教育学前儿童不要蒙头睡觉。

九、感觉器官

（一）什么是感觉器官

感觉器官在协调机体活动和认识客观世界中起着重要的作用。人们认识世界从感觉开始，感觉器官接受外界环境和身体内部的各种刺激，产生神经冲动，传入中枢神经系统，进行分析综合，进而产生感觉。

感受器可分为两大类：一类是感受体内各种变化的，称为内感受器，器官位于肌肉、关节和内脏中，可以把身体的位置和姿势等传入中枢；另一类是外感受器，包括眼、耳、皮肤等，主要感受外界环境的变化。

（二）学前儿童眼的特点及卫生保健

1. 学前儿童眼的特点

（1）生理性远视。

眼是引起视觉的光感受器。人出生时，眼球的发育还未完善，眼球的前后轴较短，为15mm，而垂直轴较长，为17mm。1～3岁是眼球的快速发育期，以后发育速度缓慢。约14岁时，人眼球的前后轴与垂直轴相近，眼球呈球形。因此，学前儿童可因眼球前后轴较短而产生生理性远视。随着眼睛的发育，远视逐渐成为正视（见图2-14）。

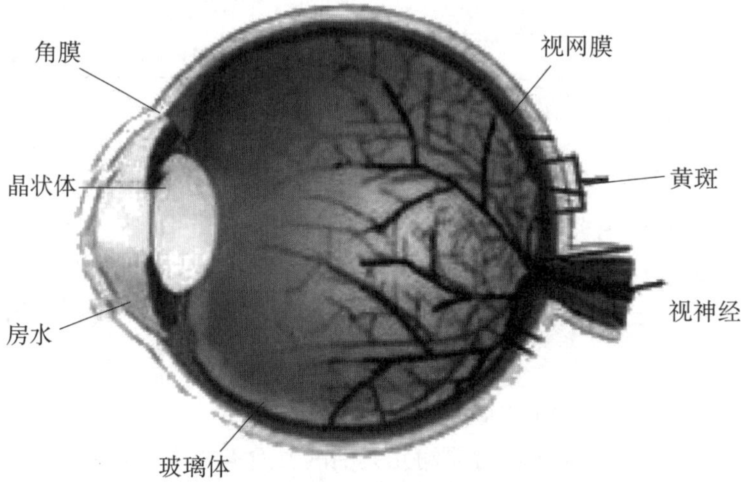

图2-14　人体眼睛结构

（2）晶状体有较好的弹性。

学前儿童眼的晶状体弹性较大，调节能力强，近点距离（使用最大调节时能看清最近一点细小对象物的眼物距离）很近。因此，当物体距离眼球很近，甚至只有5厘米的情况下仍能看清。但是，如果视物距离过近，睫状肌紧张收缩，晶状体调节过度，久而久之，睫状肌持续紧张或痉挛，晶状体凸度增加而发生调节性近视（假性近视）。所以，应该从小培养学前儿童良好的读写习惯，讲究用眼卫生，预防假性近视。

（3）双眼单视功能逐渐完善。

人出生时因缺乏双眼单视的功能，可能有暂时性的斜视，一般在6个月时可发育良好，5～6岁时，双眼单视功能发育完成。由于种种原因（如斜视、双眼屈光不正或屈光参差过大等）所造成的弱视，会使学前儿童不仅不具备正常视力，而且无双眼单视能力和立体视觉。在学前期应定期检查视力，及时发现弱视，及时矫正治疗。

2. 学前儿童眼的保健

（1）注意科学采光。

为学前儿童创设良好的采光条件，学前儿童看书、画画、写字时，光线应充足，光应从左侧射来，以免出现暗影遮光。不要让学前儿童在光线过强或过暗的地方看书、画画、写字。

(2) 注意用眼卫生。

学前儿童看书、画画、写字时，要保持正确姿势。眼与书的距离要保持在 1 尺左右。看书、画画、写字一段时间后，要进行一些体育锻炼或户外活动，使眼睛疲劳得到及时缓解。注意定期调换学前儿童的座位，防止斜视。

(3) 学前儿童看电视时间不宜过长，次数也不宜过多。

长时间在暗环境之中看电视，会使视力明显下降，甚至会造成视网膜萎缩。因此，3～4 岁儿童每次看电视时间不宜超过 15 分钟，5～7 岁不宜超过 30 分钟。室内除电视机的发光屏幕外，其身后最好能安装一个小电灯，可以减轻学前儿童的视力疲劳。

(4) 定期检查学前儿童的视力，及时矫治斜视、弱视等。

学前儿童过了 3 岁，每半年要检查一次视力。发现学前儿童有斜视、弱视要早治，治疗弱视的最好时机是 6 岁以前。经过治疗，视力可以提高，并可恢复立体视觉。

(5) 预防眼外伤。

要对学前儿童进行安全教育，预防眼外伤的发生。

延伸阅读

学前儿童“养眼”食物

- 富含胡萝卜素的食物：胡萝卜、番茄、各种绿色蔬菜、动物肝脏、奶油、全脂牛奶、蛋黄等。
- 富含维生素 B_1 的食物：糙米、面粉、豆类等。
- 富含维生素 B_2、维生素 B_6 的食物：动物肝脏、牛奶、蛋黄、花生、菠菜等。
- 富含维生素 C 的食物：新鲜蔬菜、水果等。

怎样保护眼睛

- 玩耍不伤害眼睛。
- 不用脏手擦眼睛。
- 不躺着看书。
- 不近距离、长时间看电视。
- 保持正确的读写姿势。

世界爱眼日

世界爱眼日是每年 10 月的第二个星期四，是一个世界性的节日；而全国爱眼日是我国的节日，是每年的 6 月 6 日。

（三）学前儿童耳的特点及卫生保健

耳是引起听觉的声感受器。学前儿童外耳道的骨部和软骨部发育尚未完成，外耳道皮下组织少，皮肤与软骨膜或骨膜相贴甚紧，外耳道炎性肿胀会引起剧痛。外耳道内的耵聍腺分泌耵聍（俗称耳屎），具有一定的保护外耳道皮肤的作用，但是耵聍分泌过多，凝结成块，也会阻塞外耳道，影响听力（见图 2－15）。

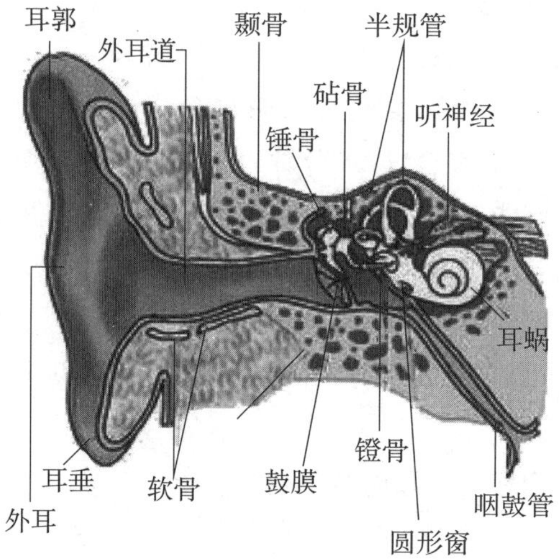

图 2－15　人体耳朵结构

1. 学前儿童耳的特点

（1）外耳道比较狭窄，外耳道壁尚未完全骨化。

儿童的外耳道尚在发育过程中，5 岁前外耳道壁尚未骨化和愈合，因此一旦感染，容易扩散到附近的组织和器官；直到 10 岁，外耳道才骨化完成；12 岁时听觉器官才发育完全。

（2）耳郭易生冻疮。

学前儿童耳郭皮下组织很少，血循环差，易生冻疮，虽天暖可自愈，但到冬天不加保护会复发。

（3）外耳道易生疖。

学前儿童的眼泪、脏水流入外耳道，或掏耳屎损伤外耳道，可使外耳道皮肤长疖，因疼痛可影响睡眠，张口及咀嚼时疼痛加剧。外耳道隔着薄薄的骨头上面就是脑，外耳道炎症很容易穿过骨板引起脑的感染。

（4）易患中耳炎。

咽鼓管是由鼓室前壁通往鼻咽部侧壁的管道，学前儿童咽鼓管短、管径大，咽鼓管的两个开口（鼓室口和咽口）几乎在同一平面上，咽部感染后，病原体容易自鼻咽部沿咽鼓管进入鼓室，引起中耳炎。

2. 学前儿童耳的保健

（1）注意保持学前儿童鼻、咽、喉的清洁卫生，预防中耳炎。

保持鼻咽部的清洁，同时预防感冒，以防止病菌侵犯中耳；要教育学前儿童轻轻擤鼻涕，以免将鼻咽部的分泌物挤入耳中。

（2）禁止用锐利的工具给学前儿童挖耳朵。

用锐利的工具给学前儿童挖耳朵有可能引起外耳道感染，并容易划破鼓膜。若学前儿童耳道不慎发生栓塞，应请医生取出。

（3）避免过高的音量影响学前儿童的听力。

要教育学前儿童用自然声音说话、唱歌，不大声喊叫；要防止环境中噪声对学前儿童听力的影响；教育儿童听到过高的音量要捂耳、张口，防止强音震破耳膜，影响听力。

（4）慎用耳毒性药物。

使用某些治病的药物或人体接触某些化学制剂可能引发前庭蜗神经中毒，使前庭蜗神经受到损害。耳毒性抗生素有链霉素、卡那霉素、庆大霉素等。其中以链霉素中毒最为常见，因此，要慎用耳毒性药物。

（四）学前儿童皮肤的特点及卫生保健

皮肤是人体最大的器官，由表皮、真皮及皮下组织三层组成。皮肤覆盖全身，保护机体免受外界直接刺激，并具有体温调节、分泌排泄、感觉、呼吸等生理功能。

1. 学前儿童皮肤的特点

（1）皮肤的保护功能差。

新生儿皮肤的角质层由 2～3 层角化的细胞组成，彼此联系松弛，容易脱落；表皮的基底层发育旺盛，细胞增生快；表皮和真皮之间的基底膜发育不全，细嫩而松软，其中结缔组织和弹力纤维发育较差。因此，表皮和真皮的联系不紧密，表皮容易脱落，真皮的弹力组织、结缔组织发育都不成熟。随着年龄的增长，表皮和真皮的发育才逐渐完善。因此，婴幼儿皮肤的保护功能较差，对外界冲击的对抗能力较差，容易受损伤和感染。

（2）皮肤调节体温的功能较成人差。

学前儿童皮肤中毛细血管丰富，血管管腔相对大，每单位面积皮肤上的血流量较成人多，容易散热，且皮肤的表面积相对大于成人，散热多加上汗腺的发育不完善，神经对血管运动的调节不灵活。所以，学前儿童对外界环境温度的变化往往不能适应，环境温度低易受凉，环境温度高易受热。

（3）皮肤的渗透作用强。

学前儿童皮肤表皮薄嫩，血管丰富，有较高的吸收和渗透能力，所以应避免让学前儿童接触有毒物品或涂抹超浓度超量的药物，防止学前儿童机体受到损害。

2. 学前儿童皮肤的保健

（1）使儿童养成良好的卫生习惯。

保护皮肤最重要的方法是保持皮肤的清洁，清洁的皮肤才具有杀菌能力。要教育学前儿童每天用肥皂清洗身体裸露的部分，勤洗头、洗澡，勤换内衣，勤剪指甲，以保持皮肤的清洁。

（2）注意学前儿童衣着的卫生。

为学前儿童挑选的衣料应能保温、吸湿和透气，质地应柔软、轻便，应选用柔软的全棉布做学前儿童的内衣。在日常生活中，成人应根据气候的变化和学前儿童活动情况，及时增减衣服。学前儿童不宜穿得过多，以锻炼增强适应气候变化的能力。

（3）重视体育锻炼和户外活动。

经常进行体育锻炼和在户外活动，可以促进人体的新陈代谢，改善皮肤的血液循环，增强体温调节能力，同时可以提高皮肤对冷、热刺激的适应能力，增强身体的抵抗力。要充分利用空气、阳光和水，开展“三浴”，锻炼学前儿童身体。新鲜空气中的氧含量高，能促进学前儿童的新陈代谢；冷空气可使血管先收缩后扩张，提高血管的灵活性，增强机体对寒冷的适应能力。日光中有两种光线：一种是红外线，它照射人体后，能使血管扩张，加快新陈代谢进程，使全身得到温暖；另一种是紫外线，它照射到人体，帮助机体吸收食物中的钙和铁，预防佝偻病的发生。让学前儿童多接触水，利用水的温度和水的物理作用，给皮肤以刺激，可以达到提升皮肤敏感度的目的。

第二节　学前儿童生长发育与健康评价

人的生长发育是指从受精卵开始到成人的成熟过程，生长发育贯穿儿童期乃至人的一生。学前儿童正处在迅速生长发育的重要时期，他们虽然具有人体的基本结构，但是各组织、系统及器官尚未发育完全，与成人间差异较大。因此，学前儿童的生长发育是一个复杂的过程，应遵循一些共同的规律。

一、各阶段学前儿童生长发育特征

根据学前儿童生理解剖学上的特点，一般将其生长发育过程分为五个年龄期：胎儿期、新生儿期、婴儿期、幼儿前期、幼儿期①。

（一）胎儿期

从受孕到分娩前的280天（约40周）称为胎儿期。

① 代晓明，谭文，喻正莹．学前儿童卫生学［M］．上海：复旦大学出版社，2016：44－46.

此期的主要特点是胎儿完全依赖于母体生存，组织、器官正在形成，母体的身体状况和生活行为对胎儿的健康影响较大。其中，胎内前3个月称为胚胎期，胎儿的各系统器官在这个时期末几乎都基本分化形成；中间3个月胎儿的内脏器官发育更趋完善；后3个月为胎儿的四肢发育更为迅速的时期。

因此，卫生保健工作应从孕期开始。例如，孕妇生活要有规律，避免情绪波动；多摄入富含营养的物质，要避免接触有害物质，预防病毒感染，谨慎用药。同时，还可以利用胎教来促进胎儿的生长发育。

（二）新生儿期

胎儿分娩到刚出生的28天称为新生儿期。

此期的主要特点是胎儿从胎内依赖母体生活转到胎外独立生活，面临着内外环境的巨变。刚出生的新生儿，体内器官的生理功能尚不完善，要经过一系列的调整，才能适应新的环境，因此需要特别护理。

（三）婴儿期

从胎儿出生后的29天到1岁称为婴儿期，又称为乳儿期。

此期是婴儿出生后生长发育最迅速的时期，身长在一年内增长约50%，体重增长约2倍，头围增加约12厘米，乳牙开始萌出。婴儿期的脑发育也很快，条件反射不断形成。婴儿1周岁时已基本会走路，能主动接触周围事物，能听懂一些简单的话，能有意识地发出几个音。婴儿营养以母乳为主，并逐渐增加辅食。此期间的婴儿由于生长迅速，对营养素和能量的需求相对较大，但因消化功能尚未完善，容易发生腹泻和营养不良。5～6个月后，来自母体的免疫力逐渐消失，婴儿的抵抗力降低，易患感染病，应按时进行各种免疫接种。

（四）幼儿前期

1～3岁为幼儿前期，又称为托儿期。

此期的主要特点是学前儿童身高、体重的增长减慢，中枢神经系统的发育加快。学前儿童由于生活范围扩大，接触周围事物增多，促进了动作、语言、思维和交往能力的发育，智能发育较快；对外界危险事物识别能力不足，容易发生意外创伤和事故；同时由于此时免疫力仍然较低，容易患传染病。此期间乳牙已经出齐，其膳食也从母乳转换到普通食物。此时，学前儿童已有较为复杂的情感体验，这也是个性品质形成的阶段，因此及早地进行早期教育有着重要的意义。

（五）幼儿期

3～6岁为幼儿期，也称为学龄前期。

此期的主要特点是学前儿童生长发育减慢，但四肢增长较快，神经系统发育仍然较快，智能发育进一步增强，有很强的求知欲，喜欢发问，好模仿；运动的协调能力不断完善，能从事一些较精细的手工操作，也能学习简单的图画和歌谣，为进入小学学习奠定基础。

幼儿期对幼儿性格的形成、智力的发展、行为习惯的养成都有很大影响，因此要培养幼儿良好的生活卫生习惯和独立生活的能力，发展语言和思维，培养爱学习的良好习惯；培养幼儿对游戏和各种体育活动的兴趣，发展基本动作，培养想象力和创造力，提高机体的功能；等等。

二、学前儿童生长发育规律

学前儿童生长发育规律是指群体儿童在生长发育过程中的一般现象。学前儿童的生长发育是一个复杂的过程，教育工作者要了解学前儿童生长发育的共同模式（共性）和个体差异（个性），遵循学前儿童生长发育规律，创设各种有利条件，促进学前儿童的健康成长。

（一）生长发育的连续性和阶段性

人体生长发育是一个连续的、统一的和完整的过程，但是生长发育的速度在各年龄阶段并非一致，而是时快时慢，呈现明显的阶段性。

身体各部分的生长发育遵循一定的程序，一般遵循由上到下、由近到远、由粗到细、由低级到高级、由简单到复杂的规律。例如，学前儿童在学习走之前要先学会站，在学会站之前要先学会坐，在学会坐之前要先学会直起头来。从动作上看，首先是头部的运动（抬头、转头），然后发展到上肢的活动（取物），再发展到躯干的活动（翻身与直坐），最后发展到下肢的活动，直至双脚站立并行走。从上肢动作发展来看，首先上肢只会无意识地乱动，手几乎不起任何作用，然后学会大把抓，最后才学会拇指和食指的精细动作发展。由此可见，生长发育是连续的，同时呈现出阶段性（见表 2－6）①。

表 2－6　婴幼儿动作的发展

月龄	婴幼儿的发展
0～1 个月	大动作：俯卧抬头；拉手腕可坐起，头可竖直 2 秒。 精细动作：被触碰手掌，会握紧拳头。 认知能力：眼睛能跟踪红色球过中线，听到声音有反应。 语言能力：会发出细小喉音，会倾听说话声。 社会性：会用眼睛跟踪走动的人，被抱时能安静下来。

① 朱红英．0－3 岁婴幼儿精细动作发展的促进策略研究［D］．长春：东北师范大学，2011.

续表

月龄	婴幼儿的发展
2个月	大动作：拉手腕可坐起，头可竖直5秒；俯卧时头可抬离床面。 精细动作：拨浪鼓在手中能留握片刻。 认知能力：能立刻注意大玩具，喜欢触摸身边物品。 语言能力：能发出a、o、e等元音。 社会性：开始微笑，逗引时有反应。
3个月	大动作：俯卧时可抬头45度，抱直时头稳。 精细动作：两手可握在一起，抓着东西会摇晃。 认知能力：眼睛跟踪红色球可转180度，会追看物体。 语言能力：能笑出声。 社会性：见人会笑。
4个月	大动作：俯卧时可抬头90度，扶腋可站片刻。 精细动作：会摇动并注视拨浪鼓。 认知能力：能把玩具放入口中，能找到声源。 语言能力：会高声叫、咿呀作声，能分辨生气或温和的声调。 社会性：能认识亲人，会大声笑。
5个月	大动作：轻拉腕部即可坐起，独坐时头身向前倾。 精细动作：会抓住正在移动的玩具，会伸手够取悬挂物。 认知能力：能拿住一块积木并注视另一块积木，会看动的物体。 语言能力：会对人及物发声，会注视说话者的口型。 社会性：见食物会兴奋。
6个月	大动作：会俯卧翻身。 精细动作：会撕纸，会用整个小手握物。 认知能力：两手能同时拿住两块积木，玩具失落会找。 语言能力：叫名字时会转头。 社会性：会自喂饼干，会躲猫猫。
7个月	大动作：能独坐自如，会抓玩双脚。 精细动作：会把弄直径约0.5厘米的小物品，会两手分别抓东西。 认知能力：会积木换手，会伸手够远处玩具。 语言能力：会发da-da、ma-ma声，但无所指；会改变声音高低、强弱。 社会性：对镜有游戏反应，能分辨出生人。
8个月	大动作：双手扶物可站立。 精细动作：拇指、无名指能捏住小丸；手能拿两块积木，并试图取第三块。 认知能力：能持续用手追逐玩具，会有意识地摇铃。 语言能力：会模仿声音，会发出低声调的音（自言自语）。 社会性：懂得成人面部表情，会撒娇。
9个月	大动作：会爬，拉双手会走。 精细动作：拇指、食指能捏住小丸，会丢掉手里的东西。 认知能力：能从杯中取出积木，会用积木对敲；会把东西塞入容器中。 语言能力：会用手势表示欢迎、再见，会发清晰的复元音。 社会性：会表示不要。

续表

月龄	婴幼儿的发展
10 个月	大动作：拉住栏杆能站起，扶栏杆可走。 精细动作：拇指、食指动作熟练，双手能协调运动。 认知能力：会拿掉扣住积木的杯子，并玩积木；会找盒内的东西；会模仿别人的动作。 语言能力：能根据语意而行动，会使用母子互知的语言对话。 社会性：懂得常见物及人的名称，并会表示；会反复做受夸奖的动作。
11 个月	大动作：会扶物蹲下取物，能独站片刻，会爬台阶。 精细动作：会打开包积木的纸，会用两个手指捏东西。 认知能力：能将积木放入杯中，会模仿玩具小车，能认知事物的关联性。 语言能力：会有意识地发一个字音，知道制止和命令。 社会性：懂得“不”，会模仿拍娃娃。
12 个月	大动作：可独自站稳，牵一只手可以走。 精细动作：试把小球体投入小瓶，会全掌握笔、留笔道。 认知能力：会盖瓶盖儿。 语言能力：会有所指地叫妈妈、爸爸，向他要东西知道给。 社会性：穿衣知配合，会玩捉人游戏。
15 个月	能走得稳，能说 3 个字的短句，会模仿做家务，能叠两块积木，能体验与成人一起玩的愉快心情。
18 个月	能走楼梯，能理解并指出身体的不同部分，能尝试自己脱外套，能自己吃饭，能认识一种颜色。
24 个月	能两脚并跳，会自己穿不系带的鞋，能区别大小，能认识两种颜色。
36 个月	能从高处往下跳，能双脚交替上楼，会扣纽扣，会折纸，会涂糨糊粘贴，懂饥、累、冷，会用筷子，能一页页翻书。

（二）生长发育的程序性

人体各部位的长、围、宽度的生长发育在快速增长期的开始、高峰和结束不仅有早晚之别，还有一定的先后顺序。

从妊娠到出生，头颅生长最快。从出生到 1 岁，躯干生长最快。胎儿从一个特大的头颅（约占全身长度的 50%）、较长的躯干及短小的双腿发育到儿童期身体各部位较匀称的比例（见图 2－16），表现为头围发展规律，具体表现为从出生到成人的发育过程中，头只增长了 1 倍，躯干增长了 2 倍，上肢增长了 3 倍，下肢增长了 4 倍（见图 2－17）。

（三）生长发育的不均衡性

人体是统一完整的机体，但学前儿童身高、体重的增长，身体各部位比例的变化及各器官系统的发育，都是不均衡的。

身高、体重的增长在各年龄阶段不是直线上升的，而是呈波浪式的，是不等速的，表现为年龄越小，增长速度越快。在整个发育过程中，人的身高、体重的增长会出现两次高峰（刚出生头一年、青春期）。身体各部分的发育也是不均衡的。例如，头围与身长相比，

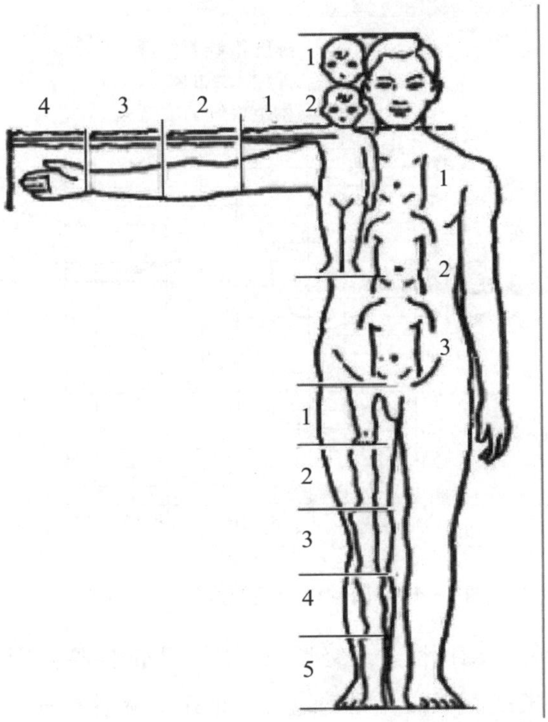

图 2-16 新生儿及成人身体各部分发育比例的变化

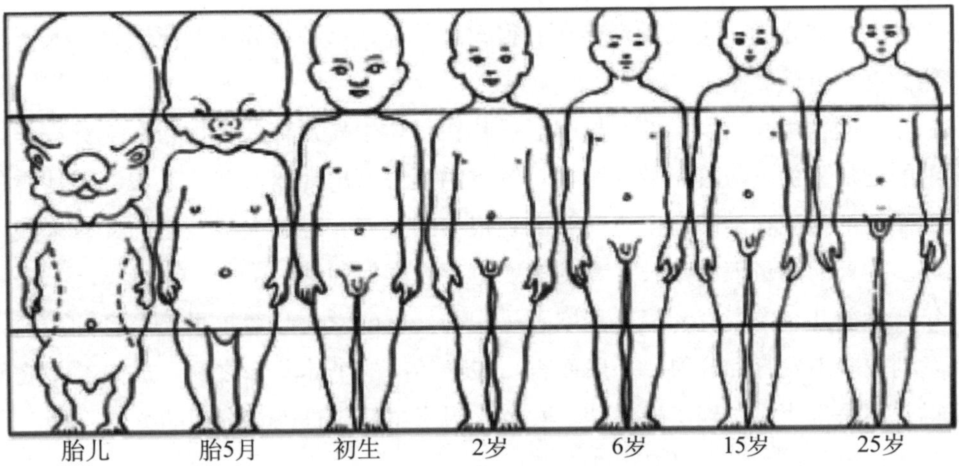

图 2-17 由胎儿到成人身体发育的比例

按照增长的倍数来看，头增长的最少，下肢增长的最多。人体各系统的生长发育也是不均衡的，如图 2-18 所示。神经系统的发育最早，肌肉、骨骼和一般内脏器官的发育趋势和身高、体重的增长规律相似，也呈现波浪式；淋巴系统的发育也比较早，到 11 岁以后就逐渐退化；而生殖系统在出生头 10 年里几乎没有发育，到青春期迅速发育，并很快达到成人水平。

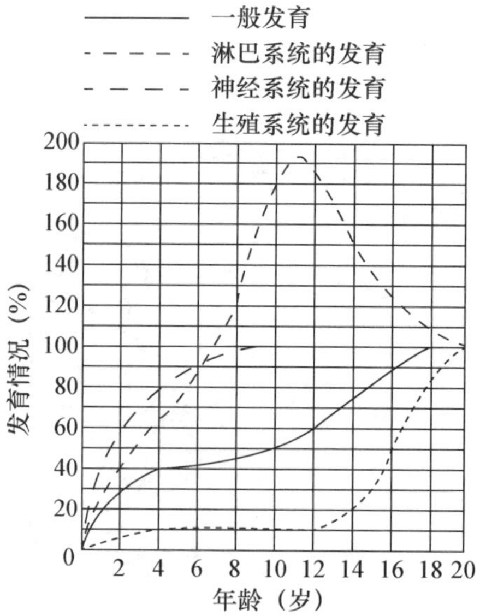

图 2－18　四种成长系统发展的不同模式

正是这种生长发育的不均衡性，最终形成了成年人的体型。因此，成年人的体型虽然是在儿童体型的基础上发展而来的，但是绝对不是儿童体型的简单放大，人的体型是随着年龄的增长而发生变化的。

（四）生长发育的差异性

在正常的个体之间，生长发育存在着很大的差异，这种差异通常反映在生长类型、性别和成熟类型等方面。

在个体之间，生长类型上的差异明显反映在身体生长发育的各项指标上。以学前儿童每年体重的增加为例，随着年龄的增加，体重的获得可出现离散现象，表明了体重的测量值和生长发育的速度在学前儿童之间可出现很大的差异。对于大部分学前儿童来说，身体的其他许多指标的测量值和生长发育的速度也存在类似的情况。

同年龄学前儿童的发育和成熟程度不尽相同，有的学前儿童较早地发育和成熟，有的学前儿童则较晚地发育和成熟。一般而言，在学龄前的个体儿童之间，成熟类型之间的差异表现得并不是很明显。到了青春期，女童比男童早两年进入青春期的突增阶段。

三、学前儿童身体健康的评价

学前儿童身体的生长发育是衡量其健康状况的一个重要指标。研究表明，学前儿童身体的生长发育受到遗传、环境、营养、锻炼、疾病等因素的影响，且个体之间存在很大的差异性。因此，应了解学前儿童身体生长发育的规律，掌握各项生长发育的评价指标，对学前儿童身体的生长发育状况做出正确的评价，并以此为依据改善学前儿童的健康状况。

(一) 学前儿童生长发育的评价指标

1. 形态指标

生长发育的形态指标是指身体及其各部分在形态上可测出的各种量度（如长、宽、围度以及重量等），最重要和常用的形态指标就是身高和体重（见表2-7），还包括坐高、头围、胸围等。

(1) 身长（身高）。

身长是指人体站立时颅顶点到脚跟的垂直高度，是最基本的形态指标之一。

3岁以下的学前儿童可用量床测量身长（卧位时颅顶点到脚跟的垂直长度），3岁以上的学前儿童可用身高计测量身高（站立时颅顶点到脚跟的垂直高度）。在使用身高计测量学前儿童身高时，受测学前儿童应脱去鞋帽、取立正姿势站立在身高计的底板上，上肢自然下垂，足跟并拢，足尖分开，躯干自然地挺直，两眼平视前方，头部保持正直。测量者将滑侧板轻压受测者头顶，测量者的眼睛与滑侧板呈水平位。

(2) 体重。

体重是指人体的总重量，在一定程度上反映学前儿童的骨骼、肌肉、皮下脂肪和内脏重量及其增长的综合情况，也作为计算药量的重要依据。

定期测量体重可了解学前儿童的生长发育状况和营养状况，并作为指导学前儿童喂养及早期发现疾病的依据。测量时，使用专门的人体测量杠杆秤，站或蹲在秤台中间。1个月以前的婴儿应该用特制的婴儿磅秤，让婴儿卧于秤盘中进行测量。

表2-7 0～6岁儿童身长、体重参考表

年龄		男孩		女孩	
岁	月	身长范围（cm）	体重范围（kg）	身长范围（cm）	体重范围（kg）
0	0	45.2～55.8	2.26～4.66	44.7～55.0	2.26～4.65
	1	48.7～61.2	3.09～6.33	47.9～59.9	2.98～6.05
	3	55.3～69.0	4.69～9.37	54.2～67.5	4.40～8.71
	6	61.4～75.8	5.97～11.72	60.1～74.0	5.64～10.93
	9	65.2～80.5	6.67～12.99	63.7～78.9	6.34～12.18
1	0	68.6～85.0	7.21～14.00	67.2～83.4	6.87～13.15
	6	73.6～92.4	8.13～15.75	72.8～91.0	7.79～14.90
2	0	78.3～99.5	9.06～17.54	77.3～98.0	8.70～16.77
	6	82.4～105.0	9.86～19.13	81.4～103.8	9.48～18.47
3		86.3～109.4	10.61～20.64	85.4～108.1	10.23～20.10
4		92.5～116.5	12.01～23.73	91.7～115.3	11.62～23.30
5		98.7～124.7	13.50～27.85	97.8～123.4	12.93～26.87
6		104.1～132.1	14.74～32.57	103.2～130.8	14.11～30.94

注：正常的测量值应该在范围之内，同一年龄、性别的儿童，身高测量值在范围之内为正常，小于范围为生长迟缓，大于范围为异常；同一年龄、性别的儿童，体重测量值在范围之内为正常，小于范围为体重不足，大于范围为超重；当孩子发育不正常时，应请医生查明原因，及时治疗。

（3）坐高（顶臀长）。

坐高是坐位时从颅顶点至臀部接触底座平面的垂直高度，可表示躯干的生长情况，与身高比较时可说明下肢与躯干的比例关系。

3 岁以下学前儿童应卧位测量顶臀长。学前儿童平卧于量板上，使之身体伸直、两腿并拢，用两手将学前儿童头贴近固定于正中位置。测量者左手将学前儿童两脚提起，使小腿与大腿成直角，右手将活动板贴住臀部，测得值即为顶臀长。

3 岁以上儿童坐位测量，称坐高。受测学前儿童坐于高度相宜的矮凳上，先令其身躯前倾，骶部紧贴至尺或墙壁，然后坐直，头、肩的位置与测身高时相同，两大腿伸面与身躯成直角而与地面平行，且两脚并拢，两足平放在地面，足尖向前。测量者以手移动滑侧板，轻压颅顶点后进行读数。

（4）头围。

头围能反映颅和脑的大小及其发育情况，是判断大脑发育障碍，如脑积水、头小畸形等的主要诊断依据。

新生儿头围平均值为 34 厘米，1 周岁时为 45 厘米，2 周岁时为 47 厘米，3～4 岁共增长 1.5 厘米，以后增长得更少。所以对头围的检测在新生儿出生后头两年尤为重要。

测量头围时，测量者面对学前儿童，将布卷尺的始端固定于眉间最突出点，然后环绕头围，经过枕骨粗隆，再向眉间围绕，卷尺在头两侧的水平要一致。

（5）胸围。

胸围能反映胸廓的容积以及胸部骨骼、胸肌、背肌和脂肪层的发育情况，并在一定程度上表明身体形态及呼吸器官的发育状况，以及体育运动的效果。

新生儿胸围为 32 厘米左右，在出生后的第一年平均增加 12 厘米，增加速度最快，第二年增加 3 厘米，以后每年约增加 1 厘米。

测量胸围时，3 岁以下的学前儿童取卧位，3 岁以上取立位，均不取坐位。测量者要让学前儿童的呼吸处于平静状态下再测量胸围。在立位测量时，受测者自然站立，两足分开与肩同宽，双肩放松，两上肢自然下垂。测量者面对受测者，将带尺上缘经背部肩胛骨下角下缘至胸前，带尺下缘经过乳头上缘。

2. 生理功能指标

生长发育的生理功能指标是指身体各系统各器官在生理功能上可测出的各种量度，主要包括肺活量、脉搏、血压等。

（1）肺活量。

肺活量是指受测者在深吸气后能够呼出的最大空气量，它在一定程度上代表着呼吸肌的力量和肺的容量及其发育状况。

测量肺活量时，常采用湿式肺活量计。测量时，受测者取立位，做一两次扩胸动作或深呼吸后尽力深呼气，吸满后再向肺活量计的吹嘴处尽力深呼气，直到不能再呼气为止。此时立即关闭进气管的开关，待浮筒平稳后读数。对每位受测儿童测量三次，按最大数记录，单位为毫升。

（2）脉搏。

脉搏反映心血管系统的功能状况。

由于脉搏的个体差异较大，易受体力活动和情绪变化的影响，应在安静时进行测量。连测 3 个 10 秒钟的脉搏数，其中两次相同并与另一次相差不超过一次时，可认为是安静状态的脉搏，然后以一分钟的脉搏数做记录（见表 2-8）。

表 2-8　各年龄儿童的正常脉搏

年龄	正常脉搏（次/分）
新生儿	120～140
<1 岁	110～130
1～3 岁	100～120
4～7 岁	80～100
8～14 岁	70～90

（3）血压。

血压是反映心血管系统功能的另一重要指标。

血压易受活动、情绪紧张、体位变动等因素的影响。在测量前，应使受测者静坐休息 10 分钟，测其安静时的血压，一般测右臂血压。测量时所用的袖带宽度，应根据年龄不同而异，7 岁以下学前儿童常用 8 厘米宽的袖带。

目前学前儿童的血压正常值尚无统一标准，高血压在学前儿童中并不多见，如果学前儿童的收缩压大于 120mmHg（16kPa）、舒张压大于 80mmHg（11kPa），应进行病因检查（见表 2-9）。

表 2-9　各年龄儿童的正常血压

年龄	收缩压（mmHg）	舒张压（mmHg）
新生儿	70～82	30～38
1～6 个月	70～100	30～45
6～12 个月	90～105	35～45
1～2 岁	85～105	40～50
2～7 岁	85～105	55～65

（二）学前儿童生长发育的评价

1. 生长发育标准

生长发育标准是评价个体或群体儿童生长发育状况的统一尺度。一般通过一次大数量

（横剖面）发育调查，搜集发育指标的测量数值，经过统计学处理，所获得的资料即可成为该地区个体和群体儿童发育的评价标准。

在生长发育标准中，常用的形态指标有身高、体重、胸围、坐高、头围（5 岁以内）、上臂围等，常用的生理指标有肺活量、脉搏、血压等。

2. 生长发育的评价方法

学前儿童身体生长发育的评价应包括发育水平、发育速度及发育匀称程度三个方面，为此建立的评价方法应是多种多样的，如身体指数评价法、发育离差评价法、发育年龄评价法、发育百分位数评价法、相关回归评价法等。

（1）身体指数评价法。

身体指数评价法是根据人体各部位之间的比例关系，用数学公式将几项有关身体发育的指标联系起来，以了解学前儿童生长发育状况的一种方法。在学前儿童身体发育的评价中，常用的指数有：

1）身高坐高指数，是指身体上下长度的比例，用公式表示为：

$$\frac{\text{坐高(cm)}}{\text{身高(cm)}}\times 100$$

2）身高胸围指数用公式表示为：

$$\frac{\text{胸围(cm)}}{\text{身高(cm)}}\times 100$$

3）佩利迪西指数（Pelidisi index），是一种用来测定儿童营养状态的指数，用公式表示为：$\sqrt[3]{\frac{10\times\text{体重（g）}}{\text{坐高（cm）}}}\times 100$。营养差者，这一指数偏低。

4）考普指数（Kaup index），是评价学前儿童营养状况（胖瘦情况）的指标，用公式表示为：$\frac{\text{体重（kg）}}{[\text{身高（cm）}]^2}\times 10^4$。一般而言，15 以下有瘦的倾向，15～18 为正常，18 以上有肥胖倾向。

5）身高体重指数，此指数随年龄的增加而加大，用公式表示为：$\frac{\text{体重（kg）}}{\text{身高（cm）}}\times 1\,000$。例如，新生儿时，此指数约为 62，1 岁时约为 120，2 岁时约为 138，6 岁时约为 160。

（2）发育离差评价法。

发育离差评价法是评价学前儿童生长发育较常用的方法，是将个体学前儿童的发育数值和作为标准的均值及标准差比较，以评价个体学前儿童发育状况的方法。

常用的方法有：发育等级评价法、发育曲线图评价法、体型图评价法、菲尔斯综合评价法等。

发育等级评价法是最常用的离差评价法之一。它以均值（$\overline{X}$）为基准值，以其标准差

（S）为离散距，制成生长发育评价标准。评价时将个体各项发育指标的实测数值与当地发育标准中同年龄、同性别相应指标的均值做比较，将其差数除以标准差，以获得超过或低于均值的标准差数，然后再评价其等级。国内常用的五等级评价标准如表 2－10 所示①。

表 2－10　五等级评价标准

等级	标准
上等	＋2S 以上
中上等	＋S 到＋2S
中等	＋S 到－S
中下等	－S 到－2S
下等	－2S 以下

（3）发育年龄评价法。

发育年龄评价法是指用身体某些发育指标的水平制成标准年龄，来评价学前儿童身体发育状况的方法。由于个体学前儿童之间在成熟类型和生长类型上存在个体差异，学前儿童的实际年龄不能准确地反映生长发育的程度，而形态年龄（如身高年龄、体重年龄等）、牙齿年龄和骨骼年龄等各种发育年龄，都可被用以评价学前儿童生长发育的状况。

（4）发育百分位数评价法。

发育百分位数评价法是以某发育指标的第 50 百分位（P50）为基准值，以其余百分位数为离散距，制成生长发育指标，对个体或集体学前儿童的发育水平进行评价的一种方法，通常以第 3、10、25、50、75、90、97 百分位等几个数值划分发育等级（见表 2－11）。如若个体学前儿童某些发育指标的测量值低于第 3 百分位（P3）或高于第 97 百分位（P97），则应该进行严密的定期追踪观察，并结合体格检查以确定是否属于发育异常。

表 2－11　生长发育评价标准（百分位数法）

等级	标准	理论百分数（%）
上等	P90 以上	10
中上等	P75～P90	15
中等	P75～P25	50
中下等	P25～P10	15
下等	P10 以下	10

（5）相关回归评价法。

相关回归评价法，是以离差法为基础的利用相关系数和相关回归表评价个体生长发育的方法。因为人体是一个有机的整体，在生长发育过程中，各种形态发育指标会存在一定

① 朱家雄，汪乃铭，戈柔．学前儿童卫生学（修订版）[M]．上海：华东师范大学出版社，2006.

的内在联系。例如，学前儿童身高的增长主要是骨骼生长引起的，因而可以用回归分析方法研究相互关系。这种评价方法不仅能反映个体的发育水平，还可结合两项指标进行比较，分析出学前儿童体格的匀称程度。

（三）学前儿童健康检查

对学前儿童进行定期或不定期的体格检查，称为健康检查。系统的检查，可以了解其生长发育和健康状况，早期发现疾病或身体缺点，以便及早采取矫治措施。健康检查是保护儿童健康成长的重要方法之一。

健康检查主要包括定期的健康检查和入园前的健康检查。根据国家的规定，要对学前儿童进行定期的健康检查，定期健康检查的时间见表 2－12。

表 2－12　学前儿童定期健康检查时间

学前儿童年龄	健康检查
<1 岁	3 个月/次
1～3 岁	6 个月/次
>3 岁	12 个月/次

注：学前儿童每周岁做一次总体性的健康评价。

除此之外，学前儿童入托、入园前还必须做一次较全面的健康检查，以了解学前儿童身体状况，鉴定学前儿童是否适合过集体生活，预防将传染病带入托幼机构。学前儿童入园前的健康体检，只在一周内有效。

检查的主要项目包括：

（1）了解健康状况、有无传染病及慢性病史。

（2）了解预防接种完成情况。

（3）了解近期有无传染病接触史。

（4）测量身长、体重、头围，有条件的可测量胸围、坐高、上臂围及皮下脂肪厚度。

（5）做全身系统检查，对 2 岁以下学前儿童要注意观察有无佝偻病及营养不良的情况。

促进反思与行动的活动

1. 使用表 2－1 的检查表评估每个学前儿童的小肌肉运动技能，并在检测结果的基础上，按照本章所学内容，为需要帮助的学前儿童设计一个游戏并提供相关材料，或者开展一个活动来提高他们的小肌肉运动技能。

2. 结合《3—6 岁儿童学习与发展指南》中健康领域的发展目标，设计一个关于规范幼儿坐姿或站姿的活动。

3. 利用刷牙的内容，设计开展牙齿保护的主题活动，教会班级学前儿童正确的刷牙方法，帮助其养成良好的卫生习惯。

4. 使用正确的方法给本班学前儿童测量身高、体重、脉搏和血压，并将测量值与表 2-7、表 2-8、表 2-9 中的数据进行对照比较。

拓展阅读

1. 桑特洛克．儿童发展：第 11 版 [M]. 桑标，等译．上海：上海人民出版社，2009.

2. 维尔吉利奥．儿童身体素质提升指导与实践：第 2 版 [M]. 王雄，译．北京：人民邮电出版社，2017.

3. 约翰斯通，拉蒙．儿童感知-运动活动指导：儿童运动和学习技能训练指南 [M]. 王嘉，李榴柏，译．北京：北京大学医学出版社，2015.

4. 儿童健康类绘本：《我可以安静下来》《我爸爸》《我是彩虹鱼》《小威向前冲》《狐狸孵蛋》《母鸡萝丝去散步》《一颗超级顽固的牙》《爷爷一定有办法》《花格子大象艾玛》《好饿的毛毛虫》《吃掉你的豌豆》。

5. 宝宝发育指标可参见：https://fayuzhibiao.51240.com/.

第三章

学前儿童身体疾病与预防

本章导读

学前儿童抵抗力低，身体各个系统发育尚不完善，容易患上各种常见疾病和传染病。为了保证和促进学前儿童的身体健康，托幼机构教师需要学习和掌握相应的护理疾病的技巧，了解学前儿童常见疾病的症状、病因以及护理措施，特别需要掌握如何预防疾病的措施；同时，对学前儿童易感染的传染病症状要非常熟悉，在托幼机构中能及早发现学前儿童的异常情况，做到早发现、早隔离、早治疗。了解疾病，才能在每日观察中快速掌握学前儿童的健康情况。了解疾病产生的原因，才能在托幼机构工作中通过各种方式预防疾病的产生。掌握疾病的护理技术，才能更好地完成给药、照顾好患病学前儿童等工作，以使其早日康复，健康成长。

学习目标

1. 掌握学前儿童疾病的早期症状，并能够从精神状态、体温、食欲、睡眠、大小便、脸色等方面对学前儿童进行每日观察。

2. 熟悉疾病的护理方法，并能够对婴幼儿进行护理。

3. 掌握常见疾病的症状、原因及预防，并能够进行护理和制订预防计划。

4. 掌握常见传染病的症状、原因及预防，并能够进行护理和制订预防计划。

5. 具备较高的责任意识，对学前儿童具有爱心、耐心和责任心。

第一节　学前儿童疾病的主要症状

疾病是指产生症状或体征的异常生理或心理状态，是人体在致病因素影响下，器官组织的形态、功能偏离正常标准的状态①。学前儿童抵抗力低，机体机能发育不完善，往往容易患病，患病后病情发展较为迅速。因此，识别疾病的早期症状非常重要，它可以让我们及早发现疾病，采取有效措施控制疾病的发展，减少疾病对儿童健康造成的伤害。

一、疾病的早期症状

人体在患病时，身体经常会发生一些变化，例如精神差、食欲不振、脸色苍白等。如果我们能及早发现身体所表现出来的症状，就能及早识别疾病。

（一）精神状况

精神状况是识别学前儿童生病非常重要的一个指标。健康学前儿童活泼好动，精力旺盛，对周围事物好奇好问。但是生病学前儿童会表现得无精打采、烦躁、倦怠、哭闹等。因此，家长和教师在日常生活中应该注意观察，发现学前儿童出现精神差的情况要及时处理。特别要注意的是有些学前儿童活泼好动，即使身体有一些不舒服，也因为贪玩表现不明显，家长和教师要有敏锐的观察能力，时刻关注学前儿童的健康状况。

（二）体温

人体正常体温通常保持在 36～37℃，每天体温波动的正常范围在 1℃之内，当体温（腋温）为 37～37.4℃时为观察体温，上升到 37.5℃时为发烧②。

学前儿童在发烧时通常脸色红润，用手触摸学前儿童额头可明显感觉到温度上升。所以家长和教师看到学前儿童精神状态差时应该摸一摸额头，检查体温的变化。

发烧本身不是一种疾病，只是身体内一些问题的外在表现而已。如果学前儿童发烧，家长和教师的注意力应该放在学前儿童发烧的原因方面，主要包括：

（1）感染。大多数发烧是由人体受到病毒感染或者其他疾病感染所致。

（2）接种疫苗。学前儿童在接种疫苗后有时会有低烧的现象。

（3）穿得太多。由于学前儿童本身调节自身体温的能力还没有完全发育，所以如果穿太多就会容易出现低烧。

（4）出牙。有的学前儿童出牙的时候也会出现低热的情况。

---

① 中国大百科全书出版社《简明不列颠百科全书》编辑部．简明不列颠百科全书：第 4 卷［M］．北京：中国大百科全书出版社，1985：208-209.

② 王练．学前卫生学［M］．北京：高等教育出版社，2011：126.

（三）食欲

食欲变化是学前儿童早期疾病一个很明显的症状，不管是哪方面的疾病，都或多或少影响学前儿童的进食。大部分的疾病会让学前儿童食欲下降，不爱吃饭。也有一部分疾病会使学前儿童在食欲上表现出食欲亢进的情况，例如甲亢等。还有一部分疾病会使学前儿童出现强烈的反应（恶心、呕吐等），例如肝炎、胃肠炎等。有一些疾病会使学前儿童出现异食癖，吃一些不应该吃的东西，例如纸张、鸡蛋皮等。若家长或教师发现平时食欲很好，而且饮食制度没有变化的情况下，学前儿童的食欲突然发生变化了，就需要特别留意观察。

（四）睡眠

没有生病的学前儿童在困倦的情况下入睡是很快的，睡眠安稳。如果学前儿童出现睡眠困难，特别是入睡时哭喊，入睡后嗜睡、磨牙等情况，家长或教师要注意观察，及时处理。

（五）大小便

大小便异常也是学前儿童患病的一个比较重要的指标，经常表现在颜色、性状、次数以及气味上。例如，痢疾患儿大便为脓血便；病毒性肠炎的患儿排出水样便；腹泻的患儿大便次数增多，每天有十多次。

（六）脸色

脸色是一个不易察觉的指标，学前儿童若面色发红、呼吸急促等，多为发烧的表现；若脸色发紫，多为心脏方面的疾病；若脸色、嘴唇内侧苍白，多为贫血或者失血。

（七）呼吸频率

正常学前儿童呼吸均匀，需要注意的是年龄越小，呼吸的频率越快。学前儿童生病时呼吸急促，时浅时深，不规律。家长和教师要及时发现学前儿童的呼吸情况，呼吸急促有可能是发烧了，而出现呼吸的时深时浅、时快时慢则是更为严重的情况，需要及时就医治疗（见表 3-1）。

表 3-1　不同年龄人的呼吸频率

年龄	新生儿	1～3 岁	4～7 岁	10～14 岁	成人
呼吸频率（次/分）	40～44	25～30	22 左右	20 左右	16～18

资料来源：宋晴葵．幼儿卫生与保健［M］．西安：陕西师范大学出版总社有限公司，2013．

家长和教师在一日生活中应多观察，通过多方面的信息关注学前儿童的健康情况，对疾病做到早发现、早治疗。

二、常用的护理技术

（一）体温测量

体温测量是家长及教师常用的一种护理技术，通常使用体温计进行测量。常用的体温计通常分为水银体温计和电子体温计两大类。

1. 水银体温计

测量方法：

第一步：将水银体温计甩到35℃以下。

第二步：放在腋下，夹住，静坐5分钟后取出。

第三步：取出读数。

腋下正常体温为36～37℃。

注意事项：

(1) 使用之前，要检查水银体温计是否有破损和经过消毒。

(2) 甩水银体温计的时候一定要避开硬物，以免碰碎水银体温计。

(3) 腋下用卫生纸擦拭，以免有汗液。水银体温计放入腋下时一定要注意是否夹到衣服等，水银体温计的探头要直接与皮肤接触。

(4) 测完后用75%的酒精擦拭进行消毒并存放好。

延伸阅读

水银体温计摔碎了怎么办？

第一步：通风换气。

立即打开门窗，通风换气，降低空气中汞的浓度。

第二步：正确收集清理水银。

最好戴上口罩及手套，用棉签或用一次性注射器抽吸收集水银珠，或者用胶带把水银粘起。将水银和玻璃碎片放入有盖容器中，并标明“破碎水银体温计”。

第三步：认真检查。

可以利用水银容易反射光线的原理，打开手机照明，寻找散落在整个房间的水银，并把它们收集起来。

2. 电子体温计

电子体温计通常包括：额温计、颞动脉体温计、耳温计、口腔体温计、肛门体温计等。

(1) 额温计。

测量方法：

将额温计探头对准额头中间并保持垂直，距离约1～3厘米按测量键，约1秒后“滴”一声显示数值，测量完成。

注意事项：

由于与环境的接触面较大，所以准确性较低，它可以用于快速地筛查，例如幼儿园晨检时用额温计比较方便。

（2）颞动脉体温计。

测量方法：

将颞动脉体温计放到学前儿童的颞动脉位置，按下开关，听到“滴”的一声就测量好了（见图 3-1）①。

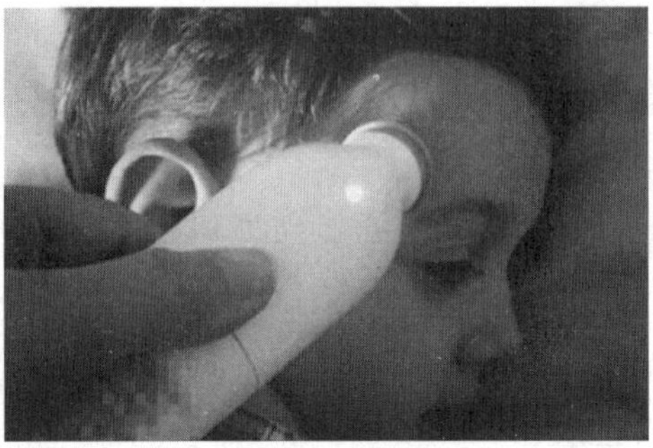

图 3-1　颞动脉体温计

注意事项：

要在正常的室温下进行测量，太阳直晒、寒冷的户外环境，都会影响到测量的准确性。由于测量方便，适用任何年龄的人。

颞动脉是额头两侧到耳上方，是人头部的主要动脉位置，非常贴近皮肤表层，是人体测量最准确的部位之一。

（3）耳温计。

耳温计是使用红外线测量耳内鼓膜体温的产品，是近年来比较流行的一类，对测量的方法要求比较高。

测量方法：

耳温计要对准鼓膜测量，才能取得正确数据。在使用耳温计时，需将耳郭往后上方拉，让耳道呈直线形，便于耳温计对准鼓膜测量（见图 3-2）②。

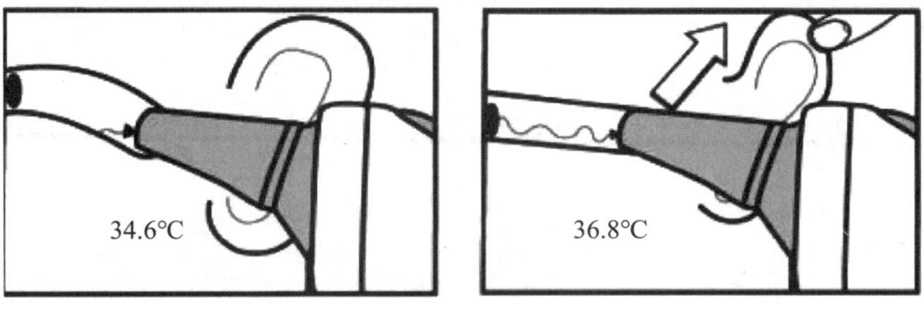

图 3-2　测耳温

①② 谢尔弗．美国儿科学会育儿百科［M］．陈铭宇，等译．北京：北京科学技术出版社，2016.

注意事项：

每个人的左、右耳道不尽相同，所以测量时应每次都测同一个耳朵，同时要注意耳温计最好在室内放置 20 分钟左右再进行测量，让其适应环境的温度，这样才会得到较正确的数值。正常的耳温为 36.1～37.4℃。

（4）口腔体温计。

测量方法：

将口腔体温计进行清洗和酒精消毒，把口腔体温计压在舌头下方最深处，保持嘴的封闭状态，测量结束会出现“滴”的一声。

注意事项：

口腔体温计的准确性较高，但是一些年龄较小的学前儿童会出现不配合的情况，因此建议 4 岁以上的学前儿童使用。

（5）肛门体温计。

测量方法：

第一步：选择一个可以测量直肠温度的体温计，用润滑油涂抹探头前端。

第二步：让学前儿童趴在你的大腿或者一个平坦坚固的平面上，用手轻轻按住他的后背；或者让学前儿童躺着，像换尿不湿一样抬高双腿。

第三步：用另一只手将肛门体温计前端探头轻轻插入肛门，直到看不见银色探头，如果感觉有障碍，就不要继续插入。

第四步：用食指和中指夹住肛门体温计，手合拢成碗状，扣在学前儿童的屁股上，另一只手抚摸学前儿童，和学前儿童轻柔地说话，安抚情绪（见图 3－3）①。

第五步：听到“滴”的一声，取出肛门体温计，记录温度，放好学前儿童，将肛门体温计进行消毒。正常肛门的温度在 36.5～37.5℃。

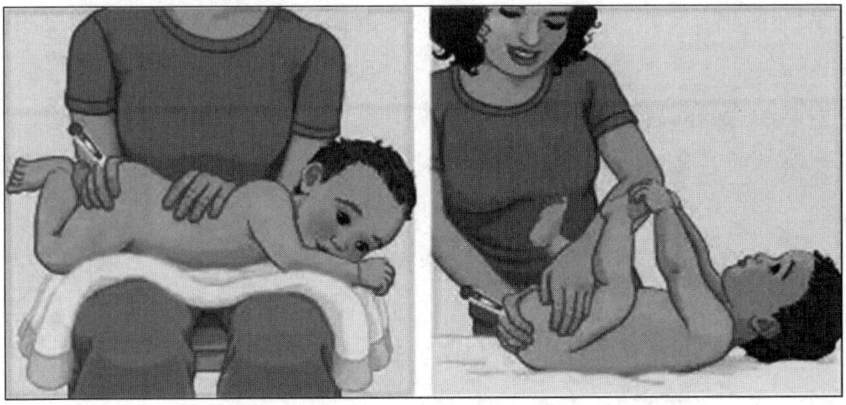

图 3－3　测肛温

① 谢尔弗．美国儿科学会育儿百科［M］．陈铭宇，等译．北京：北京科学技术出版社，2016.

注意事项：

肛门的温度最接近人的体温，准确性较高，但是测量起来不方便。

随着科技的发展，电子体温计的准确性越来越高，出现误差往往是因为使用方法不正确，所以电子体温计是非常理想的工具。测量体温，有的时候需要便捷，例如学前儿童不配合或者睡觉的时候，有的时候需要非常准确。如果兼顾两者，0～3 岁的学前儿童测量体温时，建议用肛门体温计；4 岁以上的学前儿童测量体温时，建议用颞动脉体温计。

（二）退烧

发烧听起来是一件可怕的事情，但是大部分的发烧如果没有造成学前儿童的不适，都不需要治疗。我们通常把 38.5℃作为一个分界线，如果发烧在 38.5℃以下，就不需要进行治疗，但前提是学前儿童精神状态等情况较好，如果精神状态不好，虽然发烧低于 38.5℃，同样需要治疗。如果学前儿童发烧达到 38.5℃以上，要用药物进行降温。

退烧的方法可以包括这样几种：

1. 物理退烧

（1）洗温水澡。

洗温水澡要注意室温和水温，同时要注意学前儿童的情绪。当患儿在洗澡的过程中出汗了，是可以起到降温的作用的。如果患儿不配合，就不要采用这种方法，因为这是一种效果并不十分明显的方法。

（2）多喝水。

多喝水不会退烧，但是可以避免脱水。此外，汤、奶等都可以。教师或者家长可以采用多种方法鼓励学前儿童喝水，例如跟学前儿童玩“干杯”的游戏，各自倒入水杯适量的水，干杯后喝下。

2. 药物退烧

如果体温高于 38.5℃，可根据医嘱采用药物降温，用药时要注意药物使用的时间间隔和注意事项。

退烧时需要注意的问题：

（1）不要给学前儿童用酒精擦拭降温，因为酒精会被皮肤吸收造成酒精中毒，或者造成皮肤发红。

（2）房间应注意空气流通，保持良好的通风和适当的温度对学前儿童更快康复很重要。

（3）不要给学前儿童洗冷水澡或者冰敷身体，身体受到寒冷的刺激时会通过打战等方式制造更多的热量，导致体温上升而不是下降。

（4）不要给学前儿童捂汗，应该少穿一些衣服，盖比较薄的被子。裹上衣服和被子来试图发汗，只会使学前儿童的体温更高。

（三）热敷与冷敷

1. 热敷

热敷是常用的一种护理技术，常用于学前儿童外伤后消肿、消炎等。其作用原理是通过局部加热，促进血管扩张、血流加速，从而减轻局部组织的充血，加快皮肤下淤血的吸收，达到消肿的效果。另外，热敷还有松弛局部肌肉、肌腱及韧带，缓解因肌肉痉挛、强直而引起的疼痛等作用。

热敷的方法：

第一种：准备40～50℃的热水，将小毛巾在水中浸湿，拧干后将小毛巾放在手腕内侧试温，以不烫手为宜。

第二种：将热水袋灌入热水，将气排出，拧紧盖子。检查无漏水后，用毛巾包裹热水袋，放在学前儿童患处。需要注意，使用热水袋时要随时观察温度，最好保持在40～50℃。

热敷时需要注意的问题：

（1）用于消肿的热敷一定要在24小时后使用。

（2）热敷时注意防止烫伤。

2. 冷敷

冷敷通常用于外伤刚发生不久，如学前儿童鼻子出血、皮肤瘀青等。冷敷的工作原理是借助冷刺激促进毛细血管收缩，减少出血，减轻局部疼痛。

冷敷的方法：

第一种：用冷水将毛巾浸湿，拧干后叠成小方块放到受伤部位。

第二种：将冰块捣碎装在塑料袋中扎紧，再用毛巾包裹塑料袋，放在受伤部位。

冷敷时需要注意的问题：

（1）冷敷要在受伤后24小时内进行。

（2）身体敏感部位例如后颈、前胸、腹部、脚心等不宜冷敷。

（3）注意不要造成冻伤。

（四）止抽搐

学前儿童抽搐由高烧、癫痫、脑炎、药物过量、低钙等引起，在学前儿童当中，抽搐发病率较高，若家长或者教师没有掌握正确的处理方法，易造成高度紧张。

止抽搐的方法：将患儿平放，立即压住人中穴和合谷穴。如果情况严重要用纱布或者干净的硬物放在牙齿之间，防止咬破舌头造成大量出血，出现窒息。

延伸阅读

6岁女童高烧抽搐不止，妈妈用毛巾塞女童嘴致其窒息

淄博市张店的一名6岁女童高烧39℃，接着浑身开始抽搐。其妈妈为防止女童咬伤舌头，将毛巾塞进女童嘴里，这个举动引发女童窒息。所幸，医护人员救治及时，女童病情好转。

家长或教师在遇到学前儿童抽搐时会非常紧张，慌张的情绪会造成做法上的失误。因此，家长或教师要保持镇静，正确选择止抽搐的方法，以免像案例中的家长，出现毛巾塞满整个口腔造成学前儿童窒息的情况。

（五）给药

学前儿童常用的药物分为口服药和外用药。

1. 口服药

婴幼儿的口服药的性状有很多种，例如片状、颗粒状、粉末状、液体状、油剂类等。大部分婴幼儿的口服药考虑到学前儿童喂药困难，本身味道较好。

喂药方法：不同药物由于种类不同，喂药方法也不同，喂药时要注意患儿的姿势、药物的种类以及做好患儿拒绝服用药物的处理方法（见表 3－2）。

表 3－2　不同性状药物的喂法

不同性状药物	喂药方法
片状药物	采取坐位或者半卧位姿势，用温开水服用。对于较小的婴儿可以将药片碾碎，放入勺中用温水调匀服用。对于抗药严重的婴幼儿可以用食物进行掩盖，但是要注意不能改变食物的味道，可藏在食物中间，例如香蕉块、红薯块等
颗粒状药物	采取坐位或者半卧位姿势，用温开水冲开，放入杯中让患儿喝下。不同的年龄可以用不同的工具，例如较小的婴儿可以用小勺子，会用吸管杯子的婴儿可以用吸管杯，较大的学前儿童可以用水杯
粉末状药物	采取坐位或者半卧位姿势，用温开水冲开，粉末状药物可以用温水调匀，类似于颗粒状药物。还可以将药物滴一滴水，变成糊状，用手指蘸一些药物，放入患儿嘴角内侧，再喂一些温水
液体状药物	液体状药物如果有量杯，患儿直接用量杯服用。有自带吸管类的小瓶子，患儿可直接吸入。若患儿年龄小还不会用吸管，可以倒出来放入勺中服用
油剂类药物	油剂类药物主要是维生素 AD 制剂、鱼肝油等。一般将胶囊顶端剪个口，将药物挤入学前儿童口中，或者挤到面包上再喂服

延伸阅读

家长错写服药剂量，教师喂给学前儿童十倍剂量的药物

2016 年 11 月，绵阳市某幼儿园教师给一名不到 3 岁的学前儿童喂药时，错把剂量 3.5 毫升喂成了 35 毫升，导致学前儿童药物中毒。《成都商报》记者经过调查，发现真实情况系学前儿童家长在登记用药剂量时，误将3.5毫升写成了35毫升。当记者给家长看了登记后，一直认为是教师喂错药的父母表示，确实是自己写错了。但同时家长也质疑，一名不到3岁的学前儿童，登记的剂量明显很大，教师没有向家长复核，缺乏责任心。

给药注意事项：

第一，用晨检时的接药单反复核对患儿，用药的时间、剂量、次数及用药注意事项。

第二，不要强行灌药，以免药物呛入气管，甚至会给学前儿童心理造成负面影响。

第三，不要用饮料或者茶水服药，以免使药效降低。

第四，吃药时最好给患儿鼓励，坚持几次便可以收到良好的效果。

2. 外用药

（1）滴眼药水。

滴眼药水是经常要使用到的一种护理技术，当患儿得了红眼病、沙眼、角膜炎等，如果病情不是特别严重，滴眼药水就可以进行治疗。

滴眼药水要掌握正确的方法，如果方法不正确会让患儿产生抗拒，眼药水不能成功滴入眼内。

滴眼药水的方法：

第一种：在学前儿童入睡时滴入。用拇指和食指轻轻扒开患儿的下眼睑，暴露出下眼睑结膜或下穹隆后，将眼药水滴入下穹隆部结膜囊内，然后轻轻松开下眼睑，使其恢复闭眼状态。

第二种：让患儿躺在小床上或者坐在椅子上，头略后仰，眼睛看着天花板，将眼药水滴入下穹隆部结膜囊内。

滴眼药水的注意事项：

1）用晨检时的接药单反复核对患儿，滴眼药水的时间、剂量、次数及滴眼药水的注意事项。

2）滴眼药水前要洗手，将眼药水晃动。

3）眼药水若呈现浑浊，不要给患儿使用。

4）眼药水瓶不要碰到眼睛。

5）眼药水要专人专用。

（2）滴耳药。

滴耳药或者往耳朵里涂抹药膏也是家长或者教师会用到的一种护理技术。

滴耳药的方法：

家长或者教师滴耳药前要洗干净双手，让患儿躺在小床上侧卧或者坐在小椅子上侧偏头。如果患儿的中耳炎已经发展为化脓，则滴药前须将脓性分泌物用消毒棉签擦拭干净，清洗后再用消毒棉签擦拭干净外耳道，然后再滴药。

如图 3-4、图 3-5 所示，3 岁以下的学前儿童和 3 岁以上的学前儿童采用不同拉耳郭的方法。

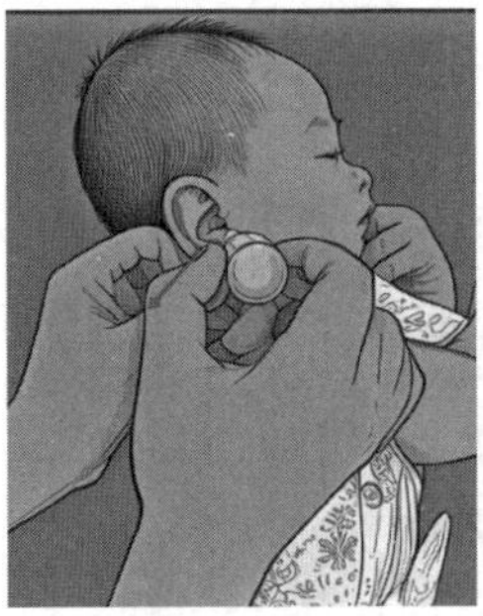

图 3-4　3 岁以下的学前儿童滴耳药

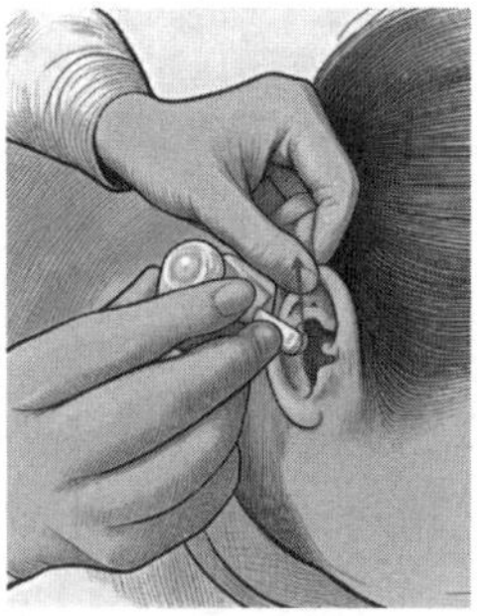

图 3-5　3 岁以上的学前儿童滴耳药

3 岁以下的学前儿童要向后下方拉耳郭，3 岁以上的学前儿童要向后上方拉耳郭，露出外耳道，将药液直接滴入外耳道中间。滴入耳药后，让患儿保持原有的姿势 3～5 分钟，使药液充分吸收。家长或者教师可以按一按耳屏，以便药液能够留在耳朵里。

滴耳药的注意事项：

1）用晨检时的接药单反复核对患儿，滴耳药的时间、剂量、次数及滴耳药的注意事项。

2）如果耳药水过凉，就把耳药水放在温水里热一热，使其接近人体的温度。

3）不要让滴管碰到皮肤。

4）滴完后做好记录。

（3）滴鼻药。

滴鼻药之前要先清洗鼻腔内的分泌物，让患儿坐立或者仰卧，用一只手轻轻推患儿的鼻尖，另一只手对准患儿的鼻孔，将药液沿着鼻腔壁缓缓滴入。滴入后可以用指尖轻轻按压患儿的鼻翼，使药液与鼻黏膜充分接触。滴入药液后最好保持原姿势 2～3 分钟。

滴鼻药的注意事项：

1）用晨检时的接药单反复核对患儿，滴鼻药的时间、剂量、次数及滴鼻药的注意事项。教师或家长在滴鼻药前要洗手。

2）滴管不要碰到患儿的鼻子。

3）药液不宜过凉，以免引起患儿不适。

（六）皮肤涂擦

皮肤未破时，可以将伤处用干净的温水洗净，用棉签蘸取药膏或者药水涂抹。因学前儿童皮肤比较娇嫩，在涂抹的时候动作要轻。皮肤破损时，先用干净的温水洗净，然后进行消毒。可用以下两种方式消毒：

第一种是碘酒。碘酒具有杀菌作用，可杀灭细菌繁殖体、真菌、原虫和部分病毒。烧伤、冻伤、刀伤、擦伤、割伤、新生儿脐部等都可以用碘酒进行消毒，因为碘酒刺激性较小，学前儿童容易接受。

第二种是酒精。酒精消毒要注意酒精的浓度，通常用75%的酒精进行消毒，常用于小的伤口、小疖肿、脓疱、新生儿脐部等的消毒或者消炎。酒精的刺激性要比碘酒明显。用棉签蘸取碘酒或者酒精，从里到外进行涂抹。进行消毒后，再用棉签蘸取药膏或者药水涂抹。

第二节　学前儿童常见疾病及预防

作为教师或者家长，我们要了解学前儿童容易得的常见疾病。本节从呼吸系统疾病、消化系统疾病、五官与口腔疾病、皮肤疾病等方面来进行阐述。

一、学前儿童常见疾病

（一）呼吸系统疾病

呼吸系统疾病是学前儿童常见的一种疾病，包括普通感冒、喉炎、急性支气管炎、肺炎等（见表3-3）。

表3-3　学前儿童常见呼吸系统疾病及处理

疾病	症状	托幼机构管理	家庭护理
普通感冒	1. 潜伏期大约1天 2. 咽部干痒或有灼烧感、打喷嚏、鼻塞、流鼻涕 3. 偶尔发热 4. 无感染细菌，5～7天即可痊愈	1. 按家长给药委托单按时给药 2. 不要让其做剧烈运动，适当休息 3. 教师掌握正确的擤鼻涕方法 4. 提醒多喝水 5. 多观察，有发热情况联系家长	1. 及时就医 2. 多休息 3. 饮食清淡 4. 家长掌握正确的擤鼻涕方法 5. 多喝水 6. 若患儿精神状态不好，不应送往托幼机构
喉炎	1. 犬吠样咳嗽、声嘶、喉鸣、吸气性呼吸困难等，起病急、病症重 2. 白天症状较轻，夜间加重	1. 若在托幼机构出现症状，应立即联系家长 2. 按家长给药委托单按时给药 3. 不要让其做剧烈运动 4. 提醒多喝水 5. 多观察，有呼吸困难情况应立即联系家长将幼儿送往医院	1. 及时就医 2. 充分休息，多喝水 3. 注意观察患儿呼吸情况，出现呼吸困难要立即送往医院 4. 积极进行药物治疗，例如雾化等 5. 饮食清淡，不应吃甜的和咸的食物

续表

疾病	症状	托幼机构管理	家庭护理
急性支气管炎	大多数患儿先有上呼吸道感染症状，咳嗽症状明显，开始为干咳，以后有痰。咳嗽一般持续 7～10 天，有时可达2～3 周，或反复发作	1. 若在托幼机构出现症状，应立即联系家长 2. 按家长给药委托单按时给药 3. 不要让其做剧烈运动 4. 提醒多喝水 5. 多观察，有连续剧烈咳嗽情况立即联系家长	1. 及时就医 2. 注意休息，减少患儿的运动量，多饮水，保持室内空气新鲜 3. 饮食清淡
肺炎	1. 有发热、拒食、烦躁、喘憋等症状 2. 患儿可伴有精神萎靡、烦躁不安、食欲不振、腹泻等全身症状	建议家长不要送患儿到托幼机构，应及时治疗	1. 及时就医 2. 注意休息，减少患儿的运动量，多饮水，保持室内空气新鲜 3. 饮食清淡

（二）消化系统疾病

学前儿童抵抗力差，消化系统发育尚不完善，经常由于着凉或者食物不卫生而出现腹泻；由于肠道本身发育不完善，也容易出现肠痉挛（见表 3-4）。

表 3-4　学前儿童常见消化系统疾病及处理

疾病	症状	托幼机构管理	家庭护理
腹泻	1. 大便次数多，每日有几次至十几次 2. 大便性状发生改变，多蛋花状或者粥状	1. 若在托幼机构出现症状，应立即联系家长 2. 多喝白开水，及时提醒如厕 3. 不宜吃水果 4. 少运动 5. 经常观察	1. 及时就医，对症治疗 2. 多喝白开水，防止因腹泻而引起脱水 3. 多注意休息，饮食要清淡，易于消化，不宜吃水果
肠痉挛	突然发作的阵发性腹痛，部位以脐周为主，疼痛轻重不等反复发作，可持续数分钟至数十分钟不等，可自愈	1. 若在托幼机构出现症状，应立即联系家长 2. 用热水袋放在患儿腹部 3. 多进行观察	1. 及时就医，排除器质性疾病引起的痉挛，对症治疗 2. 可以用热水袋放在患儿腹部 3. 饮食要易于消化

（三）五官与口腔疾病

学前儿童常见五官与口腔疾病包括近视、弱视、斜视、过敏性鼻炎、中耳炎、龋齿等（见表 3-5）。

表 3-5 学前儿童常见五官与口腔疾病及处理

疾病	症状	托幼机构管理	家庭护理
近视	不同程度的近视表现为看不清不同距离的东西，此外，走路经常摔跤，总说头疼，看东西眼睛眯成一条缝等都有可能是近视的一种表现	1. 教师及时发现幼儿近视问题 2. 养成正确的看书与写字习惯 3. 组织关于“保护眼睛”的教育活动 4. 注意用眼卫生	1. 及时就医，佩戴眼镜 2. 保持正确的看书与写字姿势 3. 控制看电子产品的时间 4. 平衡膳食，多吃含维生素 A 及胡萝卜素的食物
弱视	眼球无明显器质性病变，而单眼或双眼矫正视力仍达不到 0.8	1. 教师及时发现幼儿弱视问题 2. 养成正确的看书与写字习惯 3. 多安排一些锻炼幼儿精细动作的游戏 4. 协助家长进行积极治疗	1. 及早发现，及时就医 2. 让患儿做一些锻炼精细动作的游戏
斜视	斜视根据眼位可分为内斜视、外斜视和上下位斜视等	1. 教师及时发现幼儿斜视问题 2. 养成正确的看书与写字习惯 3. 多安排一些锻炼精细动作的游戏 4. 协助家长进行积极治疗 5. 教育幼儿正确对待斜视的小朋友	1. 及时就医 2. 养成正确的看书与写字习惯 3. 多安排一些锻炼精细动作的游戏 4. 让幼儿正确认识自身的疾病，不产生自卑心理
过敏性鼻炎	患儿连续打喷嚏、鼻内奇痒、流清水鼻涕（感染时为脓涕）及鼻塞	1. 协助家长进行治疗 2. 教师掌握正确的滴鼻药的方法 3. 注意不要出现刺激物	1. 及时就医 2. 家庭环境清洁，避免出现刺激物 3. 多进行运动 4. 家长也应掌握正确的滴鼻药的方法
中耳炎	摇头、哭闹、撕扯自己的耳朵、耳痛等，常伴有发热	1. 教师若在托幼机构发现症状及时联系家长 2. 教师应掌握正确的滴耳药的方法 3. 掌握正确的擤鼻涕方法	1. 及时就医 2. 掌握正确的滴耳药的方法 3. 掌握正确的擤鼻涕方法
龋齿	龋齿根据牙齿的破坏程度，可以分为浅龋、中龋和深龋	1. 认真组织幼儿在园刷牙的环节 2. 让幼儿掌握正确的漱口方法，及时漱口 3. 少吃甜食 4. 托幼机构应定期对幼儿牙齿进行检查	1. 及时看牙医 2. 教会幼儿正确的刷牙方法 3. 少吃甜食 4. 进行窝沟封闭 5. 定期检查

（四）皮肤疾病

学前儿童皮肤的发育程度低，免疫系统弱，没有成年人抵抗细菌病毒的能力，皮肤较容易遭细菌入侵，出现红疹、红斑、水泡等症状（见表3－6）。

表3－6　学前儿童常见皮肤疾病及处理

疾病	症状	托幼机构管理	家庭护理
痱子	皮肤发红，然后出现针头大小的红色丘疹或丘疱疹，密集成片，其中有些丘疹呈脓性。生了痱子后剧痒、疼痛，有时还会有一阵阵热辣的灼痛等表现	1. 协助家长进行治疗 2. 保持室内空气流通 3. 做好午睡的管理工作，避免学前儿童因天气过热而出汗过多	1. 保持室内通风、凉爽，减少出汗 2. 避免抓破感染，可以采用炉甘石洗剂 3. 穿宽松透气的衣服
湿疹	湿疹分成湿润型、脂溢型或是干燥型。有的学前儿童的湿疹只是表现为红色的小丘疹；有的学前儿童的湿疹不仅是小丘疹，还有小包并伴有糜烂结痂或者淡黄色液体溢出，形成黄色的结痂；有的学前儿童只表现为皮肤发红，可见皮疹并有糠状鳞屑等	1. 协助家长进行治疗 2. 保证室内空气新鲜 3. 做好过敏食物记录，不能让患儿食用过敏性食物	1. 检查过敏原，隔离过敏原 2. 合理喂养，若有牛奶过敏的学前儿童可以换水解奶粉 3. 在医生的指导下涂抹润肤膏 4. 保持室内通风、干燥，温度不宜过高，减少出汗 5. 衣服纯棉材质，经常更换 6. 经常修剪指甲，避免抓破

（五）常见营养性疾病

营养性疾病主要是指缺乏食物中的某些营养素而导致的疾病，例如维生素A缺乏症、维生素B缺乏症、维生素C缺乏症、维生素D缺乏症等（见表3－7）。

表3－7　学前儿童常见营养性疾病及处理

疾病	症状	托幼机构管理	家庭护理
维生素A缺乏症	1. 暗环境下看不清物体 2. 皮肤干燥，角化增生、脱屑 3. 指甲多纹，失去光泽，易折裂	1. 教师注意观察，尽早发现 2. 配合家长进行治疗 3. 引导幼儿养成不挑食和偏食的习惯	1. 及时就医 2. 注意补充含维生素A和胡萝卜素的食物
维生素D缺乏症	早期常烦躁不安、爱哭闹、睡觉易惊醒、汗多、枕秃、方颅、鸡胸、膝内翻等	1. 教师注意观察，尽早发现 2. 配合家长进行治疗 3. 引导幼儿养成不挑食和偏食的习惯	1. 及时就医 2. 经常带学前儿童晒太阳 3. 摄入富含维生素D的食物

续表

疾病	症状	托幼机构管理	家庭护理
缺铁性贫血	出现烦躁不安或精神不振、对周围环境没有兴趣、注意力不集中、理解力下降、反应慢、不爱活动、食欲减退等症状。皮肤及黏膜苍白，最为明显的是口唇、口腔黏膜、甲床和手掌苍白	1. 教师注意观察，尽早发现 2. 配合家长进行治疗 3. 引导幼儿养成不挑食和偏食的习惯	1. 及时就医 2. 多吃含铁多的食物，特别是动物性食物 3. 定期进行健康检查
锌缺乏症	嗜睡、食欲不振、厌食、味觉减退、消瘦、体格生长迟缓，毛发稀疏脱落，贫血、皮炎或伤口不易愈合等	1. 教师注意观察，尽早发现 2. 配合家长进行治疗 3. 引导幼儿养成不挑食和偏食的习惯	1. 及时就医 2. 多吃含锌多的食物
单纯性肥胖	凡体重超过按身高计算的标准体重的20%～30%者为轻度肥胖，超过30%～50%者为中度肥胖，超过50%者为重度肥胖	1. 配合家长，控制饮食 2. 增加患儿的运动量，例如教师在组织活动时可以给患儿安排具有较大运动量的角色 3. 帮助其养成爱运动的好习惯	1. 控制饮食，满足学前儿童基本的营养需要即可 2. 多吃蔬菜、水果等含膳食纤维多的食物，不宜吃甜食 3. 多做运动，寻找孩子感兴趣的运动方式，家长陪同学前儿童一起锻炼，养成习惯

下面，教你如何计算学前儿童的肥胖程度。

例如：3 岁强强的体重为 20kg，请计算他是否为肥胖儿童，属于什么程度的肥胖？

2～12 岁学前儿童体重计算公式为：体重（kg）＝年龄（岁）×2＋8

强强标准的体重为：3×2＋8＝14kg

强强目前的体重为：20kg

$$(20-14)\div 14\times 100\%\approx 43\%$$

因为超过 30%～50%者为中度肥胖，所以强强是中度肥胖。

二、学前儿童常见疾病的预防

学前儿童抵抗力差，经常会生病。托幼机构和家庭不仅要学会识别和护理常见疾病，更需要通过积极的措施预防学前儿童生病。

（一）合理膳食，保证营养

膳食中提供人体所需的营养素，促进身体的生长发育，提高人体的抵抗力。随着学前儿童年龄的增长，我们要在这 6 个方面进行努力：

（1）6 个月后添加辅食，按照辅食添加的顺序进行。

（2）引导学前儿童养成良好的进餐习惯，不挑食和偏食。

（3）保证奶制品的供应。

（4）制定符合学前儿童年龄特点的膳食制度，从按需喂养到三餐两点。

（5）食物烹饪应符合幼儿消化特点，细、嫩、烂、软等。

（6）正确选择零食。

（二）加强体育锻炼，增强体质

合理的体育锻炼能够增强幼儿的循环系统、运动系统、呼吸系统、神经系统等的发育，提高机体的抗病能力。关于体育锻炼，我们需要在以下两个方面进行努力：

（1）保证户外活动的时间。《托儿所幼儿园卫生保健工作规范》规定：保证儿童每日充足的户外活动时间，全日制儿童每日不少于 2 小时，寄宿制儿童每日不少于 3 小时，寒冷、炎热季节可酌情调整。《幼儿园工作规程》也规定，在正常情况下，幼儿户外活动时间（包括户外体育活动时间）每天不得少于 2 小时，寄宿制幼儿园不得少于 3 小时；高寒、高温地区可酌情增减。当遇到温度适宜、阳光充足的天气时，家庭和托幼机构应多带学前儿童去户外进行体育锻炼。

（2）户外活动种类多样，内容适合幼儿年龄特点。

年龄小的幼儿，例如还不能行走的幼儿，可以进行阳光浴和日光浴。已经会行走的幼儿，让其多进行走、跑、跳、攀爬等练习性运动。3 岁以上的幼儿可以安排一些体育游戏，增加体育锻炼的兴趣。

（三）注意环境卫生，养成良好的卫生习惯

注意环境卫生和养成良好的卫生习惯可以减少空气中存在的灰尘以及细菌对身体的影响，减少发病的概率。我们可以从以下两个方面努力：

（1）注意环境的清洁和消毒，每天进行清扫，经常开窗通风。

（2）养成经常洗手、漱口、刷牙等习惯，注意用眼和用耳等卫生。

（四）让幼儿保持愉快的情绪

让幼儿保持愉快的情绪能提高机体的抗病能力，我们需要从以下 3 个方面努力：

（1）托幼机构应该以游戏为主要活动形式，选择幼儿感兴趣的内容。

（2）从一日生活的各个环节减少幼儿的焦虑。

（3）家长应形成正确的育儿观，帮助幼儿保持愉快的情绪。

第三节　学前儿童常见传染病及预防

一、传染病的特征

传染病是由病原体引起的能在人与人之间、人与动物之间或动物与动物之间传播的一类疾病。病原体中大部分是微生物，也有少部分为寄生虫。传染病具有以下 5 个特征：

（一）病原体

所有的传染病都有自己的病原体，例如乙型肝炎是由乙肝病毒引起的，流行性感冒是由流感病毒引起的，水痘是由水痘病毒引起的，等等。病原体主要分为细菌、病毒、真菌、原虫等。

（二）传染性

传染性是传染病的一个非常突出的特点，这是与学前儿童常见疾病最大的区别。传染性意味着病原体能够通过各种传播途径传染到人的身上，使其他人患上同样的传染病。其传染的强度主要与病原体种类、数量、能力、传播途径、个人免疫力等有关。学前儿童是易感人群，所以当某些幼儿出现传染病时，大部分的幼儿都会感染上。

（三）免疫性

多数传染病在机体感染病原体后可以产生特异性免疫，产生不同程度的免疫力。不过，不同的传染病产生的特异性抗体在体内持续时间长短不一，抗体对机体的保护时间也不同。例如水痘、麻疹、风疹、腮腺炎等可以获得终身免疫，但是有的抗体持续的时间短，例如流行性感冒等。

（四）流行性

传染病能在人群中流行，流行的程度受自然因素和社会因素的影响。自然因素主要是指传染病一般受地理条件、温度、湿度等影响，呈现出区域性和季节性的特点。例如肠道传染病一般在夏秋季节流行，呼吸道传染病一般在冬春季节流行。虫媒传染病等主要发生在特殊的地理位置范围内。

（五）规律性

传染病发病一般要经历潜伏期、前驱期、发病期、恢复期等，一般将传染病的最长潜伏期作为检疫期（见表 3－8）。例如某个幼儿接触了患有手足口病的学前儿童，他就要隔离 2 周，因为手足口病的潜伏期是 2～12 天，所以他的观察隔离时间是 2 周。

表 3－8 传染病发病经历的 4 个阶段

病程发展的阶段	界定	时间	传染性
潜伏期	从病原体侵入人的体内到出现症状这个阶段	数小时至数年	较小
前驱期	发病初期会有的一些症状	较短	较大
发病期	传染病各种症状出现的时期	各种疾病长短不一	较大
恢复期	恢复期是指病程进入后期，病人的典型症状消失，病原体完全或者基本消灭	较短	较小

二、传染病流行的规律

传染病能够在人群中流行，必须经过3个环节：传染源、传播途径、易感人群（见图3－6）。

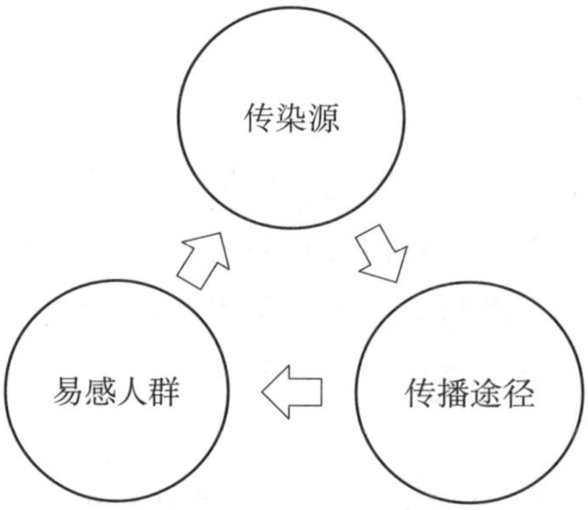

图3－6 传染病流行的环节

1. 传染源

传染源是指能传播病原体的人或动物，包括病人、病原体携带者、受感染的动物等。

（1）病人。

病人是感染了病原体并表现出一定症状的人。与病人接触，感染的概率是很大的，特别注意某些传染病在潜伏期或者前驱期症状不明显的时候，就已经具有传染性。

（2）病原体携带者。

病原体携带者是携带病原体但没有表现出症状的人或者动物，包括健康携带者和病后携带者。

健康携带者是本身携带病原体，但是没有任何症状的人或者动物；病后携带者是患病后症状已经消失，但是体内仍携带病原体。这一类传染源容易被忽视，容易传染给他人。

（3）受感染的动物。

受感染的动物是指体内携带病原体，并能排除病原体的动物。例如老鼠能传播鼠疫、出血热等，蚊子能传染乙脑，狗能传染狂犬病，鸡能传染禽流感，等等。

2. 传播途径

传播途径是指病原体从传染源排出使易感人群感染的途径，包括空气传播、接触传播、饮食传播、虫媒传播等（见表3－9）。

表3－9 传染病传播途径

传播途径	传播方式	传播能力	疾病
空气传播	传染者将病原体排到空气中，易感人群吸入含有病原体的空气后感染患病	能力强，速度快	流感、麻疹、风疹、水痘、百日咳、白喉、猩红热、腮腺炎等

续表

传播途径	传播方式	传播能力	疾病
接触传播	直接接触和间接接触	能力强，速度快	狂犬病、破伤风、手足口病、流感、沙眼、麻疹、风疹、水痘、百日咳、白喉、猩红热、腮腺炎等
饮食传播	病原体通过污染食物、水、餐具等进行传播，易感人群接触了这些被污染的食物和水等造成传染	能力强，速度快	手足口病、痢疾、甲肝等
虫媒传播	病原体通过昆虫叮咬人或者污染食物而进行传播	能力强，速度快	乙脑、疟疾、鼠疫、狂犬病、伤寒等
土壤传播	病原体通过土壤进行传播	能力弱，速度慢	破伤风等
血液传播	病原体通过血液进行传播	能力弱，速度慢	乙肝、艾滋病等
母婴传播	病原体通过母亲胎盘或者母乳进行传播	能力弱，速度慢	乙肝、风疹、艾滋病等

三、托幼机构传染病的预防与管理

2012 年，卫生部印发的《托儿所幼儿园卫生保健工作规范》指出："加强园（所）的传染病预防控制工作。做好入园（所）儿童预防接种证的查验，配合有关部门按时完成各项预防接种工作。建立儿童传染病预防控制制度，做好晨午检，儿童缺勤要追查，因病缺勤要登记。明确传染病疫情报告人，发现传染病病人或疑似传染病人要早报告、早治疗，相关班级要重点消毒管理。做好园（所）内环境卫生、各项日常卫生和消毒工作。"为了有效控制和预防传染病，托幼机构应该做好传染病传播和流行的三个环节，即管理传染源、切断传播途径、保护易感人群。

1. 管理传染源

管理传染源是指发现传染源后要尽早隔离和进行治疗，减少其与人的接触。在传染病流行期间，托幼机构应该加强晨午检和全日观察，保健医生和教师应该做到随时观察班级的幼儿。一旦发现患病的学前儿童，要马上进行隔离。托幼机构平时要做好卫生清洁工作，防止托幼机构出现苍蝇、蚊子、蟑螂、老鼠等动物，做到早发现、早隔离、早治疗、早报告。

（1）早发现。

托幼机构平时最重要的环节就是晨检，保健医生和教师要掌握各种疾病的早期症状，做到早期发现，同时加强托幼机构的全日观察，及时发现幼儿的早期症状。

（2）早隔离。

发现患病的幼儿或者疑似患病的幼儿，要马上带到隔离室进行隔离观察，同时通知家长将幼儿带到医院进行检查。确诊患有传染病的幼儿要等传染病完全没有传染性了才能重新回到托幼机构。对于接触患儿的小朋友要密切观察，与其他未接触者隔离，隔离时间至最长潜伏期结束。

（3）早治疗。

患病的幼儿要积极进行治疗，将传染病所带来的损害降到最低，待完全没有传染性了再回到托幼机构。

（4）早报告。

托幼机构要明确传染病的报告人，发现疫情要及早上报给教育部门。

2. 切断传播途径

根据传染病的传播途径采取积极的措施，切断传染的渠道。

（1）常规性预防措施。

托幼机构应该严格遵守卫生保健制度，每天进行常规消毒工作。厨房应该定期严格检查食品的储存、加工等工作，防止病从口入。工作人员应该注意自身的清洁工作，养成良好的个人卫生习惯。幼儿应该养成饭前便后洗手、不吮吸手指、及时修剪指甲等良好的卫生习惯。

（2）针对性预防措施。

当传染病流行期间或者托幼机构发现疫情时，要加强消毒工作，对患儿的生活用品以及接触的物品要进行及时消毒处理。

3. 保护易感人群

学前儿童是多种传染病的易感人群，可以通过多种方式提高机体的抵抗力。

（1）预防接种。

预防接种是目前最经济、最有效、最简便的预防传染病的方法。例如天花病是由天花病毒引起的，它是一种非常严重的传染性疾病，仅在20世纪就杀死了大约3亿人。随着人们对天花疫苗的完善和广泛接种，1980年，世界卫生组织宣布全世界已经消灭了天花病，这一疾病是人类最早消灭的传染病。

根据《中华人民共和国疫苗管理法》第6条，国家实行免疫规划制度。居住在中国境内的居民，依法享有接种免疫规划疫苗的权利，履行接种免疫规划疫苗的义务。政府免费向居民提供免疫规划疫苗。县级以上人民政府及其有关部门应当保障适龄儿童接种免疫规划疫苗。监护人应当依法保证适龄儿童按时接种免疫规划疫苗。《国家免疫规划疫苗儿童免疫程序及说明（2021年版）》规定了疫苗接种的种类和年龄（见表3-10）。

（2）养成良好的卫生习惯。

家长或教师应培养幼儿良好的卫生习惯，勤洗手、吃熟食、晒太阳、勤剪指甲、勤洗澡等。打喷嚏和咳嗽时要背对他人，不随地吐痰。

表 3-10 国家免疫规划疫苗儿童免疫程序表（2021 年版）

可预防疾病	疫苗种类	接种途径	剂量	英文缩写	接种年龄														
					出生时	1 月	2 月	3 月	4 月	5 月	6 月	8 月	9 月	18 月	2 岁	3 岁	4 岁	5 岁	6 岁
乙型病毒性肝炎	乙肝疫苗	肌内注射	10 或 20μg	HepB	1	2					3								
结核病[1]	卡介苗	皮内注射	0.1ml	BCG	1														
脊髓灰质炎	脊灰灭活疫苗	肌内注射	0.5ml	IPV			1	2											
	脊灰减毒活疫苗	口服	1 粒或 2 滴	bOPV					3								4		
百日咳、白喉、破伤风	百白破疫苗	肌内注射	0.5ml	DTaP				1	2	3				4					
	白破疫苗	肌内注射	0.5ml	DT															5
麻疹、风疹、流行性腮腺炎	麻腮风疫苗	皮下注射	0.5ml	MMR								1		2					
流行性乙型脑炎[2]	乙脑减毒活疫苗	皮下注射	0.5ml	JE-L								1			2				
	乙脑灭活疫苗	肌内注射	0.5ml	JE-I								1、2			3				4
流行性脑脊髓膜炎	A 群流脑多糖疫苗	皮下注射	0.5ml	MPSV-A							1		2						
	A 群 C 群流脑多糖疫苗	皮下注射	0.5ml	MPSV-AC												3			4
甲型病毒性肝炎[3]	甲肝减毒活疫苗	皮下注射	0.5ml 或 1.0ml	HepA-L										1					
	甲肝灭活疫苗	肌内注射	0.5ml	HepA-I										1	2				

注：1. 主要指结核性脑膜炎、粟粒性肺结核等。
2. 选择乙脑减毒活疫苗接种时，采用两剂次接种程序。选择乙脑灭活疫苗接种时，采用四剂次接种程序；乙脑灭活疫苗第 1、2 剂间隔 7～10 天。
3. 选择甲肝减毒活疫苗接种时，采用一剂次接种程序。选择甲肝灭活疫苗接种时，采用两剂次接种程序。

（3）锻炼身体。

每天进行适量的锻炼，特别是户外的运动，提高幼儿自身的抵抗力。

（4）保证合理膳食。

合理膳食是指每天所摄入的营养素满足机体的需要，并且各营养素的种类和比例也恰当。家庭和托幼机构要根据幼儿成长的需要，每天提供多种食物，满足身体的需要，提高机体的抵抗能力。

（5）制定合理的生活制度。

每天应保证学前儿童足够的睡眠，一日生活制度的制定要符合学前儿童生长发育的需要。活动的安排要动静结合，避免幼儿疲劳，让幼儿轻松、愉快地度过每一天。

四、学前儿童常见传染病

学前儿童常见传染病包括流感、水痘、麻疹、风疹、急疹、流行性腮腺炎、手足口病、乙肝等（见表 3-11）。

表 3-11　学前儿童常见传染病

传染病	症状	传染源	传播途径	发病季节	免疫性
流感	起病急，全身症状较重而呼吸症状较轻。发热、怕冷、咳嗽，体温会迅速上升到 39℃以上，头痛、咽痛、全身酸痛等	流感病毒	空气传播、接触传播	常见于冬春季节	暂时性免疫
水痘	前期类似感冒，24 小时内出现皮疹，皮疹先发于头皮、躯干受压部分，躯干多，四肢少，呈向心性分布。皮疹经历了从细小的红色斑丘疹→疱疹→结痂→脱痂的演变过程	水痘-带状疱疹病毒（VZV）	空气传播、接触传播	一年四季都有可能发生，常见于冬春季节	终身免疫
麻疹	前期有感冒症状，发烧，眼睑边缘有一条明显充血横线，口腔有麻疹黏膜斑。出疹顺序为耳后、颈部、面部及全身，3～4 天退疹	麻疹病毒	空气传播、接触传播	一年四季都有可能发生，常见于冬春季节	终身免疫
风疹	前期有感冒症状，1 天左右出疹，最开始出现在面颈部，迅速扩展到躯干和四肢，一天内遍布全身，但是手心和脚心没有皮疹	风疹病毒	空气传播、接触传播	一年四季都有可能发生，常见于冬春季节	终身免疫

续表

传染病	症状	传染源	传播途径	发病季节	免疫性
急疹	突然发烧，体温39℃，3～4天后体温恢复正常，开始出疹，通常形容为“热退疹出”	人类疱疹病毒6型	空气传播、接触传播	四季均可发病，春秋季节较多	终身免疫
流行性腮腺炎	患者可有倦怠、畏寒、食欲不振、低热、头痛等症状，腮腺肿大	腮腺炎病毒	空气传播、接触传播	四季均可发病，春秋季节较多	终身免疫
百日咳	打喷嚏，伴低热，咳嗽，鸡鸣样吸气吼声	百日咳杆菌	空气传播、接触传播	四季均可发病，春秋季节较多	终身免疫
流行性脑脊髓膜炎	剧烈头痛、频繁呕吐、狂躁以及脑膜刺激症状，重症出现神志障碍及抽搐	脑膜炎双球菌	空气传播	四季均可发病，春秋季节较多	终身免疫
手足口病	起病急，发热、口痛、厌食、口腔黏膜出现散在疱疹或溃疡。手、足、臀部、臂部、腿部出现斑丘疹，后转为疱疹，疱疹周围可有炎性红晕，疱内液体较少	肠道病毒	空气传播、接触传播	一年四季均有发生，5～7月份为高发期	不是终身免疫
流行性乙型脑炎	起病急，体温急剧上升至39～40℃，伴头痛、恶心和呕吐，部分患者有嗜睡或精神倦怠，并有颈项轻度强直	乙脑病毒	虫媒传播	多见于夏秋季节	
乙肝	容易疲劳，可伴轻度发热，食欲不振、恶心、厌油、上腹部不适、肝部疼痛等	乙型肝炎病毒（HBV）	血液传播、母婴传播、密切接触传播	一年四季都有可能	不是终身免疫

需要注意流感并不是普通感冒，它们有很多区别，具体如表3-12所示。

表3-12 流感和普通感冒的区别

	流感	普通感冒
病原体	流感病毒	鼻病毒、腺病毒等
流感病原学检测	阳性	阴性
传染性	强	弱
发病的季节	有明显的季节性（冬春）	季节性不明显

续表

	流感	普通感冒
发热程度	多高热（39～40℃），寒战	不发热或中度发热，无寒战
发热持续的时间	3～5 天	1～2 天
全身症状	重则头痛、全身肌肉酸痛	轻或无
病程	5～10 天	5～7 天
并发症	可合并中耳炎、肺炎、心肌炎、脑膜炎等	少见

延伸阅读

国家卫生健康委印发 2023 年版儿童肺炎支原体肺炎诊疗指南

肺炎支原体肺炎是儿童常见的社区获得性肺炎，多发于秋冬季，其他季节均有散发病例。为进一步提高儿童肺炎支原体肺炎诊疗规范化水平，保障医疗质量安全，国家卫生健康委印发《儿童肺炎支原体肺炎诊疗指南（2023 年版）》。

指南介绍，肺炎支原体肺炎指肺炎支原体感染引起的肺部炎症，可以累及支气管、细支气管、肺泡和肺间质。多见于 5 岁及以上儿童，但 5 岁以下儿童也可发病。以发热、咳嗽为主要临床表现，可伴有头痛、流涕、咽痛、耳痛等症状。发热以中高热为主，持续高热者预示病情较重。咳嗽较为剧烈，可类似百日咳样咳嗽。部分患儿有喘息表现，以婴幼儿多见。肺部早期体征可不明显，随病情进展可出现呼吸音降低和干、湿性啰音。

儿童肺炎支原体肺炎的症状容易与感冒等疾病混淆，如何区分辨别？根据指南，可以结合临床和影像学表现以及病原学、血清学检查来进行判断。肺炎支原体肺炎早期胸片或胸部 CT 主要表现为支气管血管周围纹理增粗、增多、支气管壁增厚，可有磨玻璃影、“树芽征”、小叶间隔增厚、网格影等，再结合肺炎支原体抗体或核酸检测即可作出诊断。

指南指出，肺炎支原体肺炎最佳治疗窗口期为发热后 5～10 天。轻症患儿除抗肺炎支原体治疗外，不应常规使用全身性糖皮质激素治疗；重症患儿应采取不同侧重的综合治疗（抗感染、糖皮质激素、支气管镜、抗凝等联合），既要关注混合感染，也要准确识别和治疗过强炎症反应及细胞因子风暴。

专家提醒，要做好个人卫生，儿童要养成勤洗手、勤换衣的良好习惯。家里有人患感冒等呼吸道疾病时，减少与孩子接触；积极预防感冒，在呼吸道疾病高发季节，尽量不去人多密集的公共场所。及时根据气温变化增减衣物。保持良好睡眠，避免过度劳累。营养均衡，合理饮食，不能偏食和挑食，多喝水。多锻炼以增加抵抗力，在冬季来临之前就可以加强体育锻炼，增强体质，如进行日光浴、水浴、空气浴等，训练孩子的耐寒能力，促使神经和血管反应更加灵敏，适应外界气候变化。进行疫苗预防，疫苗接种是预防一些特定疾病最有效的方法，尤其在秋季时就需要尽早接种流感疫苗。接种流感疫苗后，一般需要2～4周才能产生足够的抗体。

资料来源：国家卫生健康委印发2023年版儿童肺炎支原体肺炎诊疗指南［EB/OL］.（2023-02-16）［2023-11-01］. https://www.gov.cn/xinwen/2023-02/16/content_5741819.htm.

促进反思与行动的活动

1. 请你为一名幼儿园教师设计一张儿童全日观察计划表。例如：

×××幼儿园小朋友一日观察情况

姓名						
精神状态						
体温						
呼吸						
饮食						
睡眠						
脸色						
大小便						

2. 请你为一名4岁学前儿童测量体温，并录制测量视频。

3. 一名学前儿童的体温是38℃，请你为他降温，并录制视频。

4. 一位妈妈带来一瓶眼药水，请你扮演保健医生的角色为幼儿滴眼药水。

5. 晶晶老师发现玲玲的手掌和口腔有相同的疱疹，让你给园长和玲玲家长打电话，请记录电话的内容。

拓展阅读

1. 谢尔弗．美国儿科学会育儿百科［M］．陈铭宇，等译．北京：北京科学技术出版社，2016.

第四章

学前儿童心理健康与保健

本章导读

学前儿童的心理健康有着极为重要的意义，主要包括培养健全的人格以及增进和维护健康的心理两大方面。学前儿童的心理健康与否，将会对他们的认知、情感、个性、道德的发展和社会适应等方面产生深刻的甚至是难以逆转的影响。学前儿童的心理健康与保健迫在眉睫，这一过程需要多方面的相互配合，应采取有针对性的措施对学前儿童的心理健康与保健加以积极有益的引导和影响，促进学前儿童心理向健康的方向发展。

学习目标

1. 了解学前儿童心理健康的含义。
2. 熟悉学前儿童心理健康的标准。
3. 掌握学前儿童心理健康的影响因素。
4. 了解学前儿童常见心理障碍及预防。
5. 掌握学前儿童常见问题行为的预防与干预方法。

第一节　学前儿童心理健康概述

学前教育阶段是学前儿童成长的关键期，不仅是认知、语言、动作发展的关键期，也是心理发展的关键期。成年后的许多心理问题乃至心理疾病大都可以追溯到其童年时期的生活，因此应特别重视学前儿童心理的发展与保健。这不仅对学前儿童的健康成长有着重要意义，而且对实施素质教育、培养健康的人格有着更重要的意义。

一、心理健康的概念

（一）什么是心理健康

心理健康通常来讲是指没有临床症状，身心都符合正常发展标准，具有良好适应性并能为社会所接受的一种积极稳定的心理状态。

世界卫生组织认为：心理健康是一种良好的、持续的心理状态与过程，表现为个人具有生命的活力、积极的内心体验、良好的社会适应，能够有效地发挥个人潜力以及作为社会一员的积极的社会功能。

心理健康是指一种高效而满意的、持续的心理状态。从狭义上讲，心理健康是指人的基本心理活动的过程内容完整、协调一致，即认识、情感、意志、行为、人格完整和协调，能适应社会并与社会保持同步。心理健康的标准是智力正常、情绪健康、意志健全、行为协调、人际关系适应、反应适度、心理特点符合年龄。

（二）心理健康的特点

（1）智力正常。

（2）乐于学习和工作。

（3）情绪稳定、乐观，心境良好。

（4）善于相处，人际关系和谐。

（5）具有正常的行为和协调的个性。

（6）心理行为符合年龄特征。

二、学前儿童心理健康的标准

一个健康的儿童，不仅是一个身体健全的儿童，更应该是一个“愉快”“主动”“大胆”“自信”“乐于交往”“不怕困难”的儿童。

一般来说，学前儿童心理健康有以下 6 个标准：

（1）动作发展正常。动作发展与脑的形成及功能的发展密切相关，幼儿躯体大动作和手指精细动作的发展处于正常范围是心理健康的基本条件。

（2）认知发展正常。一定的认知能力是幼儿生活和学习的重要条件，儿童的认知发展存在个体差异，如果一个儿童的认知水平明显低于同龄儿童，且不在正常范围之内，那么该儿童的认知能力属于偏低。

（3）情绪积极向上。积极的情绪反映了中枢神经系统功能的协调性。儿童情绪正常，对受到别人的爱抚、关心、体贴、照顾感到幸福，从而心情愉快。反之，就可能存在心理障碍。

（4）人际关系融洽。幼儿之间的交往是维持心理健康的重要条件，也是获得心理健康的必要途径。

（5）性格特征良好。性格是个性中最核心、本质的表现，它反映在对客观现实的稳定态度和习惯化的行为方式之中。心理健康的儿童一般热情勇敢、自信主动、性格温和、意志坚强、情绪乐观。而心理不健康的儿童可能会表现出冷漠自私、胆怯自卑、被动孤僻等行为。

（6）心理发展符合年龄特征。儿童在每个年龄阶段都应当形成并表现出一般的、典型的、本质的心理特征。

三、影响学前儿童心理健康的因素

影响学前儿童心理健康的有各种因素。心理问题的产生是由多种原因引起的，包括遗传、家庭和环境因素等。因此教师需要根据不同学前儿童的表现采取不同的教育方法。

（一）生理因素的影响

生理因素的影响主要有遗传因素、病菌或病毒感染、大脑损伤、母亲孕期抽烟和酗酒等。

1. 遗传因素

人类行为遗传学的研究已证明，人类行为和身体一样，是在遗传和环境的相互作用下发展起来的。

2. 病菌或病毒感染

临床研究表明：由病菌或病毒感染中枢神经系统的组织结构而导致的心理障碍或精神失常，可以阻抑心理的发展，造成智力迟滞或痴呆。因疾病造成的身体不适可使儿童情绪和行为问题增多，容易形成被动、退缩、任性等心理健康问题。母亲孕期的健康状况、营养状况、情绪状况也可能会对儿童心理健康造成影响。

3. 大脑损伤

大脑损伤是影响儿童心理健康发展和造成心理问题的重要原因之一。幼儿大脑功能发育不完善或有缺陷，出生时大脑缺氧、窒息或受到意外碰撞造成的较严重的脑外伤以及肿瘤、传染性疾病，会干扰体内的能量代谢。尤其体温过高时，脑细胞受损，影响智力发育，引起幼儿适应不良，直接影响幼儿情绪和行为的稳定性及对周围环境的反应方式和对自己的控制能力，表现为心理发展迟滞、学习困难、情绪障碍等。流脑、乙脑会造成严重的后遗症，甚至危及生命，使儿童精神状态不佳，对外界事物缺乏兴趣、失去自信心、易躁易怒等。儿童身体运动方面的困难，如动作笨拙、活动过度等也与大脑损伤有关，会成为非直接性的心理障碍。

（二）心理因素的影响

心理特征主要有气质和性格、需要与动机、情绪、自我意识等，如自卑和过分敏感等性格和情绪问题主要是受心理因素影响而造成的。

1. 气质和性格

气质和性格是个体稳定的心理特征。

美国学者托马斯等根据 9 个特点来判断儿童的气质，并从养育的角度将儿童的气质分成 3 种类型。第一种类型是容易护理的儿童：他们的饮食、睡眠习惯和大小便都有一定的节律，喜欢探究新事物，对环境的变化很容易适应。第二种类型是护理困难的儿童：他们的生活没有节律，对新生活很难适应，遇到新奇的事物或人容易产生退缩行为，心境十分消极，容易表现不寻常的紧张反应，如大哭大叫、发脾气等。第三种类型是慢慢活跃起来的儿童：他们的生活节律多变，初遇新事物或陌生人时往往会退缩，对环境的适应较慢，心境带有否定性。

延伸阅读

认识幼儿的气质类型

天生气质分四大类型：乐天型、忧郁型、激进型、冷静型。

（1）乐天型幼儿：最在乎人际关系，拥有人际交往的优势。

（2）忧郁型幼儿：感受细腻深刻，天生完美主义者，性格特点为敏感细腻、深刻专注、追求完美。

（3）激进型幼儿：和乐天型幼儿从外表看起来有相似之处，但实际上两个幼儿之间气质相差甚远，有很大的区别。激进型幼儿目标感强，他们有更明确的目的。

（4）冷静型幼儿：慢条斯理、小心谨慎、温和、追求和谐。

2. 需要与动机

动机是促使人们产生行为的直接原因，它是在需要的基础上产生的。当幼儿的需要与动机在现实生活中不可能得到或不能全部得到满足时，就可能产生动机冲突。一般来说，儿童产生一些动机冲突总是不可避免的，它是干扰儿童心理正常发展的重要因素。年龄越小，对低层次的生理需要就越迫切。儿童对食物、水、睡眠、休息、衣着和运动等方面的基本生理需求十分敏感。

3. 情绪

情绪是个体被激起的一种状态，是机体生存和社会适应的内在动力，主要反映了客观现实与人的需要之间的直接关系。研究表明：情绪是影响人的心理健康、导致心理异常和障碍的一个主要中间环节。一般而言，积极情绪使人心境愉快、安定、精力充沛、身体舒适，而消极情绪则使人心境压抑、焦虑、精神涣散、身体衰弱。

学前儿童心理的紧张状态和平衡失调往往与他们的消极情绪联系在一起。焦虑和恐惧两种消极情绪对儿童心理健康的影响比较明显，常使儿童产生一些问题行为。心理学家认为，焦虑与人类身心需要能否得到满足有关，几乎所有的儿童都期望需要得到满足，假如儿童安全、爱与归属、自尊等需要得不到满足或者儿童怀疑自己的需要未得到满足，都可产生焦虑情绪。

4. 自我意识

自我意识是个性的组成部分，是衡量个体成熟水平的标志，是整合统一个性各个部分的核心力量，也是推动个性发展的重要因素，对人的心理活动和行为起着调节作用。正确认识自我是儿童使自己的行为适应环境的基本条件之一，对儿童人格的发展和行为的适应性具有重要的影响作用。儿童往往是根据别人的评价和态度、自己的生活和体验以及与别人的比较来认识自己，不适当的自我认识会影响他们的自我评价。研究表明，学前儿童在做自我评价时，常常以自己的情绪体验为评价的依据。较多的儿童表现出过高地评价自己，随着年龄增长，儿童的自我评价会逐渐接近客观事实。学前儿童如果自我评价过低则常常缺乏自信心，表现为沉默寡言、行为退缩、不合群等，其个性和行为也会因此出现问题，难以适应社会生活。

（三）社会环境因素的影响

社会环境因素的影响主要有社会生活环境、家庭和托幼机构等。大多数的社会行为问题、不良习惯以及学习上的问题是由社会环境引起的。

随着学前儿童的年龄增长，他们经历了由简单到复杂的社会环境。社会环境的飞速变化，使学前儿童的物质生活环境和精神生活环境都发生了巨大的变化。这些变化或有益于他们的心理健康，或给其正常的心理发展带来不良影响。

1. 社会生活环境

在现代化社会中，人们经常处于紧张之中，心理上的种种冲突、压力和焦虑不断地增加。社会价值观的多元化对学前儿童产生了不可低估的影响，潜移默化地影响了儿童的心理健康。

随着时代的发展，计算机、网络等先进科学技术与儿童的生活日益密切。儿童与各种社会传媒的接触，直接影响了儿童道德观念和行为的形成，对其身心发展产生重要影响。

2. 家庭

家庭是社会的基本单位，是学前儿童最早生活和接受教育的环境，也是学前儿童个性实现社会化的主要场所，对学前儿童身心健康的发展十分重要。家庭结构和功能、家长的教育能力以及对学前儿童的期望水平、教育方法和教养态度、双亲的职业及社会经济地位、家庭的物质条件和氛围、生活习惯和兴趣爱好等等都与学前儿童的心理健康有密切关系，最终影响他们的行为和人格。

延伸阅读

四种气质类型

气质类型	高级神经活动过程	高级神经活动类型	特点	代表人物
胆汁质	强、不平衡	不可遏制型	直率热情、精力旺盛、表里如一、刚强，但暴躁易怒，脾气急，易感情用事、冲动	张飞、李逵、鲁智深、李白、巴甫洛夫、白求恩
多血质	强、平衡、灵活	活泼型	活泼好动、反应迅速、热爱交际、能说会道、适应性强，但稳定性差、缺少耐性、见异思迁，具有明显的外向倾向、粗枝大叶	贾宝玉、郭沫若、王熙凤
黏液质	强、平衡、不灵活	安静型	安静、稳重、踏实、反应性低、交际适度、自制力强（性格坚韧）、话少，适于从事细心、程序化的学习，表现出内倾性、可塑性差，有些死板，缺乏生气	陈景润、牛顿、达尔文、爱因斯坦、爱迪生、林冲
抑郁质	弱	抑郁型	行为孤僻、不善交往、易多愁善感、反应迟缓、适应能力差、容易疲劳，性格具有明显的内倾性	林黛玉

我国独生子女家庭在亲子关系上普遍存在着子女偏重的特点，溺爱型的家庭占越来越大的比例。父母视子女为家庭中心，一味地从物质上、行动上满足孩子的需要，致使儿童容易产生依赖、自私、任性、蛮横、自我中心、不爱劳动等心理健康问题和不良品质。

离异家庭不断增加是当代日益严重的社会问题，家庭不和或父母离异会给儿童造成极大的精神压力。从小得不到爱抚、在精神上得不到温暖的儿童，往往更容易出现心理健康问题。离异家庭的学前儿童是一个非常特殊的群体，具有一些相同的行为表现，如孤独、自卑、任性胆怯等，存在着较严重的说谎、多动、讲脏话、自虐等一系列的行为。

3. 托幼机构

托幼机构是学前儿童接触的第一个社会教育机构。托幼机构各种教育教学活动都是在有目的、有计划、有组织的安排下进行的，是一个以教师与儿童之间的相互关系为主轴构成的社会集体，其基本功能就是通过教师与儿童之间的双向交互作用来促进学前儿童的社会性发展。应当说，托幼机构是促进学前儿童身心健康发展最理想的场所。但在教育实践中，相当多的托幼机构教育观念陈旧、托幼机构的教育态度和教育方法缺乏科学性，这也是导致学前儿童心理健康问题产生的重要原因。

师幼关系影响着学前儿童心理的健康发展，其中起主导作用的是教师的教育思想、教育态度、教学方法和个性特征等诸多方面。例如，部分学前儿童教师只重视生理保健，忽视心理保健；只关心学前儿童的营养睡眠、身体锻炼和疾病防治等却很少注意甚至完全忽视学前儿童心理卫生；不了解焦虑、自卑、情绪紧张等不良因素对儿童健康成长的危害，很少有意识地培养学前儿童的成功感、自信心、社会交往能力和对挫折的心理承受力等。这些都不利于学前儿童心理的健康成长。

教师亲切和蔼的教学态度可以促使学前儿童产生良好的情绪和情感。学前儿童只有在轻松愉快的状态下，才能够产生浓厚的学习兴趣、灵活敏捷的思维、丰富的想象力和创造力。教师粗暴的态度只会导致他们的紧张和胆怯。另外，学前儿童的某些心理问题与教师不健康的心理状态是密切相关的。对学前儿童教师心理健康状况的调查分析表明：强迫症状、敏感、焦虑、恐惧、偏执等，也是当前学前儿童教师存在的主要心理问题。许多学前儿童的心理问题恰恰来自教师不适当的教育态度和行为。

同伴关系是学前儿童亲社会行为发展的基本途径，是学前儿童心理健康发展的又一重要因素。良好的同伴关系是心理健康的必要前提。健康的同伴关系应该是和睦相处、互助互爱的，这样学前儿童就会乐观、积极合作、分享、友爱，有益于形成和发展积极的自我概念，学会与别人友好相处，养成合作性行为，为学前儿童今后适应社会生活打下良好基础。

在学前儿童心理发展过程中，生理因素、心理因素和社会环境因素是相互影响、相互制约的。生理因素是基本因素，社会环境因素通过心理因素来实现，它们错综复杂地交织在一起，对学前儿童的心理健康产生影响。因此，在对学前儿童进行心理健康教育之时，必须充分考虑各种因素的作用，采取合理有效的措施促进学前儿童心理健康地发展。

第二节　学前儿童常见心理障碍及预防

一、情绪障碍

（一）恐惧症

恐惧症是指对某一事物或情境产生不必要的、过激的不良反应。儿童恐惧症是指儿童在不同发育阶段的特定恐惧情绪，表现为对日常生活一般客观事物和情境产生过分的恐惧、焦虑，达到异常程度。

1. 原因

儿童出现恐惧症主要与以下因素有关：一是个性，恐惧症的儿童大多性格比较敏感、胆小、容易受惊吓；二是不愉快的经历和体验，如曾被恐惧对象惊吓，成人诸如“再不睡觉、不听话就将你抓走”等之类的恐吓；三是成人的情绪影响，儿童容易受他人情绪暗示，有时成人在儿童面前表现出的情绪也会“传染”给儿童，使儿童感到恐惧；四是认知程度，儿童对现实社会及一些自然现象不了解或一知半解，易产生莫名其妙的恐惧感。

2. 预防

儿童的恐惧感是一种后天习得性反应。预防恐惧症的有效措施是帮助儿童提高认知水平，带儿童去观察和认识现实社会或自然现象，不要对其进行恐吓。

延伸阅读

预防儿童恐惧症的方法

一是不溺爱孩子。儿童心理学家认为溺爱对儿童心理发展是最有害的。对孩子溺爱的父母往往对孩子过度保护，看见孩子有一点恐惧表现就立即带孩子避开恐惧对象，使孩子失去了许多锻炼勇敢精神的机会。长此下去，对孩子坚强个性的塑造是绝无好处的。被溺爱的孩子大多胆怯、依赖性强、自信心不足，这样，其恐惧症的发生率会更高。

二是对孩子不宜反复无常。有些家长一会儿说孩子应该这样，一会儿又要求孩子那样，孩子无所适从、不知如何是好、做对做错都挨批评，就会形成行为恐惧的心理。因此，成人对孩子的教育要规范、前后要求要一致，父母双方对孩子的要求也要一致。

三是父母不可随便对孩子发脾气。孩子对父母过分惧怕，会整日心神不定，看父母脸色行事，怕父母无缘无故发脾气，怕自己无缘无故受罚，以致形成畏畏缩缩的坏习气。

四是不要过分责难孩子。孩子做错了事可有节制地表示气恼，正确运用孩子对做错事的恐惧心理，教育和引导孩子学好，不能过分责难。过分责难会挫伤儿童的自尊心，降低孩子的自信心，甚至加重孩子的恐惧心理。

（二）焦虑症

幼儿焦虑症是最常见的情绪障碍，是一组以恐惧不安为主的情绪体验。恐惧并无具体的指向性。幼儿焦虑症的种类也比较多，常见的主要包括分离性焦虑、过度焦虑反应、期待性焦虑、社交性焦虑和境遇性焦虑、素质性焦虑以及环境性焦虑等 6 种。其中：

（1）分离性焦虑。多见于学龄前儿童。当与亲人分离时深感不安而产生明显的焦虑情绪，甚至多数孩子常无根据地担心亲人会离开自己发生危险，将会发生意外的事故，会有大祸临头使自己与亲人失散或自己被拐骗等，因此不愿意离开亲人，不去幼儿园或拒绝上学，即使勉强送去，也会哭闹、挣扎，出现自主神经系统功能紊乱症状，病程可持续数月至数年。

（2）过度焦虑反应：表现为对未来过分担心忧虑、不切实际地烦恼。多见于学龄儿童和少年，女性较多，其病前个性胆小、多虑、缺乏自信心，对事物反应敏感，同时有自主神经系统功能紊乱症状。

（3）期待性焦虑。父母对孩子期望过高，孩子怕达不到父母预期的要求，担心受到父母的责备而焦虑不安。另外，学校片面地追求升学率，课程设计、作业布置超出了儿童的接受能力，给儿童以极大的压力，也会使儿童表现出紧张、焦虑等不稳定的情绪。

1. 原因

幼儿焦虑症与先天因素和后天环境因素有密切关系。这类孩子往往有敏感、自信心不足、自尊较强的性格特点，容易紧张、多虑，家长也常有敏感、多虑的表现，而且对孩子的教育方法不当。

（1）先天因素。

有调查资料显示，大约15%的幼儿焦虑症患儿的父母和同胞也患焦虑症，大约50%的焦虑症患儿的单卵双生者有类似的诊断。

（2）家庭因素。

经研究调查发现，如果父亲或母亲患有焦虑症，那么与他们生活在一起的孩子患上焦虑症的风险是正常家庭孩子的7倍。研究人员发现，患焦虑症的家长往往通过以下行为举止将焦虑传给孩子：对孩子过度保护、过度批评，在孩子面前经常流露出惊慌和害怕的表情，等等。家长对孩子过于苛求，不考虑这些要求是否超过了孩子智力发育水平，孩子慑于家长的权威，整天处于紧张状态，久而久之，也会导致过度焦虑反应。此外，家长对孩子溺爱、千依百顺，孩子不能正确地评估自己，当孩子走出家庭，在社会上或学校中碰到一些不顺心的事时，便容易患上焦虑症。

（3）学校因素。

部分教师的教育方法不当，过度地追求高分数、高升学率，教育内容过多，采用填鸭式的教学方法，以至于学前儿童的学习任务过重，课外作业太多，娱乐及睡眠时间少，压抑了儿童好玩的天性，久而久之学前儿童就容易患上焦虑症。

从上可知，导致幼儿焦虑症的原因是多种多样的，家长和教师必须搞清楚究竟是什么引发了幼儿焦虑，并以此为依据，积极采取相应的措施，及时缓解和消除幼儿的焦虑，促进幼儿身心健康地成长。

2. 预防

首先，家长和教师要正确对待儿童，注意循循善诱、启发诱导，给儿童提供支持，平时多关心幼儿，倾听幼儿的倾诉，及时关注幼儿的需要；其次，要鼓励儿童多与同伴玩耍，多交朋友，注意儿童的积极健康情感的表达。

延伸阅读

幼儿产生分离性焦虑时，教师该怎么做

(1) 环境脱敏法。教师尽可能为幼儿创设愉快、轻松、优美的教学环境。在幼儿入园之前，教师需要按照符合幼儿审美的特征布置教室，并放置丰富的玩教具。

(2) 正面教育强化法。当幼儿的分离性焦虑情绪有所好转时，教师要采用“奖赏”来予以强化，可以用言语进行鼓励，也可以用实物进行奖励。

(3) 游戏治疗法。通过游戏，幼儿紧张、焦虑的负性情绪得以释放，缓冲了心理应激，愉快和健康的情绪得到发展。

资料来源：蔡敏．幼儿入园焦虑原因分析及对策［J］．广西教育，2013（41）：90.

（三）精神性厌食

儿童没有食欲，对食物不感兴趣，长期厌食或吃得极少。若强迫进食，可能出现呕吐等不良的生理反应。

1．原因

导致精神性厌食的原因很多，如儿童受到了强烈的惊吓，不能适应新的环境，缺少与同伴的交往而闷闷不乐、情绪低落，家长长期为增加儿童的进食量而提供过精的食物，零食过多，儿童活动的范围小、量太少。

2．预防

预防的重点是改变家长的教养观念和教养方式，帮助儿童建立良好的饮食行为习惯，尤其是要培养幼儿进食的积极性。为此，家长应遵循进餐的黄金规则，即“孩子有权决定自己每次吃多少，什么时候吃饱；父母有责任为孩子挑选食物和决定就餐环境”。家长不要强制孩子吃饭，要为孩子做出好榜样。扩大儿童生活的范围，增加户外活动，加大运动量。

延伸阅读

如何防治儿童抑郁症

(1) 创造欢快的家庭气氛。因为环境是诱发该病症的主要因素之一，尤其是具有遗传倾向的儿童，有时仅因父母对他们关心不够就可能诱发该病症。

(2) 鼓励幼儿多交朋友，大胆与其他幼儿交流。家长应该及时注意幼儿的情绪变化，尽可能地带幼儿去亲近自然，接触生活中多样的事物，使其视野开阔，增长见识，陶冶情操。

（3）重视发挥父母形象的榜样作用。父母要在幼儿面前表现得坚定、自信和从容，当幼儿产生胆怯和失望的不良情绪时，父母要及时帮助、教育、鼓励，使其充满自信心。

二、品行障碍

儿童品行障碍主要包括攻击性行为和说谎等行为。品行障碍儿童通常不能与他人建立正常的感情、伙伴关系，高度地以自我为中心，奉行利己主义，缺乏罪恶感、羞耻心、同情心和责任感。

（一）攻击性行为

攻击性行为是指打人、伤人、破坏物品、虐待他人或动物等，通常是没有明显动机和目的的冲动行为，有的时候单纯是为了引起他人的注意。少数可表现为有目的的小团伙行为，最终导致青少年犯罪。幼儿攻击性行为，指的是当需求得不到满足，或者自己的权利受到损害时，幼儿出现的身体上的进攻、言语上的攻击等侵犯性行为，主要表现为：打、踢、咬、大声叫嚷、叫喊名字、骂人、暴力、抢走别人的东西等。一般在幼儿3～6岁时出现第一个高峰期。男孩以暴力攻击居多，女孩以语言攻击居多，且男孩的攻击性强于女孩。

1. 原因

（1）生物因素。

由于学前儿童的认知发展水平比较低，他们更多的是通过直接的、表面的、浅显的认知活动来看待问题，不管是是非观还是价值观都还没有形成，更多的还是依靠自己内心直接的意愿来决定自己的行为。就像弗洛伊德的人格发展阶段论中的第一个阶段即本我阶段，学前儿童更多的还是遵循一个快乐的原则来进行认知，内部的认知又决定了行为，使他不会从他人的角度考虑问题，就会出现为了自己的愿望达成而出现攻击性行为。

（2）社会因素。

学前儿童的性格特点就是活泼好动、好模仿。他们的学习更多的是从身边的事物模仿开始。只要是孩子能够接触到的事物，他们都会试着去模仿。电视剧、电影中的暴力行为，或是生活中的打架都会对孩子的攻击性行为产生很大的影响。再一个就是父母的作用，一方面父母的惩罚对儿童影响也是非常大的，惩罚能够抑制非攻击型幼儿的攻击性行为，却不能抑制攻击型幼儿的攻击性行为，甚至会加重他们的攻击性行为；另一方面父母对儿童攻击性行为的一种置之不理的做法，其实也是一种默认的强化，同样能够使儿童加强他的攻击性行为。

2. 儿童攻击性行为的表现形式

（1）取乐性攻击。

以言语、身体或工具直接或间接地向他人施以攻击，以取得心理快乐、精神愉悦的攻击性行为。有些幼儿追求心理快乐不是通过正常的途径，而是将快乐建立在别人的痛苦之上。有些行为没有导致他人的严重伤害，动机仅仅是为了取乐，但结果可能给他人心理、精神、肉体增加痛苦。

（2）手段性攻击。

这是一种试图达到某一目的而产生的攻击性行为。在幼儿的攻击性行为中，很多属于手段性攻击行为。它往往集中于争夺所有权或行使权——幼儿之间为玩具而你争我夺，为游戏角色而争吵、谩骂，把别的幼儿从玩具旁边推开，便于独占；或为保护自己的玩具不被别的幼儿夺走而不遗余力；等等。但他们的行为在别人眼里则被看作是攻击性的。

（3）模仿性攻击。

模仿是幼儿参与社会生活的一种基本形式。影视和文艺作品中的许多人物形象，往往会成为幼儿模仿的对象。尤其是他们在看了武打作品后，会马上模仿其中榜样人物的攻击性行为。

（4）习惯性攻击。

有的幼儿多次出现攻击性行为又没有得到有效矫正，因而养成某种习惯，攻击性行为频频发生。这种行为的动机或意图往往是不明确的，其表现方式也多种多样，如言语讽刺、挖苦、谩骂，或用工具拍打别人的头部、身体，等等。

3. 矫正

家长和教师应对幼儿攻击性行为进行了解，幼儿的攻击性行为如不及早予以纠正和引导，对幼儿的发展将会产生极大的影响。

（1）对幼儿进行挫折教育。

游戏是幼儿最基本的、最喜欢的活动，在游戏活动中容易让幼儿接受和掌握正确战胜挫折、减少攻击性行为的方法。如在角色游戏中，可安排幼儿分别扮演人际关系冲突中攻击和被攻击的角色，让他们体会不同的心理感受，引导他们分析产生冲突的原因并寻找解决问题的途径和方法。

（2）引导幼儿进行移情换位。

心理学的研究表明，攻击者在看到受害者明显痛苦时，往往会中止攻击。然而，攻击性很强的人则不然，他们会继续攻击受害者。这是因为他们缺乏移情技能，不会同情受害者。家长应从小培养孩子的移情能力，告诉孩子攻击性行为会给别人带来痛苦，导致严重后果；再让孩子换个位置想想，如果你是受害者，那么，你将会有怎样的感觉和心情呢？让孩子从本质上消除攻击性行为，这是一种很好的方法。

（3）利用榜样培养幼儿自制力。

幼儿期的孩子模仿力强、可塑性强，他们可以通过模仿他人或其他角色来习得攻击性行为，同样我们也可以让幼儿通过模仿去学会谦让、互助、分享和合作等社会行为。教师可以用一些正面的例子，引导幼儿模仿并加以学习，通过强化去形成固定的亲社会行为模式。幼儿最好的朋友就是幼儿，同伴间的好榜样往往能起到最好的教育效果。

（4）家园合作。

幼儿的攻击性行为产生的原因是多方面的，无论是家长还是教师，都应营造和谐的情绪氛围，理智地控制情绪，不粗暴地对待幼儿，也不在幼儿面前有争吵等行为。家长和教师应当利用各种渠道相互沟通，相互了解幼儿在家庭和幼儿园各个阶段的情况和行为表现，以便共同制定出适合幼儿的策略，相互配合，共同关心幼儿，发现其闪光点，并施以正确的教育方式，这样对防止幼儿形成攻击性行为是十分有效的。

（5）允许幼儿合理宣泄。

有些幼儿可能由于害怕惩罚而强行抑制自己的攻击意向，长此以往，会产生过分的焦虑，影响心理健康。因此，在日常生活中，我们应允许幼儿采取合理的方式进行心理宣泄，来取代攻击性行为。如有的幼儿在玩黏土游戏时，拼命地挤压、摔打；有的幼儿在模仿战斗场面时相互间“打打杀杀”。这些行为都有利于幼儿把平常不良情绪通过这种“破坏性”游戏释放出来，从而维持心理平衡。并且，我们还要根据不同情况的幼儿组织不同的游戏来满足他们。比如，对于好问、好探索的幼儿应启发他们开动脑筋，通过比一比、看一看、做一做，一步步引导幼儿去寻找答案，把幼稚的好奇心、求知态度变成发展智力的动力；对于喜欢奔跑的幼儿可以组织他们踢足球、练武术、赛跑等；对于喜欢叫嚷的幼儿，可让他们朗读、表演等。

（6）提高幼儿的认知水平。

教师必须帮助幼儿建立良好的同伴关系，教育幼儿以宽容的态度对待同伴。在幼儿出现攻击性行为后，应该心平气和地让他说出事情发生的全过程，这样会避免全盘否定他而导致其心里不服。

（7）培养幼儿的自控能力。

依赖外界控制把学前儿童的攻击性行为减到最低限度的可能性大，教师必须帮助他们学会控制自己的行为。首先，要使幼儿对攻击性行为感到忧虑不安；其次，要培养幼儿的同情心。

（8）鼓励幼儿的合作行为。

当幼儿刚刚表现出攻击性行为时，不一定非惩罚他们不可，劝开就行，或者对这种行为“视而不见”；然后创造机会让幼儿相互合作，对他们的良好行为如分享、合作、帮助别人等则大加赞赏，使幼儿的良好行为不断受到强化。同样也可以通过模仿让幼儿去学会谦让、互助、分享和合作等社会行为。

（9）采用代币制。

代币制又称标记奖酬法，是以奖状、奖品等标记物为奖励手段来强化良好行为的一种行为治疗方法。当儿童表现出良好行为时，即可获得相应的代币；当儿童表现出不良行为时，即被扣除相应的代币。儿童用手中的代币可换取自己所希望的奖励，教师可通过应用代币来帮助儿童建立良好行为、消除不良行为。可见，代币制是一种综合的问题行为矫正技术。

这种方法对幼儿非常有吸引力。例如：家长可以跟幼儿说如果幼儿没有出现骂人的行为就奖励给幼儿一个三角形，如果没有出现打人的行为就奖励一个圆形，积累到一定数量的三角形和圆形时就可以兑换成五角星或者其他自己喜欢的形状，而一定数量的五角星可以兑换成实物。这样用积极的方式去引导幼儿，可以慢慢消除幼儿的不良情绪行为。

延伸阅读

行为代币制

幼儿行为表现	获得代币	说明
每天自己穿衣服	1 颗星星	每天做好登记，每个周末结算一次。例：5 颗星星换 1 个月亮，1 个月亮换 3 元钱，2 个月亮买一本孩子喜欢的图书
每天自己洗脸、刷牙	1 颗星星	
每天自己叠好被子	2 颗星星	
倒一次垃圾	1 颗星星	
整理自己的书桌	2 颗星星	
洗一次碗	2 颗星星	

（二）说谎

幼儿说谎是一种很正常、很普遍的行为。在真实情况中，它与我们成人认为的说谎行为有本质性的区别。

关于幼儿说谎的研究由来已久。英国著名的教育家洛克的“环境决定论”认为，幼儿说谎是一种恶劣的行为，是许多恶德败行的温床和庇护所。他认为正是由于社会环境的复杂，成人在这种环境下不停地说谎，影响了幼儿的行为，提供了不良的环境。虽然成人努力掩盖自己说谎的事实，但要想做到让幼儿难以察觉是很困难的，所以成人应该以身作则，严加规范自己的行为，让幼儿在一个良好氛围中成长。所以洛克的观点认为，应该在复杂多变的社会环境中找寻导致幼儿说谎行为的真正原因。

瑞士心理学家皮亚杰的“道德阶段说”认为，是认知发展水平导致了幼儿说谎行为的产生，皮亚杰把幼儿说谎行为的产生建立在认知结构心理学上，是站在了幼儿思维发展的连续性和阶段性的角度，将其上升到一个更高的层面。他的观点指出，当幼儿处于前道德阶段时，思维发展水平受限，不能准确辨认出主客观世界的实际差别，这时就会出现与事实相差别的“谎言”；当幼儿处于他律阶段时，会服从规则，遵从权威并以自我为中心，会因为自我中心和成人权威强制之间出现分歧而产生说谎的行为；当幼儿处于自律阶段时，幼儿会有欺骗性的谎言行为。

说谎通常分为无意说谎和有意说谎。

1．原因

（1）无意说谎：学前儿童由于认知发展水平低，在思维、记忆、想象、判断等方面出现与事实不相符的情况，而造成了说谎。这种“谎言”不是儿童有意编造的，而是由于他们心理发展水平的限制而产生的。

（2）有意说谎：有些儿童由于各种原因，经常故意编造谎言，这就是有意说谎。他们通常为了逃避责备或惩罚；有时由于自卑想对别人进行报复；为了引起他人的注意或者为了满足自己的虚荣心，有时也会说谎。

2．预防

（1）教育儿童诚实做人。

（2）营造和谐、融洽的环境气氛。

（3）成人言传身教。

（4）及时揭穿儿童的谎言。

延伸阅读

说谎的幼儿可能“更聪明”

（1）想象力。著名教育家蒙台梭利曾经指出，3岁以前，孩子的脑神经就已经完成了60%的配线工作。这个时期的孩子想象力极为丰富，学东西也很快，能够以惊人的速度将看到的、听到的及接触到的事物一一吸收。但是，幼儿尚缺乏分辨是非的能力，因此也就很容易想当然地认为事情就是他所以为的那样。也就是说，你以为孩子在说谎，可能孩子自以为自己说的是大实话。

（2）健忘。你问孩子：刚才外面的玩具是谁拆开的？或者橱里的那包甜甜圈是谁吃掉的？如果孩子矢口否认，家长一定觉得孩子是在抵赖撒谎，但也许孩子真的已经忘记了这件事，在他的记忆里，他确实没有做过啊！

（3）规避责骂。这可能是最主要的原因，因为从以往的经验来看，孩子已经发现了说真话意味着责骂和处罚，这直接导致他们对说真话充满了恐惧。如果选择说谎，不仅可能风平浪静地逃过一劫，或许还会得到表扬。这种趋利避害的心态，说明孩子逐渐可以根据大人的神态、情绪做出判断了，也意味着他们的额叶开始运转和开展工作了。所以，聪明的孩子比笨的孩子更擅长说谎。

三、睡眠障碍

（一）夜惊

夜惊常见于2～5岁儿童，一般在入睡后半小时左右发作，表现为突然惊叫、哭闹、惊恐、手足乱动、呼吸急促、心跳增快、出汗、瞳孔散大等症状。每次夜惊发作可持续1～10分钟，发作过后再入睡，醒后完全遗忘。一般随着年龄增长，夜惊可自行消失。

1. 原因

（1）大脑发育不足。

（2）心理因素。

（3）睡眠不足。

（4）病理因素。

2. 预防

（1）养成良好的作息习惯，注意睡眠卫生。

（2）解除心理压力，不要惊吓儿童。

（3）白天适度控制儿童的活动量。

（4）预防和治疗躯体疾病。

（二）梦魇

梦魇是指做内容可怕的梦并引起焦虑、恐惧等发作。梦魇多发于儿童。

1. 原因

梦魇多发于快速眼动睡眠阶段，心跳和呼吸会增快，但是不会有显著的植物性神经反应。幼儿做噩梦与其认知水平较低、对一些未知事物夸大想象有关，通常可能因白天接触的事物感到害怕和恐惧，引发紧张后迁移至梦境。

儿童从梦魇中醒来，常常会哭、会说害怕，家长的安慰能使他们安静下来继续入睡。

2. 预防

（1）孩子发生梦魇时，可尽快将他唤醒并给予安慰，待情绪稳定后再让他入睡。一般不需要药物治疗。

（2）平时应当避免看恐怖的影视、听恐怖的故事，有心理压力和躯体诱因的应做对症处理，解除各种诱发梦魇的因素之后，一般就不会再频频发作。

四、言语障碍

（一）语言发育迟缓

语言发育迟缓是最常见的一种言语障碍形式。它是由大脑发育迟缓而造成的言语障碍，可分为接受性言语障碍和表达性言语障碍。

患有接受性言语障碍的儿童，1岁半时还不能理解简单的言语指令，他们能够对环境中的声音做出相应的反应，而对有意义的言语却毫无反应。

有表达性言语障碍的儿童，在学习说话时能发出一些语音，但是常常不能很好地组词，学了新词就忘了旧词，因而词汇十分贫乏，语句生涩难懂，尤其是学习语言的速度比一般儿童慢得多。

1. 原因

语言发育迟缓可由生物、心理、社会等多种因素构成。常见的原因有大脑发育迟缓、缺乏语言刺激环境、缺少模仿学习的机会，家长的溺爱或是先天疾病，等等。

2. 预防

（1）家长在儿童语言准备期要有意识地与儿童进行语言的交流。

（2）给予儿童语言刺激。

（3）鼓励儿童大胆表达。

（4）进行言语训练。

（二）口吃

儿童的口吃是指儿童在说话时言语节律性和流畅性障碍，表现为说话时有些字音难以发出、字音重复和语流阻滞。一般在幼儿期开始发生，男性多于女性。

它的发生并非因发音器官或神经系统的缺陷，而是与心理状态有关，表现为正常的言语节律受阻，不自觉地重复某些字音或字句，发音延长或停顿，伴有跺脚、摇头、挤眼、歪嘴等动作，才能费力地将字迸出。患者大多自卑、羞怯、退缩、孤僻、不合群，有的表现为易激怒、情绪不稳。出于对口吃的恐惧心理及高度注意，终成学前儿童的心理痼疾，越怕口吃，越口吃。

1. 原因

（1）精神创伤：受惊吓、受到严厉惩罚、进入陌生环境感到恐惧、家庭破裂而失去爱抚等。

（2）模仿：觉得口吃者滑稽可笑，加以模仿。

（3）疾病：患百日咳、流感、麻疹、猩红热等传染病；或脑部受创伤后，大脑皮层的功能减弱，容易发生口吃。

2. 预防

儿童口吃的预防应从解除小儿的心理紧张入手，避免他们因说话不流畅而遭到周围人的嘲笑、模仿，以及家长、教师的指责或过分矫正。家长不要当众议论其病态，或强迫孩子把话说流畅、不许结巴，因为这样只会适得其反，加重其心理障碍，更加张口结舌，应安慰患儿，使他们有信心克服。家长要用平静、从容、缓慢、轻柔的语调和孩子说话，来感染他们，使他们说话时不着急、呼吸平稳、全身放松，特别是不去注意自己是否又口吃了。学前儿童平时可以多练习朗读、唱歌等。

五、发育障碍

（一）多动症

儿童时期是多动症的多发时期。多动症主要表现为注意障碍和活动过度。世界卫生组织将多动症分为四种类型：单纯的活动和注意障碍；伴有发展迟缓的多动症；多动症伴有品行障碍，但没有发展的迟缓；其他。据我国有关报告，学前儿童中多动症的发生率为1.5%～2%，其中男孩的发生率明显高于女孩。

1. 原因

引起多动症的原因很多，目前仍无定论，概括起来主要有5个：

(1) 精神发育受损或成熟延迟。此类儿童行为较幼稚，动作笨拙，协调性差。孩子的母亲在孕期或围生期时并发症较多。

(2) 遗传因素。一些患多动症的儿童父母小时候也有此病症；不少母亲反映患儿在胎儿期就好动，出生后好哭，入睡困难，进食不好，难以照顾。

(3) 生物化学及代谢因素。经大量研究证实，多动症儿童中枢单胺类受体（一种神经介质，起传递大脑信息的作用，是与精神活动密切相关的化学物质）更新较慢；也有研究发现，维生素缺乏或某些食物添加剂或色素所致的代谢紊乱与儿童多动行为有关。

(4) 金属元素中毒。铅中毒是比较流行的理论，但并非同一种情况的孩子都多动，所以这一因素还有待进一步研究。

(5) 社会、家庭、心理因素。不良的社会环境、破裂的家庭、父母性格不良、意外精神刺激等都易导致儿童注意力不集中、多动。

2. 症状

(1) 注意力不集中。与同龄儿童相比，听课、做作业或参加活动不能持久；做作业不专心、字迹潦草、拖拉时间，否则，就频繁出错；易被周围事物所吸引，东张西望或发呆，常常丢三落四；特别不爱惜东西，常把衣服、书本弄得很脏很乱；粗心，不注意细节；注意力经常转移，一件事没做完，又去做另一件事；难以听从指挥，听人讲话时，往往似听非听，心不在焉。

(2) 活动过多。自幼好动，需要安静的场合难以安静；不能静坐，常在座位上扭来扭去，上课小动作多，或玩东西或与前后座位的同学来来回回地讲话，别人讲话时好插嘴，抢答问题，干扰别人讲话；难以遵守集体活动的秩序和纪律，如游戏时抢着上场、迫不及待；好撩人，好与同伴发生纠纷；在家翻箱倒柜、拆卸玩具物品；等等。

(3) 学习困难。常常是由注意涣散、影响学习效果造成的，学习时好时坏，或逐渐成绩下降；有时计算、理解也出现一些偏差。

（4）行为问题。冲动任性、急躁易怒，有攻击性行为，常常不顾及后果，爬墙登高；在社会环境中，常被视为不爱学习和顽皮的孩子，因而受到讽刺讥笑和歧视疏远，使孩子的自尊心受到严重挫伤，于是出现孤独、悲观、厌世等情绪，抑或产生愤怒、敌视、反抗等逆反心理；是非不分，常吸烟、酗酒、打架斗殴、偷窃、追逐异性，无视社会公德、扰乱社会治安成为失足儿童。

（5）神经精神发育障碍。协调动作差，空间位置觉、前庭平衡等发育不良，因而精细动作完成困难，如翻手、对指、系鞋带、扣纽扣不灵活，常左右难分，写字把偏旁写错，等等。

延伸阅读

注意缺陷与多动障碍诊断标准

【症状标准】

1. 注意障碍有下列中至少4项

（1）学习时容易分心，听见任何外界声音都要去探望；

（2）上课很不专心听讲，常东张西望或发呆；

（3）做作业拖拉，边做边玩，作业又脏又乱，常少做或做错；

（4）不注意细节，或在做作业，或其他活动中常常出现粗心大意的错误；

（5）丢失或特别不爱惜东西（如常把衣服、书本等弄得很脏很乱）；

（6）难以始终遵守指令完成家庭作业或家务劳动等；

（7）做事难以持久，常常一件事没做完，又去干别的事；

（8）与他说话时，常常心不在焉，似听非听；

（9）在日常活动中常常丢三落四。

2. 多动有下列中至少4项

（1）需要静坐的场合难于静坐或在座位上扭来扭去；

（2）上课时常做小动作，或玩东西，或与同学讲悄悄话；

（3）话多，好插嘴，别人问话未完就抢着回答；

（4）十分喧闹，不能安静地玩耍；

（5）难以遵守集体活动的秩序和纪律，如游戏时抢着上场，不能等待；

（6）干扰他人的活动；

（7）好与小朋友打逗，易与同学发生纠纷，常不受同伴欢迎；

（8）容易兴奋和冲动，有一些过火的行为；

（9）常在不适当的场合奔跑或登高爬梯，好冒险，易出事故。

【严重标准】

对社会功能（如学业成绩、人际关系等）产生不良影响。

【病程标准】

起病于7岁前（多在3岁左右），符合症状标准和严重标准至少已6个月。

资料来源：《中国精神障碍分类与诊断标准（第三版）》。

3. 矫治

（1）行为治疗。

训练儿童采用合适的认知活动，改善注意力，克服分心。通过特定训练程序，减少儿童过多活动并纠正不良行为，培养儿童自我控制能力。

（2）培养儿童有规律的生活和规范行为。

（3）药物治疗。

用药前要进行详细的生理和神经系统检查，查明病因，再酌情使用。

（二）遗尿症

遗尿症通常指小儿在熟睡时不自主地排尿。一般至4岁时仅20%有遗尿，10岁时5%有遗尿，有少数患者遗尿症状持续到成年期。没有明显尿路或神经系统器质性病变者称为原发性遗尿，占70%～80%。继发于下尿路梗阻、膀胱炎、神经源性膀胱（神经病变引起的排尿功能障碍）等疾病的患者称为继发性遗尿。

1. 原因

（1）大脑皮层发育延迟，不能抑制脊髓排尿中枢，在睡眠后逼尿肌出现无抑制性收缩，将尿液排出。

（2）睡眠过深，未能在入睡后膀胱膨胀时立即醒来。

（3）心理因素，如患儿心理上认为得不到父母的喜爱，失去照顾。患儿脾气常较古怪、怕羞、孤独、胆小、不合群。

（4）遗传因素，患儿的父母或兄弟姐妹中有较高的遗尿症发病率。

2. 预防

养成良好的作息制度和卫生习惯，避免过劳，掌握尿床时间和规律，夜间用闹钟唤醒患儿起床排尿1～2次。白天睡1～2小时，白天避免过度兴奋或剧烈运动，以防夜间睡眠过深。晚饭后避免饮水，睡觉前排空膀胱内的尿液，可减少尿床的次数。

（三）孤独症

儿童孤独症是广泛性发育障碍的一种亚型，又叫自闭症。孤独症的专业名称为孤独症谱系障碍，孤独症和自闭症是英文“autism”的两种译名。“孤独症”主要被中国的医学以及特殊教育界所使用；“自闭症”则主要被中国的港澳台地区，以及新加坡、马来西亚等讲华语的国家或地区所使用。

孤独症多见于男性，起病于婴幼儿期，主要表现为不同程度的言语发育障碍、人际交往障碍、兴趣狭窄和行为方式刻板。约有3/4的患者伴有明显的精神发育迟滞，部分患儿在一般性智力落后的背景下某方面具有较好的能力。

1. 症状

（1）语言与交流障碍。

语言与交流障碍是孤独症的重要症状，是大多数儿童就诊的主要原因。语言与交流障碍可以表现为多种形式，多数孤独症儿童有语言发育延迟或障碍，通常在2岁和3岁时仍然不会说话，或者在正常语言发育后出现语言倒退，在2～3岁以前有表达性语言，随着年龄增长逐渐减少，甚至完全丧失，终生沉默不语或在极少数情况下使用有限的语言。他们对语言的感受和表达运用能力均存在某种程度的障碍。

延伸阅读

孤独症的重要特征——语言障碍，到底是怎么一回事

在语言方面，每一个孤独症幼儿的表现是各不相同的。根据幼儿的语言发育状况医生大致可以发现，从重到轻，孤独症幼儿有以下不同级别的语言能力，代表病情程度的不同。家长可以根据幼儿的情况，看看幼儿处在哪一个级别。

第一级：没有任何语言；或仅有一些完全听不懂的语言；有可以听懂的发音，例如发出“ba”“ma”的声音，但是没有指向性，没有交流意义。

第二级：有语言，无交流。有自言自语，常常是电视广告语，例如反复说“送礼就送脑白金”；孩子常有“鹦鹉学舌”的语言，例如妈妈说“叫妈妈”，孩子也说“叫妈妈”。

第三级：有交流语言，但过于简单。有简单的提要求能力，例如“糖”“吃饼”“上街”“尿尿”等。孩子可能会说“你、我、他”，但是会混用，把“我”说成“你”。有些孩子会背唐诗、说广告词等。

第四级：可以对话，回答姓名、年龄、性别、爸爸妈妈的姓名等；可以叙述外面发生的事情或者在幼儿园发生的事情，会说很长的句子，会用商量的口吻提出要求；说话滔滔不绝，但是不注意说话对象，语言互动性差。

（2）社会交往障碍。

患者不能与他人建立正常的人际关系。年幼时即表现出与别人无目光对视，表情贫乏，缺乏期待父母和他人拥抱、爱抚的表情或姿态，也无享受到爱抚时的愉快表情，甚至对父母和别人的拥抱、爱抚予以拒绝。分不清亲疏关系，对待亲人与对待其他人都是同样的态度。不能与父母建立正常的依恋关系，患者与同龄儿童之间难以建立正常的伙伴关系，例如，在幼儿园多独处，不喜欢与同伴一起玩耍；看见一些儿童在一起兴致勃勃地做游戏时，没有去观看的兴趣或去参与的愿望。

1）不能进行社会交往。

孤独症儿童因其缺乏社会兴趣，对熟悉与不熟悉的人往往不加区别地表现出冷漠。例如，与正常发展的幼儿喜欢经常看人不一样，孤独症儿童对别人甚至包括自己的父母经常是不屑一顾。没有目光的接触是孤独症儿童的一大特征。孤独症儿童不仅对别人的目光、神态不加注意，而且对别人的声音也不感兴趣。有时候孤独症儿童与别人同处一室，他们可以很长时间对周围所发生的一切毫不在意，而停留在自己的小天地里。有些孤独症儿童偶尔也会看大人，但即使这样往往也只是用目光或动作来要求大人帮他们取得所要的东西，这种目光接触纯粹是工具性与机械性的。至于在正常发展的幼儿中经常表现出来的用目光接触来得到大人的关注、表达自己的高兴与否等等的感受，在孤独症儿童那里是极为罕见的。

待长大成人后，孤独症患者多半会保留这种情感交流和社会交往方面的困难，结果是他们不能与他人沟通感情，不能理解并也不能遵从社会通行的习俗规矩。他们只按照自己喜欢的标准行事，而不懂他人的反应和社会的后果。孤独症患者有时也会做一些表面上似乎是合乎礼节的事，如见人打招呼，但这种行为往往是刻板的和机械的，而不是建立在理解基础上的和因地制宜、因人制宜的。

2）不能建立伙伴关系。

孤独症儿童常有的一个缺陷是他们不能像正常发展的儿童那样去玩。他们往往不理解玩具的功能而只感兴趣于玩具的某一特性如声音与气味。例如对一辆玩具卡车，有些孤独症儿童只会拨弄其轮子使之旋转，而不知玩具卡车可用来载物，等等。孤独症儿童也很难懂得与其他儿童玩耍时所要遵循的一些规则。有时他们也会在其他孩子附近玩耍，但很少加入这些孩子中去，对自己的兄弟姐妹也不例外。

部分地是由于不会玩，孤独症儿童很少有自己的朋友。正常发展的儿童到 3 岁时一般都会有些要好的小朋友，他们会常常去找这些小朋友玩。但如有人问孤独症儿童跟谁要好，他们很少会列出几个朋友的名字，有时他们则会列出常常带他们的人作为“朋友”。

3）依恋关系的缺乏和寻求帮助方面的特点。

正常发展的儿童到了 6 个月以后会逐渐发展起对父母或其他亲人的依恋感。尽管在不同儿童那里这种依恋关系的表现及其出现的时间略有不同，但一般趋势是孩子都与家长特别是妈妈亲近，例如在许多人在场的情况下喜欢黏着妈妈。在孤独症儿童那里，这种依恋关系很晚才会出现，有时干脆就没有。例如他们会对爸爸妈妈的呼唤声听而不闻，以至于家长一开始会误以为他们孩子的听力有障碍。与此同时，孤独症儿童却往往发展出对于某些物品的依恋关系。

有些孤独症儿童似乎也表现出对家长的亲近，如每天等大人下班回家后他们会走过去让大人抱一下，但这种动作也许仅仅是孤独症儿童所常有的固守刻板的一个方面。比如在上述例子中，只要把时间地点稍做改变，这些孩子也许就不会让大人碰了。另一方面，也有些孤独症儿童会与大人有身体上的亲近，例如拥抱或搀扶等，但这也可以说是形近神远。例如在大人抱着的时候，孤独症儿童可能从不与其进行目光接触，从而与一般儿童与家长的依恋关系有着性质上的不同。

在痛苦、害怕、有困难和受委屈时，人们往往会去找自己的亲人帮忙，儿童也不例外。孤独症儿童却有所不同，首先他们在该害怕的时候往往并不表现出害怕，例如与动物在一起时不知道躲避。有学者认为，这可能与孤独症儿童大脑中主管感情的松果体部分的病变伤害有关。另外在他们确实感到害怕或难受的时候，孤独症儿童往往是宁可独居一处而不寻找大人的安慰和帮助。比如有的孤独症儿童听到可怕的声音时会抱个枕头蜷缩在墙角；有的孤独症儿童在哭叫时被大人抱起反而哭得更厉害，而大人将其放下时却很快停止了哭声。

4）情感表达和社会互动方面的困难。

一般儿童到了两三岁时就有了感情的意识，他们不仅能表达自己的一些感情，更重要的是能懂得他人特别是父母的许多感情。比如妈妈高兴时孩子也会笑，而妈妈生气时孩子常常会去注视她。孤独症儿童在这一方面往往表现出极大的困难，他们不能理解他人的面部表情，不会察言观色，因此他们也不能恰当地表达自己的感情，在社会上或公众场合往往困难重重。有的孤独症儿童在必须有人帮助才能得到其所要东西（例如要人帮助去打开一罐饮料）的时候，往往只会牵大人的手接触到该东西，但同时与大人没有任何目光接触。正常发展的儿童在这种情况下一般多会用手指点以表达要求帮助的意思。这基本上是一种不教自会的本能。而在孤独症儿童那里，这种用手指点以表达要求帮助的动作，要么是很晚才慢慢发展出一些，要么就是干脆没有。

（3）兴趣范围狭窄和刻板的行为模式。

患者对于正常儿童所热衷的游戏、玩具都不感兴趣，而喜欢玩一些非玩具性的物品，如一个瓶盖或观察转动的电风扇等，并且可以持续数十分钟甚至几个小时而没有厌倦感；对玩具的主要特征不感兴趣，却十分关注非主要特征。患者固执地要求保持日常活动程序不变，如上床睡觉的时间、所盖的被子都要保持不变，外出时要走相同的路线，等等。若这些活动被制止或行为模式被改变，患者会表现出明显的不愉快和焦虑情绪，甚至出现反抗行为。患者可能有重复刻板动作，如反复拍手、转圈、用舌舔墙壁、跺脚等。

（4）智能障碍。

孤独症儿童智力水平表现很不一致，少数患者在正常范围，大多数患者表现为不同程度的智力障碍。国内外研究表明，50%左右的孤独症儿童为中度以上的智力缺陷（智商小于 50），25%的为轻度智力缺陷（智商为 50～69），25%的为智力正常（智商大于 70），智力正常的被称为高功能孤独症患者。

2. 预防

目前对于孤独症的治疗重点是提高患儿的交往能力和生存能力，以回归社会作为治疗的最终目的，通常针对幼儿的语言、运动、感知觉进行专门的训练，逐步提高幼儿的能力。这些训练通常需要在专业的治疗机构进行。

延伸阅读

孤独症行为评定量表（ABC 量表）

患儿姓名：______　性别：______　年龄：______

填报表人：____________与患儿关系：____________

（注：填报人指患儿父母或与患儿共同生活达两周以上的人）

本量表共列出患儿的感觉、行为、情绪、语言等方面有异常表现的 57 个项目，请在每项做“是”与“否”的判断，判断“是”就在每项标示的分数打“√”符号，判断“否”不打号，不要漏掉任何一项。[注：感觉能力（S）、交往能力（R）、躯体运动能力（B）、语言能力（L）和生活自理能力（S）。]

项目	评分				
	S	R	B	L	S
1. 喜欢长时间的自身旋转			4		
2. 学会做一件简单的事，但是很快就“忘记”					2
3. 经常没有接触环境或进行交往的要求	4				
4. 往往不能接受简单的指令（如坐下、来这儿等）				1	
5. 不会玩玩具等（如没完没了地转动或乱扔、揉等）			2		
6. 视觉辨别能力差（如对一种物体的特征——大小、颜色或位置等的辨别能力差）	2				
7. 无交往性微笑（不会与人点头、招呼、微笑）		2			
8. 代词运用颠倒或混乱（如把“你”说成“我”等等）				3	
9. 长时间总拿着某件东西			3		
10. 似乎不在听人说话，以致怀疑他有听力问题	3				
11. 说话无抑扬顿挫、无节奏				4	
12. 长时间摇摆身体			4		
13. 要去拿什么东西，但又不是身体所能达到的地方（对自身与物体距离估计不足）		2			
14. 对环境和日常生活规律的改变会产生强烈反应					3
15. 当他和其他人在一起时，对呼唤他的名字无反应				2	
16. 经常做出前冲、脚尖行走、手指轻掐轻弹等动作			4		
17. 对其他人的面部表情或情感没有反应		3			

续表

项目	评分				
	S	R	B	L	S
18. 说话时很少用“是”或“我”等词				2	
19. 有某一方面的特殊能力，似乎与智力低下不相符合					4
20. 不能执行简单的含有介词的指令（如把球放在盒子上或把球放在盒子里）				1	
21. 有时对很大的声音不会产生吃惊的反应（可能让人想到儿童是聋人）	3				
22. 经常拍打手			4		
23. 发大脾气或经常发点脾气					3
24. 主动回避与别人进行眼光接触		4			
25. 拒绝别人接触或拥抱		4			
26. 有时对很痛苦的刺激（如摔伤、割破或注射）不引起反应	3				
27. 身体表现很僵硬、很难抱住（如打挺）		3			
28. 当抱着他时，感到他肌肉松弛（他不紧贴着抱他的人）		2			
29. 以姿势、手势表达所渴望得到的东西（而不倾向于用语言表达）				2	
30. 常用脚尖走路			2		
31. 用咬人、撞人、踢人等来伤害他人					2
32. 不断地重复短句				3	
33. 游戏时不模仿其他儿童		3			
34. 当强光直接照射眼睛时常常不眨眼	1				
35. 以撞头、咬手等行为来自伤			2		
36. 想要什么东西不能等待（一想要什么就马上要得到什么）					2
37. 不能指出5个以上物体的名称				1	
38. 不能发展任何友谊（不会和小朋友来往交朋友）		4			
39. 有许多声音的时候常常盖着耳朵	4				
40. 经常旋转碰撞物体			4		
41. 在训练大小便方面有困难（不会控制住小便）					1
42. 一天只能提出5个以内的要求				2	
43. 经常受到惊吓或非常焦虑、不安		3			
44. 在正常光线下斜眼、闭眼、皱眉	3				
45. 不是经常帮助的话，不会自己给自己穿衣					1
46. 一遍一遍重复一些声音或词				3	
47. 瞪着眼看人，好像要“看穿”似的		4			
48. 重复别人的问话和回答				4	
49. 经常不能意识到所处的环境，并且可能对危险情况不在意					2
50. 特别喜欢摆弄并着迷于单调的东西或游戏、活动等（如来回地走或跑，没完没了地蹦、跳、拍敲等）					4

续表

项目	评分				
	S	R	B	L	S
51. 对周围东西喜欢触摸、嗅/尝			3		
52. 对生人常无视觉反应（对来人不看）	3				
53. 纠缠在一些复杂的仪式行为上（如走路一定要走一定的路线，饭前或睡前或干什么以前一定要把什么东西摆在什么样地方或做什么动作，否则就不睡、不吃等）			4		
54. 经常毁坏东西（如玩具、家里的一切用具很快就被弄破了）			2		
55. 在 2 岁半以前就发现该儿童发育延迟					1
56. 在日常生活中仅会用 15 个但又不超过 30 个短句来进行交流				3	
57. 长期凝视一个地方（呆呆地看一处）	4				
小计分数					
总分：S+R+B+L+S					
该儿童还有什么其他问题请详述：					

ABC 量表（Autism Behavior Checklist）由克鲁格等人编制，1989 年北京医科大学（北京大学医学部前身）杨晓玲教授将其引进并进行了修订，主要用于孤独症儿童的筛查。57 个描述孤独症儿童的感觉、行为、情绪、语言等方面异常表现的项目，可归纳为 5 个因子：1）感觉，2）交往，3）躯体运动，4）语言，5）生活自理。其评分方法是按每项在量表中的负荷大小而分别给评“1”“2”“3”“4”分。如第 9 项分值是“3”，只要儿童有该项表现，无论症状表现轻重，都评“3”分。本量表项目数量适中，评定只需 10～15 分钟便可完成，对不同年龄、不同性别者使用无差异，其信度、效度均较好。

使用 ABC 量表时，首先让家长根据孩子近期的表现，在 ABC 量表每个项目的相应数字上画“√”，然后计算各因子测验的分数和量表总分。如果受测者的量表总分等于或高于 31 分，可怀疑为患有孤独症；如果受测者的量表总分等于或高于 62 分，可以诊断为患有孤独症。

第三节　学前儿童常见问题行为及干预

一、问题行为的界定

（一）问题行为

对于问题行为的理解，受研究领域、研究方法以及研究者所在社会文化背景的影响，该词在理论界的含义并不完全一致。到目前为止，问题行为是一个较为宽泛的概念。它可以包括一些品德问题、学习问题、心理问题等，而这些问题在严重程度上虽超出正常范围，但并未达到质的变化。

当前较为认同的问题行为主要有两个要点：第一，行为本身对他人不利，或者对自己不利，即行为具有有害性；第二，行为必须是反复发生，即具有反复发生性。

（二）学前儿童问题行为

从年龄上看，判断学前儿童问题行为必须将学前阶段作为一个基本前提加以考虑。从严重程度上看，学前儿童问题行为是异常行为在量上的偏移，而非质的改变。从持续时间上看，学前儿童问题行为不是偶然发生的，而是持续时间较长或在一段时间内反复发生的异常行为。

学前儿童问题行为是指学龄前儿童出现的在严重程度和持续时间上都超过了相应年龄所允许的正常范围的妨碍其社会适应的异常行为。

二、问题行为的预防与干预

近年来，学前儿童的问题行为已经引起广大家长、教师甚至整个社会的高度关注。为数众多的儿童父母、学校教师迫切需要有关儿童问题行为的发生发展与干预的系统、有效的科学知识与方法技术。

（一）问题行为的预防

1. 建立积极的关系

儿童主要生活在与父母、教师和同龄人的关系中。各种积极的人际关系已被证明是促进幼儿发展的有利因素，能够有效地预防和减少问题行为的出现。

（1）父母与孩子的关系。父母与孩子之间建立起来的依恋、信任和亲密关系是孩子形成自我概念、大胆探索世界的基础，也是未来建立积极师生关系的基础。其中，安全依恋关系将会促进孩子的健康的心理和行为，如父母积极地关心、培养和教育孩子建立良好的饮食、睡眠和其他健康习惯是重要的，可以有效地防止问题行为的出现。

（2）幼儿与教师的关系。如果能在幼儿与教师之间形成健康良好的关系，将促进儿童社会情感能力的发展，形成良好的学习习惯，促进学习，有利于预防问题行为。

（3）家长与教师的关系。家长与教师的关系在预防幼儿问题行为方面也起着重要作用。当家长与教师建立起相互尊重和谐的关系时，他们就能公开地交流幼儿的需求和行为。在相互支持的关系中，家长与教师分享关于家庭环境、孩子的行为和他们的发展的重要信息。教师能更好地了解儿童家庭的文化价值观和家庭教育方法。家长也可以从教师那里吸收更多关于家庭教养的建议。

2. 家庭情境中的预防措施

家庭是预防儿童问题行为的重要环境。家长在家庭中采取的预防措施主要体现在儿童良好行为习惯的培养上，以减少问题行为发生的可能性。

父母应了解儿童发展的规律，掌握教给儿童自助技能（如吃饭、上厕所等）和促进儿童语言发展的技能，学习如何促进儿童社会情绪的健康发展。此外，家长可以从社区卫生保健工作者或教师处了解科学育儿知识，比如睡眠习惯、环境安全、科学喂养、玩具和其他问题，并接受相应的教育指导和培训课程。

一些良好的行为习惯有助于防止问题行为的发生，如幼儿早期训练工作习惯，鼓励儿童在力所能及的范围内做一些事情。它不仅可以提高儿童的社会交际能力，而且有助于他们形成活泼开朗的性格。父母也可以通过讲故事等方式教导孩子正确面对挫折，培养他们的心理承受能力，使他们认识到生活并不一直顺利，鼓励孩子勇敢地面对困难，形成乐观向上的性格。

此外，家长应注意及时消除孩子的不良情绪。父母可以教他们的孩子如何自我调节情绪。每个孩子都需要在特定的时间发泄自己的情绪。父母应通过沟通了解其情感背后的原因，并根据具体情况给予合理的反馈。这可以帮助孩子养成和成年人交谈的习惯，促进孩子形成良好的心理。

3. 教室情境中的预防措施

教师应使用环境因素防止问题行为的发生，并促进儿童亲社会行为的学习。教师应合理安排物理环境（主要是课堂），安排有规律的活动，制定适当的教学时间表。合理的课堂布局应包括两个方面：一方面有利于培养儿童之间的积极创造性互动，另一方面可以为儿童提供一个安静舒适的空间环境。

此外，日常活动的合理安排和教学时间表也可以防止问题行为的出现和发展。日程安排应包括小组活动、结构性活动和非结构性活动等。固定的时间表可以让孩子预测接下来会发生什么，并根据明确的规则进行活动，获得固定的结果，这有利于孩子形成自我调节能力。

教师也可以通过与儿童的积极互动来促进儿童积极行为的出现。教师应避免过分强调儿童的附带问题行为，相反，试着鼓励和赞扬行为中积极的部分。教师还应该给他们一个清晰易懂的行动路线（告诉他们该做什么，而不是仅仅告诉他们不要做），并为他们的积极行为提供一个参考。教师应及时监测和控制儿童日益严重的不良行为。

（二）问题行为的干预

1. 强化法

强化法是根据斯金纳的操作条件反射原理设计出来的，目的在于通过强化（奖励）而造成某种期望出现的良好行为的一项行为治疗技术。最早提出强化概念的是苏联著名的生理学家巴甫洛夫，在巴甫洛夫经典条件反射实验中，强化指伴随于条件刺激物之后的无条件刺激的呈现，是一个行为前的、自然的、被动的、特定的过程。而在斯金纳的操作条件反射实验中，强化是一种人为操纵，是指伴随于行为之后以有助于该行为重复出现而进行的奖罚过程。巴甫洛夫等的实验对象的行为是刺激引起的反应，称为“应答性反应”；而斯金纳的实验对象的行为是有机体自主发出的，称为“操作性反应”。

强化法是行为矫正法中的常见方法之一，也是教师常用的一种干预技术。强化包括正强化和负强化。正强化是指当被强化人出现他人所期待的操作性行为（外显的、可视的行为）后，如果立即得到他需要的强化物，则被强化人再次发生同样操作性行为的可能性和次数会增加。而负强化是积极行为预期增加或者已经增加，为了巩固那些已经增加积极行为，撤销原来的那些惩罚与组织不相容的行为带来的痛苦。

教师在使用强化法时，通常要注意明确强化行为，为幼儿恰当选择强化刺激物，并要协助幼儿明确强化物和强化行为之间的关系，避免强化法的错误使用。

2. 惩罚法

惩罚是指当行为者出现不良行为后会承受不愉悦刺激，或者取消他正在享用的愉悦刺激，从而达到遏制不良行为的目的。

惩罚法是幼儿社会教育中常用的一种方法。此方法不论是对教师还是家长来说，都是一种使用频率非常高的方法。惩罚通常采用责备、剥夺、暂时隔离等方式来进行。

教师在运用惩罚法时要注意意见一致地贯彻执行，要正确地选择惩罚的方式，尽可能避免可能诱发问题行为的情景以及使用错误的惩罚方式，要正确认识到惩罚法的利弊。

3. 模仿法

模仿法强调儿童通过对模仿对象（又称楷模）行为的观察学习，达到增强正常行为、消除问题行为的目标。模仿与强化一样，是学习的一种基本形式。示范法包括生活示范、象征性示范、角色扮演、参与示范、内隐示范等多种类型。生活示范是参照现场示范，让求助者在实际生活中观察示范者适当的行为；象征性示范是参照电影电视或录像示范、图书或游戏示范、自我示范，记录示范者或求助者本人适当行为的电影电视或录像、图书或游戏等让求助者观看，以减缓焦虑或巩固良好行为；角色扮演是咨询师和来访者一起扮演生活中的一个或一系列情景，用以帮助求助者学习与人交往的技巧；参与示范是由咨询师为求助者示范良好行为，而后引导、鼓励求助者表达相同的行为；内隐示范是想象模仿，让求助者对不可观察的行为进行示范，可通过咨询师的描述，让求助者想象所要模仿的行为。

模仿法首先可以帮助幼儿习得正确的行为方式，其次可以冻结问题行为、解冻正常行为，最后可以激发已经掌握的良好行为。因此，在选择应用模仿法的时候，教师除了为幼儿选择恰当的楷模外还要创设一致的教育环境，在进行的过程中，提倡运用多种模仿方法，模仿一定要循序渐进。

4. 代币制

代币制适用于 4 岁以上儿童，且有一定耐性，可等待；行为与代币比值合理，代币与奖赏比值合理；按时兑现奖赏；奖赏有强化作用。

代币制的实施过程如下：

（1）明确目标行为。

代币制的实施目的是增加实施者的良好期望行为，因此代币制的第一个过程是确定在实施过程中需要强化的期望行为。目标行为的确定在很大程度上取决于所要处理的特定行为问题、被实施者的特点、实施者对被实施者的期望值等。

（2）确定代币：实施代币制应根据被实施者的特点而异。

（3）确定后援强化物。

确定后援强化物的强度和价值对被实施者的影响，还要考虑后援强化物的种类。

（4）确定代币交换系统。

建立兑换比率，量化每个目标行为，明确代币兑换的时间和地点。

（5）实施代币制。

实施时，要按照事先确定好的实时系统进行，保证实施的强化效果。

（6）将期望的行为移植到自然情境中逐渐取消代币制，增加后援强化物的价值，适时增加社会强化物。

（三）干预的出发点

1. 以父母为中心的干预

学前干预阶段对家长提出了更高的要求。一般来说，家长应在家长学校或其他培训机构接受某些培训。这些培训项目强调养育子女的技能，例如给予有效的指导、有效地利用注意力、设定合理的限制、表扬和使用奖励等。这些培训项目还可以包括与儿童玩耍的技能和发展儿童的社会交往能力。此外，一些行之有效的家庭干预方案的内容和技术可以在小组家长培训中试用，不仅可以改变高危家庭的隔离状态，也可以使父母互相支持。

在专门负责干预的教师的指导下，家长也可以通过示范、角色扮演和现实世界的培训与幼儿互动，在这个过程中，负责干预的教师观察并提供反馈和指导。根据儿童的具体行为和家庭需要，家长可以与教师讨论、开发和使用具体的方法来减少或消除问题行为。

2. 幼儿园中的社会–情感课程

社会–情感学习策略通常用于幼儿园，通过社会–情感的设计课程教幼儿一定的社交技巧，以减少儿童的问题行为。幼儿园的社会–情感课程包括合作游戏、交友技能、理解和表达情感、自我调节和自我管理能力、解决冲突情境中的问题等。同时，使用有吸引力的教材和方法，如故事、木偶、简单游戏、角色扮演等组织课程活动。这些课程中的一些可以作为儿童问题行为的一般预防方法，而其他课程则可用于干预处于危险中的儿童或已证明有问题行为的儿童。幼儿园教师在进行这些课程之前必须接受培训。

3. 多方面的综合干预

对于已经处于问题行为发展风险中的儿童，家长、教师等方面进行综合干预是最有效的。在幼儿园和家庭中，教师和家长的持续和适当的干预能够最大限度地发挥干预和培训的作用，使儿童能够尽快摆脱问题行为的发展风险。

（四）对具有持续性问题行为幼儿的干预

在确定儿童有持续性问题行为的情况下，可以使用积极的行为支持方法进行干预。确定好实施者后，积极行为支持主要由功能性评估、行为支持计划的制定、行为支持计划的实施及评估几个环节构成。

1. 实施者

积极行为支持由家长、教师和相关专业人士组成的干预小组来实施。干预小组是积极行为支持的基本组成部分，一旦行为支持计划确定下来，干预小组中的所有成员就要使用该计划进行干预。

2. 功能性评估

功能性评估是干预前的重要环节。1996年，有学者提出将问题行为的功能分为三类：吸引社会关注、避免不良环境和获得期望的刺激。在理解问题行为的功能或目的前提下，我们可以找到一些替代的好行为来实现这些功能或目的。

功能评价是在获取有关问题行为的各种信息的基础上，确定儿童问题行为的功能或目的。一旦确定了问题行为的功能或目的，就可以相应地制定干预问题行为发生的行为支持计划，以指导儿童使用替代性良好行为而不是问题行为来实现其功能或目的。

3. 行为支持计划的制定

行为支持计划在功能性评估的基础上，由干预小组成员讨论制定。行为支持计划通常包括以下内容：对问题行为功能或目的的假设、尽量减少问题行为的预防策略、教授儿童替代问题行为的新技能、确定不再可持续的行为反应以及衡量和评价行为支持实施的结果。其中，衡量和评价的内容包括问题行为的变化、替代行为的变化、结果在更大范围内的变化，如在家庭压力下的表现、儿童交友能力的发展等。此外，大多数行为支持计划还包括一些长期支持战略，以促进儿童的沟通、情绪和行为发展，并形成良好的生活方式。

4. 行为支持计划的实施及评估

行为支持计划主要由教师在自然情境下实施，如通过日常活动、游戏等。在家庭干预过程中，家长可以在教师的指导下实施行为支持计划。干预小组成员应定期检查幼儿的进展情况，监测计划的执行情况，发现问题时做出适当调整。行为支持计划执行完成后，团队成员应该进行评估，并根据儿童的问题行为的变化，制定下一个行为支持计划。

三、托幼机构常见的问题行为

（一）攻击性行为

（相关内容见本章第二节“二、品行障碍”。）

（二）社会性退缩

社会性退缩又称儿童社交敏感性障碍，指儿童对新环境或陌生人产生的恐惧、焦虑情绪和回避行为并达到异常程度，包括行为抑制、害羞、社会性孤独。

行为抑制是指儿童（多为年龄较小的婴儿）在陌生情境下表现出的害怕、谨慎的气质特征。害羞是儿童在陌生社会环境下的抑制表现。社会性孤独是指被同伴拒绝而表现出来的独处行为。

1. 社会性退缩的表现

社会性退缩是指儿童不能主动与同伴交往，沉默寡言；宁愿一个人玩，也不愿主动参与到同伴的游戏中去，不愿进入陌生的环境，出现害怕、孤独、胆怯等行为特点，多见于5～7岁的儿童。

平时表现正常，只是一旦处于社交情境或集体生活中，或要他们入幼儿园、入小学时，就出现异常反应。例如很难适应新的环境、怕见生人、回避集体活动、不敢与人说话和交往、胆怯退缩、表情淡漠等，甚至随父母去亲友家做客也不愿意。熟悉环境，与熟悉的人在一起，能高高兴兴地谈笑与玩耍，并无任何异常的表现。

2. 社会性退缩的类型

（1）主动退缩型。

对社会交往不感兴趣，主动离开同伴选择独处，沉湎于自己的活动。对物体感兴趣，对社会活动不感兴趣，他人的活动与存在并不能引起这些儿童太多的注意，在社会性游戏的参与中主要表现为：独自游戏，主要是玩建构游戏或摆弄物体。

（2）被动退缩型。

希望交往却不善交往或被同伴拒绝，因此不得不独自进行夸张的想象游戏，或者喧闹，或者重复某一动作，主要表现为精力充沛，不停在动。

（3）焦虑退缩型。

希望交往，但是又恐惧与人交往，通常情绪焦虑，在社会性游戏的参与中主要表现为无所事事、旁观。

3. 社会性退缩的原因

（1）气质性因素。

生性腼腆、胆小、好独处，通常性格内向、拘谨、不愿意接触人，家长很少让其到外面与其他儿童一起玩耍。

（2）环境因素。

环境闭塞很少见到生人，突然改变环境不习惯；父母去世或离异，使儿童因缺乏安全感而促使症状出现。

（3）挫折经历。

某次社交产生不愉快的经历，产生了挫折性障碍，如被人呵斥、抢白而产生自卑，因寻求自我保护而不愿与人交往。

（4）家教不当。

家教不当会造成封闭性格。幼年时被家长关在家里独自玩耍，不与其他儿童交往，缺乏与同伴交往的实践活动。父母对儿童的溺爱，以至于儿童在进入幼儿园后，难以适应新环境，产生抵触情绪。

4. 社会性退缩的矫治

（1）注意教育和改善环境。

在幼儿社会交际处于萌芽阶段时，创造一个开放式的家庭环境，可预防幼儿出现社会性退缩。

对已有社会性退缩的儿童，家长与教师应当给予耐心的引导，鼓励幼儿勇敢地与同伴交往、游戏，培养幼儿的自信心与开朗的性格。

（2）集体游戏法。

矫正幼儿的退缩行为，可以从游戏入手，让儿童与其他自己喜欢的幼儿进行接触，挑选自己喜欢的同伴一起游戏，然后引导幼儿慢慢拓展到与其他同伴的游戏与交往上。

（3）模仿法。

采用图片、录像等模仿学习，反复观看有关儿童之间友好相处、互相友爱的影视片；或者现场模仿学习，观看现实生活中儿童相处的情境，让儿童感受积极的情绪体验，增强儿童模仿学习的真实性和直观性。

（三）吮吸手指

1. 表现

婴儿吮吸手指极为常见，也是口唇期的一种正常现象。随着年龄的增长，这种行为会逐渐消失。幼儿若仍然有这种幼稚动作，且已成习惯，就应该纠正。

幼儿吮吸手指，多因心理上得不到满足而精神紧张、恐惧、焦虑，未获得父母充分的爱，又缺少玩具、音乐、图画等视听性刺激，或生活环境单调，孤独时以吮吸手指自慰。

2. 产生原因

据弗洛伊德的心理发展理论，12～18 个月属于口唇期，此阶段孩子的主要快乐来自口部的动作，例如：吮吸、进食……如果在这一时期口腔的需求（触觉需求）没有获得适当的满足，则会造成对特定的口腔（触觉）刺激产生依赖，例如：吮吸手指、奶嘴等，甚至成人期的抽烟、爱吃零食等行为。如果孩子到了三四岁吮吸手指，则是一种倒退的行为表现。当孩子面对压力或挫折产生焦虑和紧张时，即会产生吮吸手指等退化现象，也就是退回到较早期的行为，试图恢复记忆中的安全感，以减少其内心的忧虑。

3. 矫治

可用玩具等儿童喜欢的物品进行替代，或者用儿童感兴趣的活动转移其注意力，逐渐减少儿童吮吸手指的频率。

（四）恋物

这是幼年的孩子比较常见的心理现象，也属于心理问题的一种，但并不等同于心理疾病。儿童的恋物瘾是一种离开某一样陪伴惯了的东西（也许是玩具或其他物品）就情绪不安的行为，会使患儿怕见生人，逃避集体活动，不敢与人说话和交往，胆怯退缩，表情淡漠。幼儿恋物成瘾大多是由安全感匮乏引起的。

1. 原因

（1）安全感的缺失。

恋物的源头，即安全感的缺失，家长和教师必须引起重视。幼儿的恋物行为在很大程度上是因为内心需求得不到满足，从而缺乏安全感所导致的。我们都知道亲子之间存在着一种依恋关系，这种依恋会让幼儿产生安全感。幼儿会依恋一直照顾他的人，通常这个人会是妈妈或者奶奶。2～3 岁是幼儿依恋最强的时期，也是处于依恋关系的明确期，在此阶段，幼儿对特殊人与物的偏爱变得更强烈。

（2）接触的需要。

通过平时的观察不难发现，有恋物行为的儿童喜欢抱着、含着、抚摸着自己依恋的物品，他们在这种身体接触和摩擦中，不仅可以促进感知觉的发展，还得到了一种心理上的放松。儿童会从对物体的抚摸、摩擦中接受肌体刺激，从而促进相应感知觉的发展，促进自我抚慰能力的发展，并由于这种行为会带来快感和紧张的释放。

2. 应对及其策略

（1）正确看待。

很多时候，我们容易把幼儿的恋物行为看作一种心理疾病，即恋物癖。我们都知道，恋物癖是变态心理学中的一个专业术语，而恋物行为是指幼儿对某种物品的特定依恋，这种特定物品会满足幼儿对安全、依恋的需要。因此，恋物行为和恋物癖是不能画等号的。

（2）关注并正确对待幼儿的需要。

马斯洛把需要分成生理需要、安全需要、爱与归属的需要、尊重需要和自我实现的需要，依次由较低层次到较高层次排列。幼儿的需要都包括在这五类需要里面。同一时期，一个人可能有几种需要，但每一时期总有一种需要占支配地位，对行为起决定作用。例如，婴儿期，宝宝每晚都要躺在妈妈的怀里，然后妈妈用手轻轻地拍他的身体才能安然入睡；幼儿期，孩子习惯睡觉的时候，听到妈妈温柔的声音或者拉着奶奶的手指头才能入睡。与此同时，任何一种需要都不会因为更高层次需要的发展而消失。

（3）家园配合。

教师应该及时和家长沟通，让家长了解恋物行为的利弊，明确恋物行为长期发展可能产生的不良影响。

3. 注意循序渐进，切忌操之过急

矫正幼儿的恋物行为不是一朝一夕之事，2～3 岁是幼儿依恋最强的时期，我们在正确对待幼儿恋物行为的同时，也要善于运用循序渐进的原则。

（五）挑食

挑食是幼儿常见的一种不良行为习惯，指饮食过程中对某些食物挑剔或仅吃几种自己喜欢或习惯的食物。很多儿童不喜欢吃蔬菜、水果，也有的不喜欢某种特定的颜色，如红色；或者不能接受某种性状的食物，如糊状。严重挑食也是一种心理疾病，称为选择性饮食障碍。

1. 原因

（1）零食不离口。

五花八门的零食对儿童极具吸引力，如果养成常吃零食的习惯，会导致胃肠道消化液不停分泌，胃肠缺乏必要的休息，最终可能引起消化功能减弱，食欲不振。

（2）烹调不合口味。

家长烹饪技术不过关，做得没有滋味或缺乏变化，儿童会不爱吃、不感兴趣。

（3）边看电视边吃饭。

电视中精彩的画面分散了儿童的食欲，正餐未吃饱，容易靠零食来补充。

（4）父母喂食。

儿童 1 岁左右，父母就应该培养儿童自己主动动手吃饭的习惯，但有的四五岁了父母还坚持喂食，严重影响儿童自主性的发展。

2. 预防和纠正

（1）家长亲身体验。

对于儿童不喜欢的食物，建议家长尝试制作，并与儿童一起品尝。

（2）儿童亲身体验。

邀请儿童参与烹饪过程。当他们享受自己的劳动成果时，就会胃口大开，甚至愿意愉快地接受不喜欢的食物的口味。这样，就能有效地改善孩子的挑食习惯。

（3）营造愉快的进餐氛围。

在进餐时，不管儿童犯了什么错误，都不要恐吓、责骂或惩罚，以免影响儿童的食欲。要通过奖励、鼓励等方式，让儿童愉快、乐于进食。

（4）帮助儿童养成良好的进食习惯。

在进食时，不要看电视，以免分散儿童的注意力，也不利于消化。

（5）控制零食。

儿童离园后，离正餐还有一段时间，希望家长通过引导儿童看书、游戏等方式分散其注意力，也可以给儿童少吃点水果，这样有饥饿感的儿童在正餐时即使不喜欢吃的食物也会吃得很香。

（6）利用适当的运动促进儿童食欲。

当儿童没有食欲时，可以让孩子跑跑步、骑骑小自行车，进行多种体育活动，从而消耗更多的能量，使之食欲和食量增加。

促进反思与行动的活动

1. 分析儿童心理健康特点，按照本章所学内容，当儿童出现说谎行为时，家长应当如何处理？教师应当如何处理？

2. 如何看待儿童的心理关键期？儿童的心理关键期如何与其相关的社会性行为进行对应？

3. 如果托幼机构中的儿童出现心理健康问题，你可以为托幼机构提供什么样的帮助？

4. 从你自身角度或者你认为哪些因素会引起儿童的压力呢？

5. 教师应当如何消除儿童的消极情感，如何培养他们积极的情感呢？

拓展阅读

1.《中国精神障碍分类与诊断标准（第三版）》

2. 克氏孤独症行为量表（CABS 量表）

3. 刘全礼．儿童行为塑造及行为问题矫治［M］．修订本．北京：中国妇女出版社，2009.

第二篇

学前儿童的营养与膳食管理

第五章

学前儿童营养的基础知识

本章导读

学前儿童生长发育与营养摄入息息相关。由于学前儿童的生理成长快速，且对饮食中的营养有较高需求，因此，提供丰富的饮食，保证营养的均衡，对于学前儿童而言极为重要。

随着社会及家庭结构的变迁，双薪家庭和单亲家庭的比例有所增加，取代家庭功能照料学前儿童的主要是托幼机构。因此，托幼机构教师及服务人员的营养照顾责任日渐增加。如何为教师及相关服务人员提供专业的营养知识与正确的营养概念，成为目前重要的营养策略。学前儿童若能从小便得到良好且均衡的饮食照顾，将有助于增强免疫力而减少疾病的发生，从而促进生理及智力的发展。

学习目标

1. 掌握学前儿童的营养需求。
2. 熟悉学前儿童所需营养的生理功能及食物来源。
3. 了解食物的分类与营养贡献。
4. 掌握学前儿童合理膳食对食物的选择与搭配原则。

第一节　人体的营养需要

人体需要 6 类基本的营养素来维持生命活动。这 6 类营养素是蛋白质、脂肪、碳水化合物、矿物质、维生素和水。学前儿童身体正处于生长发育的关键期，通过搭配合理的营养膳食，补充 6 种营养素，能更好地促进幼儿健康成长。

一、蛋白质

（一）什么是蛋白质

蛋白质（protein）是生命活动的基础，是高分子化合物。没有蛋白质就没有生命。蛋白质的基本组成单位是氨基酸，构成蛋白质的氨基酸主要有 20 多种，大致可以分为必需氨基酸（essential amino acids）和非必需氨基酸（nonessential amino acids）（见图 5－1）。

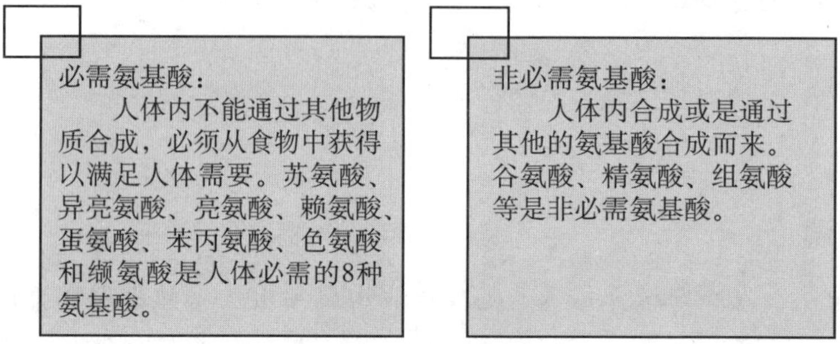

图 5－1　氨基酸分类

学前儿童除了 8 种必需氨基酸外，还需要精氨酸和组氨酸。精氨酸和组氨酸，对于成人来说是非必需氨基酸，但对于学前儿童来说是必需的，其体内并不能合成，因此需要从食物中补充。

（二）蛋白质的生理功能

（1）合成与修复机体组织。蛋白质是构成机体细胞、组织、器官的主要成分。在人体中，蛋白质的含量仅次于水分，占人体体重的 1/5，其中，大脑中的蛋白质占体重的 50％，人脑功能越复杂，蛋白质含量越高。皮肤、毛发、血液、肌肉、韧带、骨骼中都含有蛋白质。学前儿童处于身体发育的关键期，合理补充蛋白质，能满足细胞对蛋白质的需求，进而促进机体的组织和器官的发展。如果学前儿童缺乏蛋白质，会影响他们的身体和大脑的发育。

（2）调节生理功能。蛋白质是构成酶、抗体、激素等物质的基本原料，这些物质具有调节生理的功能。蛋白质能促进无机盐、维生素等的吸收和利用，还能调节体内酸碱平衡，参与遗传信息的传递。

（3）提供能量。蛋白质通过在体内分解，释放能量，为人体提供热量。一般情况下，人体每天所需的热量大约有 10％～15％来自蛋白质。蛋白质并不是热量的主要来源，提供能量是蛋白质的次要功能。但当体内蛋白质过多或其他物质产生的热量不足时，体内的蛋白质就会作为热量的主要来源。但这样既不经济也会影响蛋白质的利用，因此，学前儿童摄入的蛋白质应适量。

（三）蛋白质的营养价值

蛋白质的营养价值主要从三个方面进行判断：食物中蛋白质的含量、蛋白质的消化率、蛋白质的利用率。

1. 食物中蛋白质的含量

食物中蛋白质的含量是衡量蛋白质营养价值的一方面。食物中蛋白质的含量各有不同，一般情况下，豆类＞动物性食物＞谷物类。

根据蛋白质中氨基酸的含量等，可以将蛋白质分为完全蛋白质、半完全蛋白质、不完全蛋白质（见图 5－2）。这三类蛋白质营养价值的大小：完全蛋白质＞半完全蛋白质＞不完全蛋白质等。

完全蛋白质：

所含的氨基酸组成齐全、数量充足、比例适当的食物蛋白质，是一种质量优良、营养价值高的蛋白质，如乳品、禽蛋、鱼肉、大豆等所含的蛋白质。它含有人体必需的氨基酸，其成分与人体蛋白相似。能够维持人体的生命和健康,促进学前儿童的生长发育。若以完全蛋白质为膳食蛋白质的唯一来源，不但能维持生命，还能促进生长发育。

半完全蛋白质：

蛋白质所含的必需氨基酸种类基本齐全，但比例不够合理，含量也不足，如小麦中的麦胶蛋白等。以此类蛋白质为学前儿童膳食蛋白质的唯一来源，仅能维持人体的生命，并不能促进生长发育。

不完全蛋白质：

此类蛋白质所含的必需氨基酸种类不全，是一种营养价值较低的蛋白质，如玉米、蹄筋中的胶蛋白和豌豆中的球蛋白等。若以此类蛋白质为膳食蛋白质的唯一来源，既不能促进生长发育，也不能维持生命活动。

图 5－2　蛋白质分类

2. 蛋白质的消化率

蛋白质的消化率是指蛋白质在体内消化、吸收的程度。蛋白质的消化率越高，表明蛋白质在机体内利用程度越高，营养价值就越高。蛋白质的消化率受两方面的影响：人体、食物。人体方面主要是饮食习惯、消化功能等，食物方面主要是本身属性。

3. 蛋白质的利用率

蛋白质的利用率是指蛋白质在体内消化、吸收被利用的程度，一般用生物学价值表示。蛋白质的利用率主要受以下几方面的影响：蛋白质中所含的氨基酸是否齐全、配比是否合适、含量是否丰富。列举几种常见食物蛋白质生物学价值，如表 5－1 所示。

表 5-1　几种常见食物蛋白质生物学价值

食物名称	生物学价值	食物名称	生物学价值
牛肉	76	鱼肉	83
猪肉	74	虾	77
鸡蛋	94	花生	59
脱脂牛奶	85	面粉	52

蛋白质具有互补作用，不同食物的混合食用要比单个食物的蛋白质含量高（见表 5-2）。

表 5-2　几种常见食物单独食用和混合食用的蛋白质生物学价值

<table>
<tr><th rowspan="2">食物名称</th><th colspan="2">生物学价值</th><th rowspan="2">食物名称</th><th colspan="2">生物学价值</th></tr>
<tr><th>单独食用</th><th>混合食用</th><th>单独食用</th><th>混合食用</th></tr>
<tr><td>玉米</td><td>60</td><td rowspan="3">70</td><td>玉米</td><td>60</td><td rowspan="3">77</td></tr>
<tr><td>小麦</td><td>67</td><td>小米</td><td>57</td></tr>
<tr><td>大豆</td><td>64</td><td>大豆</td><td>64</td></tr>
<tr><td>大豆</td><td>64</td><td rowspan="3">77</td><td>牛肉</td><td>76</td><td rowspan="3">89</td></tr>
<tr><td>面筋</td><td>67</td><td>小米</td><td>57</td></tr>
<tr><td>小麦</td><td>67</td><td>大豆</td><td>64</td></tr>
</table>

（四）蛋白质的来源

食物中的蛋白质主要是两类：动物性和植物性。

1. 动物性蛋白质

动物性蛋白质主要来源于肉、鱼、蛋、牛奶。

2. 植物性蛋白质

植物性蛋白质主要来源于豆类、硬果类、五谷。

（五）学前儿童蛋白质的供给与需求

学前儿童由于受年龄等因素影响对蛋白质的需求多于成人（见表 5-3）。学前儿童若蛋白质缺乏，易出现虚弱、抵抗力低下、体重减轻、贫血等现象；若蛋白质过量，易出现肝肾功能异常、血液高渗性、便秘、食欲不振等现象。一般建议，成年人的饮食结构中，蛋白质产热应占每天总热量的 10%～14%；儿童的饮食结构中，蛋白质产热应占每天总热量的 12%～15%。

表 5-3　学前儿童每日膳食中蛋白质推荐摄入量

0～1 岁	1～2 岁	2～3 岁	3～4 岁	4～5 岁	5～6 岁	6～7 岁	7～8 岁
2g	30g	35g	40g	50g	55g	60g	65g

延伸阅读

学前儿童蛋白质误区

（1）有些幼儿对蛋白质过敏，应避免全蛋、蛋清，少食蛋黄。

（2）蛋白质并不是摄入越多越好，摄入过多容易出现肝肾功能异常等问题，应合理用量，增强体质。

二、脂肪

（一）什么是脂肪

脂肪（fat）又称真脂、中性脂肪，由甘油和脂肪酸组成。脂肪又包括不饱和与饱和两种。动物脂肪以含饱和脂肪酸为多，在室温中呈固态。相反，植物油则以含不饱和脂肪酸为多，在室温下呈液态。

脂肪是产生热量最高的一种营养素，是人体重要的产热的营养素，也是构成人体细胞和组织的重要成分。

（二）脂肪的生理功能

（1）构成机体的重要组成成分。脂肪是构成人体细胞、组织的重要成分。人体细胞、组织、器官都含有脂肪，摄入充足的脂肪对大脑的发育和代谢非常有益。

（2）保护机体。脂肪分布在皮下、心、肾等器官周围，犹如软垫一般，保护和稳定器官，避免器官受到撞击和震动。此外，脂肪层不易导热，减少热量散失，起到保暖的作用。

（3）提供热量。脂肪的产热量大，所占空间小，可在皮下、腹腔等处储存，被称为人体的“燃料库”。每克脂肪在体内氧化可产生 37.66 千焦的热量，是每克碳水化合物和每克蛋白质产生热量的 2 倍。

（4）促进脂溶性维生素的吸收。维生素 A、D、E、K 等不溶于水，但溶于脂肪。脂肪能促进脂溶性维生素的吸收，因此，学前儿童合理补充脂肪不仅能提供热量，还能促进脂溶性维生素的吸收。

（5）增进对食物的食欲。脂肪能为食物增加色香味，增加食物滋味，提高人的食欲。另外，脂肪在消化道内停留时间较长，能增加饱腹感，使人不容易感到饥饿。

（三）脂肪的营养价值

脂肪的营养价值主要由脂肪酸的性质决定。脂肪酸的含量越高，越接近人体需要，营养价值也就越高。

一般认为植物油所含的必需脂肪酸多，易消化，营养价值较高。鱼肝油含有各种脂肪酸和多种维生素，而且脂肪颗粒小，易于消化，营养价值高。猪、羊等动物性脂肪中饱和脂肪酸较多，必需脂肪酸含量低，不易消化，营养价值较低。在给学前儿童准备膳食时，应植物油和动物油相互搭配食用。

（四）脂肪的来源

脂肪的主要来源有两类：动物性和植物性。动物性脂肪有猪油、奶油、蛋黄、肥肉等，植物性脂肪有豆油、菜油、花生油等。

（五）学前儿童脂肪的供给与需求

对脂肪的需求受许多因素的影响，例如，地区、饮食习惯、季节、气候等。因此，对于脂肪的供应没有统一规定。学前儿童每日膳食中脂肪摄入过多，可能引起食欲不振、肥胖、消化不良等问题；若对脂肪长期摄入不足，可能导致脂溶性维生素缺乏、皮肤干燥等问题。一般建议，成年人的饮食结构中，脂肪产热应占每天总热量的16%～20%；儿童的饮食结构中，脂肪产热应占每天总热量的25%～30%。

延伸阅读

“肥胖儿童”有多胖

随着经济的不断发展，人们的生活水平不断提高，餐桌上营养愈加丰富，也出现很多“肥胖儿童”。那么，“肥胖儿童”是如何评定的呢？

可以参照标准体重法，即世界卫生组织发布的亚太地区标准体重法。

标准体重（千克）＝身高（厘米）－105，实际体重与标准体重相比，超出10%为超重，在20%～29%区间为轻度肥胖，在30%～49%区间为中度肥胖，大于等于50%为重度肥胖。

三、碳水化合物

（一）什么是碳水化合物

碳水化合物（carbohydrates）又称糖类，是由碳、氢、氧三种元素组成的一类有机物，也是在自然界中分布广泛、数量最多的有机化合物。根据分子结构，糖类可以分为单糖、双糖和多糖。

（1）单糖。分子结构简单，不能水解，不经消化即可被吸收利用。例如，葡萄糖、果糖等。

（2）双糖。由两个分子单独失去一个水分子缩合而成的化合物，水解成两个分子单糖，不能被人体直接吸收，必须经过水解后生成单糖才能被人体吸收。例如，蔗糖、麦芽糖、乳糖等。

（3）多糖。能被水解为多个单糖分子的糖类物质，例如淀粉、果胶和纤维素等。

（二）碳水化合物的生理功能

（1）提供热量。碳水化合物是人体内热量的主要提供者，含有糖类的食物较多，能较快在体内释放能量。在维持幼儿生长发育过程中，50%～65%的能量由糖类提供，是食物中最经济、最主要的热量来源。

（2）解毒。碳水化合物通过糖醛酸途径代谢生成的葡萄糖醛酸，是体内一种重要的解毒剂。能够在肝脏中与有害物质相结合，消除或减轻毒性，从而起到解毒的作用。

（3）促进消化。碳水化合物中含有膳食纤维，例如果胶和纤维素。膳食纤维不被人体吸收，能够促进肠蠕动，促进消化，抑制细菌，有利于粪便排出，缩短粪便和肠内代谢产生毒素的时间。

（4）节约蛋白质。碳水化合物能提供人体所需的能量。通过消化碳水化合物产生葡萄糖，为人体提供能量，能预防消耗人体内蛋白质。因此，摄入合理的碳水化合物能节约蛋白质。

（三）碳水化合物的来源

糖类主要来自谷物类、根茎类以及含糖食品。蔬菜和水果中也含有少量的果糖、果胶和纤维素。谷物类如大米和面粉含有60%～80%的碳水化合物，根茎类如红薯、马铃薯、山药也含有大量碳水化合物。

（四）学前儿童碳水化合物的供给与需求

相对于成人来说，学前儿童对碳水化合物的需求量较大。碳水化合物的来源广泛，而且不同种类的碳水化合物在代谢中糖化率也是不同的。学前儿童若碳水化合物摄入不足，可能出现体重减轻、血糖过低、营养不良、发育迟缓等问题；若碳水化合物摄入过多，可能出现肥胖等问题。一般建议，成年人的饮食结构中，碳水化合物产热应占每天总热量的60%～70%；儿童的饮食结构中，碳水化合物产热应占每天总热量的50%～65%。

延伸阅读

婴幼儿所需脂肪含量

由于生长发育迅速，脂肪对于婴幼儿来说是重要的营养素。婴幼儿的胃容量很小，只能吃能量密集食物来满足生长发育的营养需要。婴儿期需要摄入的脂肪比其他生命阶段都要多，即能量的25%～30%都应来自脂肪。

脂肪不仅可以提供能量，还可以帮助脂溶性维生素A、D、E、K的吸收。脂肪也是必需脂肪酸的来源，必需脂肪酸对维持婴幼儿大脑的正常生长发育具有关键的作用。对于关心婴幼儿的成人来讲，意识到脂肪在儿童早期发展中的角色是很重要的。

四、矿物质

（一）什么是矿物质

矿物质（mineral）又称无机盐，是构成人体的重要成分，能调节人体的生理活动，也是人体必需的营养素之一。其中，人体内除碳、氢、氧、氮外，其他元素统称为矿物质。矿物质占人体总量的4%～5%，其中，标准含量大于体重万分之一的称为宏量元素，含量小于体重万分之一的称为微量元素（见表5-4、表5-5）。

表5-4　人体中的矿物质

矿物质	主要种类
宏量元素	钙、镁、钠、磷、硫、氯
微量元素	铁、碘、锌、硒、铜、钼

表5-5　几种矿物质的简介

矿物质	概念介绍
钙	人体含量最多的矿物质之一，仅次于碳、氢、氧、氮，位居第五
铁	组成血红蛋白的原料，人体中大部分铁以血红蛋白和肌红蛋白的形式存在，能维持正常的造血功能。铁在体内可以被反复利用
锌	人体必需的微量元素之一，参与多种酶的合成，维持机体的正常代谢，促进身体生长发育
碘	甲状腺激素的重要组成成分，可以促进蛋白质的分解与合成，调节新陈代谢，促进骨骼发育，维护中枢神经的正常结构

（二）矿物质的生理功能

1. 钙的生理功能

钙是构成骨骼和牙齿的主要成分，人体中99%的钙存在于骨骼和牙齿之中，维持细胞正常功能，参与调节神经系统的兴奋、血液凝固。

2. 铁的生理功能

铁与血红蛋白结合参与氧气的转运、交换和组织呼吸过程，还能形成肌肉中的肌蛋白，通过化学反应供肌肉细胞收缩之用。

3. 锌的生理功能

锌能构成酶，在蛋白质、脂肪的代谢中起重要作用，参与核酸及蛋白质的合成及细胞的生长、分裂和分化等过程，能改善味觉、增强对疾病的抵抗力。

4. 碘的生理功能

碘能构成甲状腺素。甲状腺素在细胞内调节氧化速率，影响身体的体格生长和智力发育、神经和肌肉组织的功能、循环活动和各种营养素的代谢。

（三）矿物质的来源

表5-6列举了几种矿物质的主要来源。

表 5-6　几种矿物质的主要来源

矿物质	主要来源
钙	乳及乳制品、虾米、虾皮、紫菜、海带、绿叶蔬菜、豆类及豆制品
铁	肝脏、蛋黄、血、瘦肉、鱼、黑木耳、海带
锌	瘦肉、动物内脏、蛋类、海产品、干果类、谷物胚芽
碘	海带、紫菜、海鱼、海虾

（四）学前儿童矿物质的供给与需求

表 5-7 列举了几种矿物质的供给与需求。

表 5-7　几种矿物质的供给与需求

矿物质	供给与需求
钙	0～6 个月 300 mg，6 个月～1 岁 400 mg，1～4 岁 600 mg，4～7 岁 800 mg
铁	0～1 岁 0.8 mg，1～7 岁 1 mg
锌	0～6 个月 1.5 mg，6 个月～1 岁 8 mg，1～4 岁 9 mg，4～7 岁 12 mg
碘	0～4 岁 50 mg，4～7 岁 90 mg

五、维生素

（一）什么是维生素

维生素（vitamin）是人体正常活动不可缺少的有机化合物。它虽然不能构成身体组织的原料，不能提供热量，但能维持机体正常生命活动。维生素不能在体内合成，需要通过食物供给，是学前儿童正常发育和生命活动所需的物质。维生素种类较多，根据溶解性，维生素可以分为脂溶性维生素和水溶性维生素（见表 5-8）。

表 5-8　维生素的种类

维生素	种类
脂溶性维生素	维生素 A、维生素 D、维生素 E、维生素 K
水溶性维生素	维生素 B_1、维生素 B_2、维生素 PP、维生素 B_{12}、维生素 C

（二）维生素的生理功能

不同维生素有不同的生理功能，表 5-9 列举了几种常见维生素的生理功能。

表 5-9　几种常见维生素的生理功能

维生素	生理功能
维生素 A（视黄醇）	促进神经系统、上皮组织（皮肤、黏膜、角膜）发育，促进蛋白质生物合成骨骼和牙齿生长，提高抵抗力，维持正常视觉
维生素 B_1（硫胺素）	机体物质代谢的重要物质，调节糖代谢，维护末梢神经的兴奋传导，增进食欲，促进生长发育
维生素 B_2（核黄素）	参与蛋白质、糖与脂肪的代谢，能与维生素 B_6 等维生素的代谢一同促进细胞氧化，促进生长发育
维生素 C（抗坏血酸）	维持新陈代谢，促进胶原蛋白的正常合成，强化骨骼、肌肉和血管的生理功能，抗感染、增强抵抗力
维生素 D	促进钙、磷的吸收，促进骨的生长与软骨的正常骨化，维持神经、肌肉正常兴奋性，防止蛀牙，增强机体抗感染能力

（三）维生素的来源

表 5-10 列举了几种常见维生素的主要来源。

表 5-10　几种常见维生素的主要来源

维生素	主要来源
维生素 A（视黄醇）	动物肝脏、蛋黄、乳类、鱼肝油、胡萝卜、辣椒、荠菜、菠菜、红心红薯、油菜、柿子、枇杷、柑橘、杏
维生素 B_1（硫胺素）	葵花籽、花生、大豆粉、瘦猪肉、小麦、玉米、大米、芹菜、莴笋叶、动物内脏
维生素 B_2（核黄素）	酵母、乳类、蛋类、肉类、糙米、粗面粉、动物的肝、绿叶蔬菜、野菜、豆类食物
维生素 C（抗坏血酸）	新鲜蔬菜、水果，如柿子椒、青菜、菠菜、鲜枣、西红柿
维生素 D	蛋类、动物肝脏、鱼类

（四）学前儿童维生素的需求与供给

表 5-11 列举了几种主要维生素的需求与供给。

表 5-11　几种主要维生素的需求与供给

维生素	供给量	缺乏症状	摄入过多
维生素 A（视黄醇）	0～1 岁 0.4 mg 1～4 岁 0.5 mg 4～7 岁 0.6 mg	干眼症、夜盲症、抵抗力下降	食欲不振、厌食、烦躁、呕吐、四肢疼痛
维生素 B_1（硫胺素）	0～6 个月 0.2 mg 6 个月～1 岁 0.3 mg 1～4 岁 0.6 mg 4～7 岁 0.7 mg	食欲不振、脚气病、水肿、末梢神经传导障碍、四肢无力	

续表

维生素	供给量	缺乏症状	摄入过多
维生素 B_2（核黄素）	0～6 个月 0.4 mg 6 个月～1 岁 0.5 mg 1～4 岁 0.6 mg 4～7 岁 0.7 mg	口角炎、口腔黏膜溃疡、面部溢脂性皮炎、阴囊炎	
维生素 C（抗坏血酸）	0～6 个月 40 mg 6 个月～1 岁 50 mg 1～4 岁 60 mg 4～7 岁 70 mg	坏血症、抵抗力下降、疲劳、肌无力	多尿、下痢、皮肤发疹
维生素 D	7 岁前 0.01 mg	佝偻病、骨质疏松、手足抽搐症	中毒、骨化过度、肾功能不全

延伸阅读

学前儿童维生素的正确认识

（1）学前儿童通过合理膳食也不能满足所有的维生素。比如，维生素 A、D 很难通过合理膳食达到每日所需，因此，需要额外补充。

（2）维生素是人体所必需的，摄入过多容易造成中毒，切记不可过多摄入。

（3）蔬菜中含有一部分所需维生素，但不能满足人体所需所有维生素。人不仅要多吃蔬菜和水果，还要合理膳食，均衡营养。

六、水

（一）什么是水

水（water）是人体的重要组成部分，是维持生命活动的重要物质；是构成细胞和体液的主要成分，能调节体温，是运输营养素的媒介。若人体失水 20%，就不能维持生命。

（二）水的简介

表 5 - 12 为水的相关简介。

表 5 - 12　水的相关简介

生理功能	供给量	主要来源
人体的重要组成部分：水是体液的主要成分，广泛分布于组织细胞内外，构成人体的内环境	0～1 岁 120～160 ml	白开水
促进体内物质代谢：机体内一切化学反应都必须有水的参与，有利于营养物质的消化、吸收、运转和代谢	2～3 岁 100～140 ml	饮料类
调节体温	4～6 岁 90～110 ml	食物
润滑作用	7～12 岁 70～85 ml	水果

延伸阅读

学前儿童饮水注意事项

（1）学前儿童每日应保持饮水量，饮水量不足、过多容易造成身体缺水、加重肾脏负担等问题。正常学前儿童尿量为600～800ml，因此，学前儿童饮水应该少量多次。

（2）饮用白开水，不可将矿泉水、饮料代替白开水。白开水具有矿泉水、饮料所不具备的矿物质和微量元素。

第二节 食物的选择与搭配

食物能为人体提供热量和营养素。如何有效地选择食物、合理搭配，为学前儿童提供健康营养的饮食？首先，应了解食物的分类以及营养贡献。其次，根据食物的营养成分进行选择与搭配。

一、食物的分类与营养贡献

表5-13为主要食物的分类与营养贡献。

表5-13 主要食物的分类与营养贡献

分类	亚类名称	小类名称	营养贡献
谷类及其制品	小麦	面粉	含有脂肪、蛋白质、维生素B族、无机盐
		面条	
		馒头、花卷	
	稻米	大米	
		米饭、米粥等	
		米粉	
	玉米	玉米	
		玉米面、玉米粒	
	大麦	大麦面粉	
		大麦制品	
	小米、黄米	小米、黄米及其制品	
	其他	高粱、荞麦、薏米等及其制品	
薯类、淀粉及其制品	薯类	/	维生素、矿物质、碳水化合物
	淀粉类	食用淀粉	
		淀粉制品（粉丝）	

续表

分类	亚类名称	小类名称	营养贡献
干豆类及其制品	大豆	大豆	大豆含有较高的蛋白质（35％～40％），除大豆外其他豆类含有碳水化合物（55％～65％）、蛋白质（20％～30％）、脂肪（低于5％）
		豆腐、豆干制品	
		豆浆类制品	
	绿豆	绿豆及其制品	
	赤小豆	赤小豆及其制品	
	芸豆	芸豆及其制品	
	蚕豆	蚕豆及其制品	
	其他	其他豆类及其制品	
蔬菜类及其制品	根菜类	萝卜	碳水化合物、水、维生素
		其他根菜	
	鲜豆类	豆荚类蔬菜	
		豆芽、豆苗等	
	茄果、瓜菜类	辣椒	
		茄子	
		西红柿	
		冬瓜	
		黄瓜	
		苦瓜	
		南瓜	
		其他茄果类	
	葱蒜类	蒜类	
		葱类	
		其他	
	嫩茎、叶、花菜类	花菜类	
		茎菜类	
		叶菜	
	水生蔬菜类	/	
	薯芋类	/	
	野生蔬菜类	/	
菌藻类	菌类	/	蛋白质、碳水化合物、维生素
	藻类	/	
水果类及其制品	仁果类	/	碳水化合物、维生素
	核果类	/	
	浆果类	/	
	柑橘类	/	
	热带、亚热带水果	/	
	瓜果类	/	

续表

分类	亚类名称	小类名称	营养贡献
坚果、种子类	树坚果	/	脂肪、蛋白质、矿物质
	种子	/	
畜、禽肉类及其制品	猪肉	生猪肉	蛋白质、脂肪、碳水化合物、矿物质、维生素
		猪内脏	
		猪肉制品	
	牛肉	生牛肉	
		牛内脏	
		牛肉制品	
	羊肉	生羊肉	
		羊内脏	
		羊肉制品	
	鸡肉	生鸡肉	
		鸡内脏	
		鸡肉制品	
	鸭肉	生鸭肉	
		鸭内脏	
		鸭肉制品	
水产类	鱼	/	较高的蛋白质、矿物质（钾、钠、钙等）、维生素（A和D）
	虾	/	
	蟹	/	
	贝	/	
	其他	/	
乳类及其制品	液态乳	/	蛋白质和矿物质（钙、磷、钾）
	奶粉	/	
	发酵乳	/	
	奶酪	/	
	奶油	/	
	其他	/	
蛋类及其制品	鸡蛋	/	蛋白质、水、脂肪、矿物质
	鸭蛋	/	
	鹅蛋	/	
	鹌鹑蛋	/	

资料来源：《食物成分数据表达规范》（WS/T 464—2015）。有改动。

二、食物的选择与搭配

食物的种类繁多，品种极其丰富。由于学前儿童年龄较小，对食物的要求较高，因此为学前儿童选择与搭配食物应科学、合理。

（一）科学选择食物

学前儿童选择食物，应符合卫生、安全、富含营养、有利于消化的总要求①。

1. 食物的安全性

食物的安全性是选择食物时首先应该遵循的原则。在各种污染日益严重的今天，为学前儿童选择安全的食物尤为重要。为了减少食物的不安全因素，应尽量选择绿色、有机、无公害的安全食品。进食不安全的食物会影响人体健康，甚至危及生命。毒奶粉等事件已给食品的安全性敲响了警钟。

2. 食物的营养性

不同的食物具有不同的营养价值，但人们摄取的食物是有限的。为了从中获得更多的营养，应尽量选择富含营养的食物。与成人相比，学前儿童对所摄入食物的营养要求更高，不仅要维持其自身的基础代谢、身体活动、食物消化等所需要的热量和营养素，还需要满足其自身生长发育的需要。因此，学前儿童所摄入的食物更要注重营养价值选择。

3. 食物的多样性

选择多样性的食物有利于人体健康，因为不同的食物所含的营养素不同，混合食用可达到营养素互补的效果，提高食物的营养价值，所以应尽量多吃各种食物以达到营养均衡。营养学家建议食物的品种要广而杂，每天进食的食物的品种应尽可能多。如果摄入食物的品种过于单一，就不能满足人体对各种营养素的需求，还容易造成某种有害物质在体内过量积累而引起中毒。

（二）合理搭配食物

合理搭配是实现平衡膳食的关键。合理搭配是指食物种类和分量的合理化，膳食的营养价值通过合理搭配来提高和优化。为实现食物的种类和分量的合理搭配，中国营养学会给出了如下建议：

1. 中国居民平衡膳食指导

中国居民平衡膳食宝塔是中国营养学会根据中国人的饮食习惯和营养需要设计的食物搭配结构（见图 5－3）。宝塔共分 5 层，各层面积大小不同，体现了 5 大类食物和食物量的多少。5 大类食物包括谷薯类，蔬菜水果类，畜禽鱼蛋奶类，大豆、牛奶和坚果类，以及烹调用油盐。食物量是根据不同能量需要量水平设计的，宝塔旁边的文字注释标明了在 1 600～2 400kcal 能量需要量水平时，一段时间内成年人每人每天各类食物摄入量的建议值范围。

① 郦燕君．学前儿童卫生保健［M］．2 版．北京：高等教育出版社，2014：148－149.

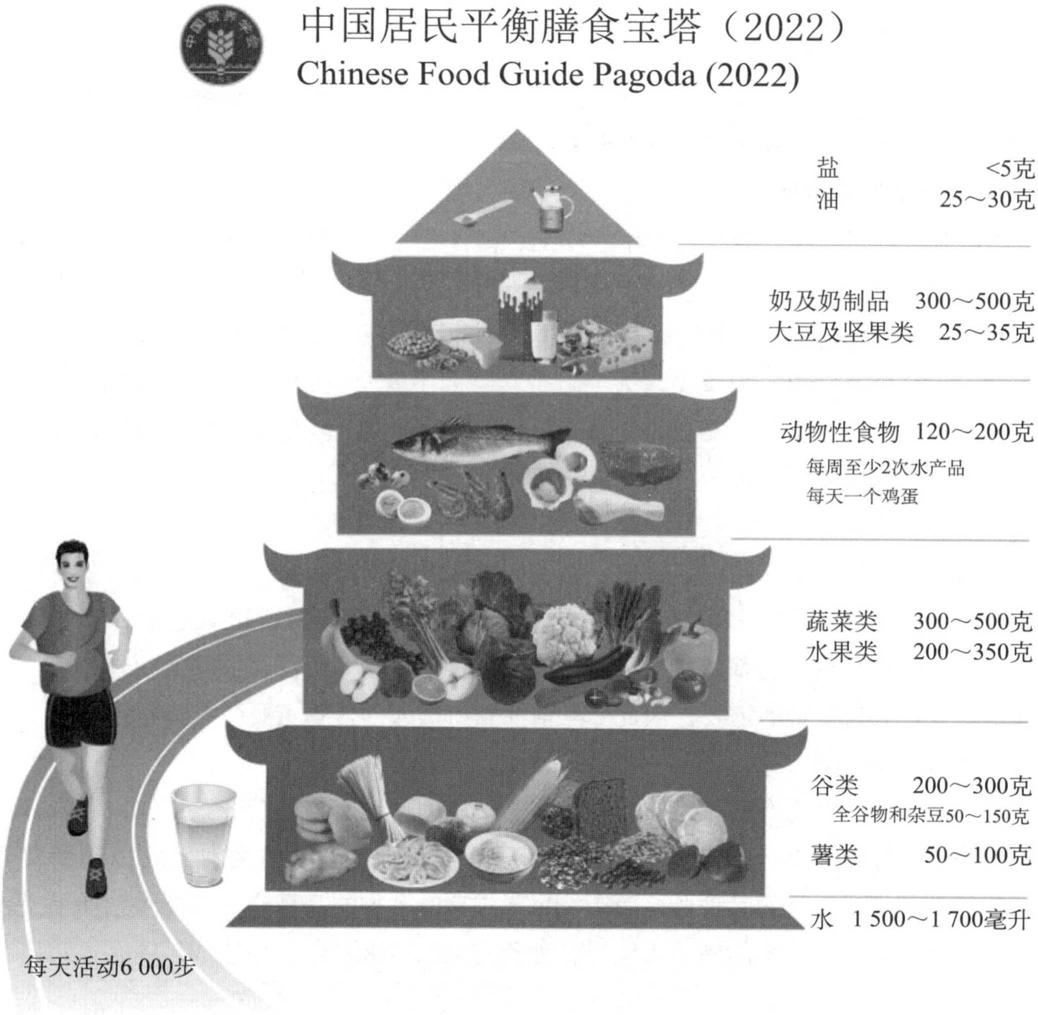

图 5-3 中国居民平衡膳食宝塔（2022）

资料来源：中国营养学会．中国居民膳食指南（2022）[M]．北京：人民卫生出版社，2022：308.

2. 食物搭配的方法

中国营养学会建议，为了保持身体健康，人们须将膳食中的食物进行合理搭配，平均每天摄入 12 种食物，每周摄入 25 种以上（见表 5-14），合理搭配一日三餐。按照一日三餐分配食物品种数，早餐摄入 3～5 种，午餐摄入 4～6 种，晚餐摄入 4～5 种，加上零食 1～2 种。搭配食物时应注意以下几点：

（1）少量多样，同类食物互换。

每餐每种食物的量可少取，增加食物的品种，并经常进行同类食物互换。例如，主食可以在米饭、面条、小米粥、全麦馒头、杂粮饭间互换，红薯可与马铃薯互换，猪肉可与鸡肉、鸭肉、牛肉及羊肉等互换，鱼可与虾、蟹、贝等水产品互换，牛奶可与酸奶、奶酪、羊奶等互换。

表 5-14 建议摄入的主要食物种类数

食物类别	平均每天摄入的种类数	每周至少摄入的种类数
谷类、薯类	3	5
蔬菜类、水果类	4	10
畜、禽、鱼、蛋	3	5
奶、大豆及坚果类	2	5
合计	12	25

资料来源：中国营养学会．中国居民膳食指南（2022）[M]．北京：人民卫生出版社，2022：5.

（2）餐餐有谷类，全谷、杂豆、薯类巧安排。

每餐都要摄入充足的谷类食物，可以选用不同种类的谷类食物，采用不同的烹调加工方法，制作成各具风味与口味的主食。大米可以做成米饭、米粥、米粉、年糕或米糕等；小麦可以做成馒头、面条、烙饼、面包、疙瘩汤、饺子、馄饨或包子等；其他杂粮也可以通过添入大米或小麦粉中的方式加工成米饭或面条，或做成各式的中式点心。目前，居民所摄入的谷类食物基本都是精加工的大米和面粉，这样的谷类组成不利于健康，需保持 1/4～1/2 全谷物或杂豆的摄入。因此，一日三餐中至少应有一餐的谷类食物中有全谷物或杂豆。例如，白米中可放入一把全谷物或红小豆、绿豆来烹制，杂豆还可以做成各式主食，各种豆馅也是烹制主食的好搭配；马铃薯和红薯经蒸、煮或烤后，可直接作为主食食用，也可以切块放入大米中经蒸煮后同食。

（3）餐餐有蔬菜，天天吃水果，蔬果巧搭配。

每餐食物中要保证蔬菜重量大约占 1/2，这样才能满足一天“量”的目标。同时，多选择绿色、红色、黄色及紫红色的蔬菜，如菠菜、油菜、芥菜、西蓝花、茼蒿、紫甘蓝、西红柿、胡萝卜、南瓜等。深颜色蔬菜含胡萝卜素多，新鲜蔬菜含维生素 C 多。选择新鲜应季的水果，变换种类购买，把水果放在容易看到和方便拿到的地方，这样随时可以吃到。此外，自己制作水果蔬菜汁（不去掉渣）是多摄入蔬菜、水果的好办法。

（4）每天饮奶，常吃豆制品，适量吃坚果。

每天饮奶或酸奶 300g（100g 牛奶相当于 100g 酸奶、12.5g 奶粉、10g 奶酪），也可以品尝奶粉、奶酪和炼乳等，维持饮食多样性。但是，应该注意的是乳饮料不属于奶制品。经常吃各种豆制品或黄豆、青豆、黑豆等，每周可轮换食用豆腐、豆腐干、豆腐丝等。例如，早餐安排豆腐脑和豆浆，午餐、晚餐可以使用豆腐、豆腐丝等做菜，既变换口味，又能满足营养需求。坚果是人们休闲、接待嘉宾、馈赠亲友时的常见食品，是较好的零食和餐饮原料。坚果属于高能量食物，含有较高水平的不饱和脂肪酸、维生素 E 等营养素，故适量摄入有益健康，但脂肪含量高，易导致能量过剩，所以应注意适量。推荐摄入量为平均每周 50～70g（每天 10g 左右），如果摄入过多，应减少一日三餐中其他食物来源。

（5）适量吃鱼、禽、蛋、瘦肉，优选水产品。

鱼、禽、蛋和瘦肉均属于动物性食物，富含优质蛋白质、脂类、脂溶性维生素、维生素 B 族和矿物质等，是平衡膳食的重要组成部分。该类食物蛋白质的含量普遍较高，其氨基酸组成更适合人体需要，利用率高，但有些含有较多的饱和脂肪酸和胆固醇，摄入过多可增加肥胖和患心血管疾病等的风险，应当适量摄入。

鱼等水产类食物脂肪含量相对较低，且含有较多的不饱和脂肪酸，对预防血脂异常和脑卒中等疾病有一定作用，每周最好吃鱼 2 次。禽类脂肪含量也相对较低，其脂肪酸组成也优于畜类脂肪。蛋类中各种营养成分比较齐全，营养价值高，胆固醇含量也高，对一般人群而言，每天吃一个鸡蛋不会增加心血管疾病的发病风险。畜肉类脂肪含量较多，吃畜肉应当选瘦肉，每人每周畜肉摄入量不宜超过 500g。烟熏和腌制肉类在加工过程中易产生一些致癌物，过多食用可增加肿瘤发生的风险，应当少吃或不吃。目前我国多数居民摄入畜肉较多，鱼等水产类食物摄入较少，需要调整比例。建议成年人平均每天摄入总量 120～200g，相当于每周吃鱼 2 次或 300～500g，蛋类 300～350g，畜禽肉类 300～500g[①]。

促进反思与行动的活动

为班级每个孩子制作营养健康卡片，记录幼儿的一周膳食食谱、饮食习惯、健康问题（如：食物过敏），有必要时写下促进健康发展的建议。

拓展阅读

1. 中华人民共和国国家卫生健康委员会 . 7 岁以下儿童生长标准［S］. 中华人民共和国国家卫生健康委员会官网，2022.

2. 中华人民共和国国家卫生健康委员会 . 膳食调查方法 第 2 部分：称重法［S］. 中华人民共和国国家卫生健康委员会官网，2013.

3. 李昕升 . 食日谈：餐桌上的中国故事［M］. 南京：江苏凤凰科学技术出版社，2023.

4. 库尔 . 给孩子的食物简史［M］. 昆明：晨光出版社，2020.

① 中国营养学会 . 中国居民膳食指南（2022）［M］. 北京：人民卫生出版社，2022：76.

第六章

学前儿童的合理膳食

本章导读

学前儿童正处于生长发育的重要阶段，他们的生理特点与成人不同且生长速度快，为学前儿童提供合理膳食是保证其获得充足营养、健康成长的重要前提。这一时期也是培养学前儿童良好生活习惯和饮食习惯的关键时期，需要成人认真对待、悉心照顾。不同年龄阶段的学前儿童，对膳食的要求也是不同的，因此掌握不同时期学前儿童膳食的特点，合理提供膳食，帮助学前儿童养成正确的饮食习惯，是托幼机构教师需要学习的重要内容。本章以营养学知识为基础，针对学前儿童的营养需求，对学前儿童膳食的配置进行指导。

学习目标

1. 掌握喂养婴儿的正确方法。
2. 掌握各年龄阶段学前儿童膳食的特点。
3. 了解学前儿童正确的饮食习惯。
4. 能够对学前儿童实施正确的营养教育。

第一节　孕期营养

胎儿在母亲子宫内孕育成长，母亲为胎儿提供生长所需的热量及各种营养物质，母亲的营养状况对胎儿的生长发育有着重要的影响。母亲如果孕期营养不良，容易导致胎儿早产、营养不良；如果营养过剩又容易导致胎儿超重，发生难产等情况。因此，母亲能否掌握良好的孕期营养知识、合理增补营养物质，对胎儿的发育及今后的成长至关重要。

一、孕妇的生理特点

在妊娠期间，孕妇为适应胎儿的生长发育，生理上会进行一系列的调整，孕期妇女与正常妇女相比有以下变化①：

（1）孕妇血容量增加，但血液相对稀释，易出现生理性贫血。

（2）消化系统发生变化，胃肠蠕动减慢，易出现胃肠胀气及便秘等问题，并且在孕早期，极易出现恶心、呕吐等妊娠反应。

（3）妊娠期间，孕妇的肾小球滤过率升高，使得一些营养物质被过滤掉而损失，出现糖尿，另外在孕后期，孕妇也易出现水肿。

（4）孕妇内分泌功能发生改变，甲状腺功能尤其旺盛，碘的需要量增加。

（5）妊娠期间体重明显增加。

二、孕期的合理营养

（一）保证足够的热量

伴随生活水平的提高与社会的进步，女性越来越重视孕期的营养摄取，但对满足自身及胎儿发育所需要的能量的认识还存在不足。孕期热量摄入不足会影响胎儿宫内生长发育，如引发畸形、器官发育不良、低出生体重、生命能力低下等；热量摄入过多则会引起孕妇体重过度增加，可导致胎儿过大，增加胎儿患成年期疾病的危险，同时造成孕妇体脂过度堆积、羊水过多，诱发新生儿高胰岛素血症、高血压、高脂血症等并发症②。

与此同时，孕妇也应注意体重的增长，有计划地进行锻炼。美国医学研究院建议低于正常体重标准的孕妇体重增加在13～18kg，正常体重者12～16kg，肥胖者7kg较为适宜，孕妇保持正常的体重，也有利于减少妊娠及分娩危险（见表6-1）。

（二）及时补充蛋白质

孕妇体内蛋白质不足容易导致胎儿发育迟缓、发育不良，甚至导致胎儿畸形和流产，并且不利于产后母亲的恢复。已有研究也证明，孕妇若在孕期蛋白质摄入不足，会造成胎儿脑细胞分化缓慢，导致脑细胞总数减少，而人脑细胞是在胎儿期和出生后1年内的婴儿期分化完成的，因此为了优生，首先应该保证孕妇的蛋白质需求③。

---

① 韩梅，乔晋萍．医学营养学基础［M］．北京：中国医药科技出版社，2011：75-76.

② 曹泽毅．中华妇产科学（上、下册）［M］．2版．北京：人民卫生出版社，2004：1310-1311.

③ 乐杰．妇产科学［M］．6版．北京：人民卫生出版社，2003：59.

表 6－1 孕期体重参考值

孕前体质指数（kg/m^2）	孕期推荐的体重增长值（kg）
低（BMI＜19.8）	12.5～18
正常（BMI 19.8～26.0）	11.5～16
高（BMI＞26.0～29.0）	7.5～11.5
肥胖（BMI＞29.0）	6～6.8

注：体质指数（BMI）的计算公式为 BMI＝孕前体重（kg）/孕前身高的平方（m^2）。

（三）合理补充微量元素

钙是构成骨骼、牙齿的主要成分，胎儿从母体摄取大量的钙以促进自身的生长发育，胎儿对钙的需求随着自身生长不断增加。如果胎儿对钙的需求得不到满足，就会向母体索取，影响母体的骨密度，发生软骨病等疾病。但钙的摄入并非越多越好，摄入过多的钙，可能导致孕妇便秘，并影响其他营养素的吸收。

铁元素是肌红蛋白和血红蛋白的重要组成部分，铁元素的缺乏会导致孕妇贫血，加重其心脏负担，也容易使胎儿早产、体重过低，并且发生缺铁性贫血等疾病。在实施补铁之前也需要对体内铁元素含量进行评价，根据一定的指标判定是否需要补铁，人体内铁元素含量过大也会影响其他元素的吸收，影响健康。

在妊娠期间，储存在母体和胎儿中的锌总量约为 100mg，其中约 53mg 储存在胎儿体内。孕妇获取充足的锌有利于促进胎儿的生长发育，预防先天性畸形的发生。

（四）保证体内维生素含量

维生素 A 能够促进胎儿视力的发育，增强其抗病能力，也有益于牙齿和皮肤黏膜的健康。

维生素 B 具有增强食欲、促进肠蠕动和产后乳汁分泌的作用，维生素 B 缺乏会引起便秘、呕吐、倦怠、气喘，分娩时出现宫缩乏力，使产程延长或分娩困难等。

维生素 C 对维持血管、肌肉、骨骼、牙齿的正常功能，增强抗病能力等均很重要。缺少维生素 C，会引起孕妇流产与早产，胎儿出生后易患维生素 C 缺乏症和贫血。

维生素 D 是人体不可缺少的一种脂溶性维生素，极度的维生素缺乏会造成骨骼发育的严重障碍，发生佝偻病。孕期是一个特殊的时期，胎儿不能合成维生素 D，但胎儿的发育却需要大量的维生素 D，因此，孕期的维生素 D 缺乏往往更为严重①。

维生素 E 有利于预防流产、新生儿溶血。

叶酸是一类水溶性的维生素，参与氨基酸和核酸的新陈代谢。叶酸缺乏可导致胚胎神经管畸形及先天性心脏畸形。

---

① 乔萍，应豪．孕期微量元素和维生素的合理补充［J］．上海医药，2013（6）：3－7.

三、孕期膳食指南

由于不同妊娠时期孕妇生理和营养需求的不同，整个孕期常被分为孕前期（孕前 3～6 个月）、孕早期（孕 1～12 周）、孕中期（孕 13～27 周）和孕晚期（孕 28 周至分娩）四个阶段。孕妇需要根据每一阶段的特点增补营养，合理饮食，可参考中国营养学会妇幼分会修订的中国备孕妇女平衡膳食宝塔和中国孕期妇女平衡膳食宝塔（见图 6－1、图 6－2）。

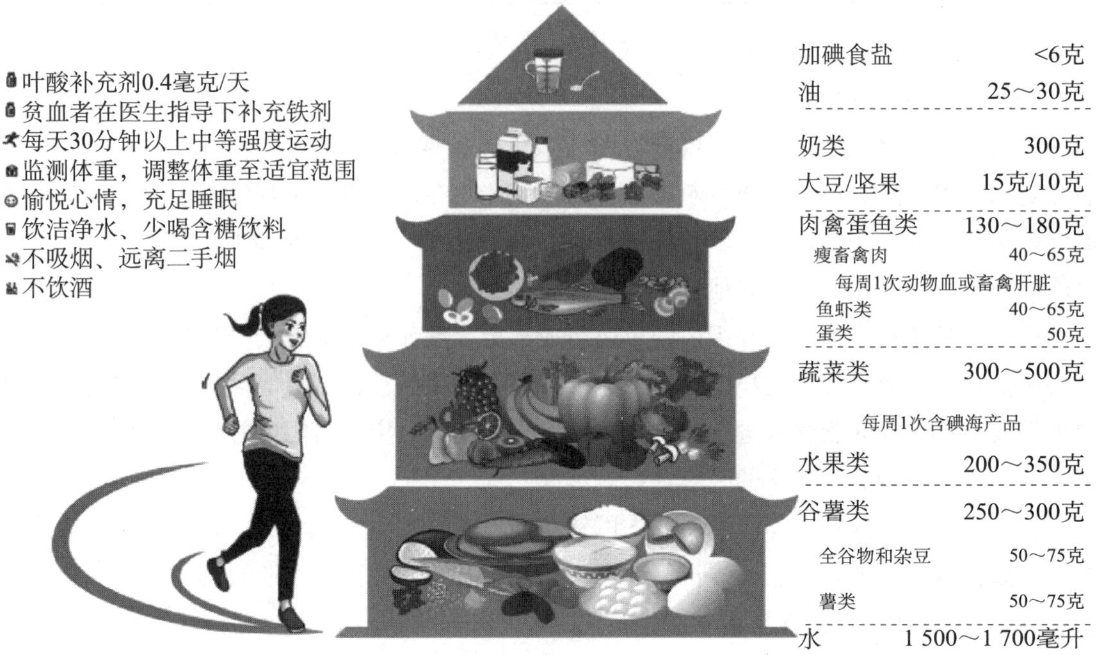
叶酸补充剂0.4毫克/天
贫血者在医生指导下补充铁剂
每天30分钟以上中等强度运动
监测体重，调整体重至适宜范围
愉悦心情，充足睡眠
饮洁净水、少喝含糖饮料
不吸烟、远离二手烟
不饮酒
加碘食盐 <6克
油 25～30克
奶类 300克
大豆/坚果 15克/10克
肉禽蛋鱼类 130～180克
瘦畜禽肉 40～65克
每周1次动物血或畜禽肝脏
鱼虾类 40～65克
蛋类 50克
蔬菜类 300～500克
每周1次含碘海产品
水果类 200～350克
谷薯类 250～300克
全谷物和杂豆 50～75克
薯类 50～75克
水 1 500～1 700毫升

图 6－1　中国备孕妇女平衡膳食宝塔

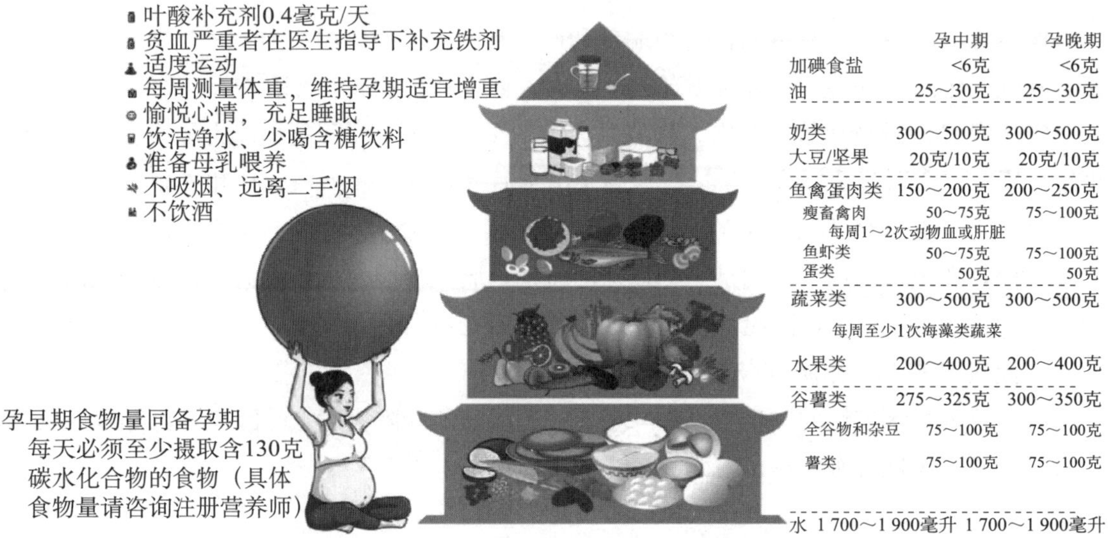

图 6－2　中国孕期妇女平衡膳食宝塔

第二节　婴儿喂养

婴儿的生长发育速度明显快于生命周期的任何其他时期。婴儿在出生后的5～6个月内体重会增加一倍，而在出生后的一年内体重会增加近两倍。随着婴儿接近一岁，出生长度通常会增加50%①。婴儿期是人生长发育的重要时期，婴儿期的喂养十分重要，直接影响婴儿能否获得足够的营养，并且影响其下一个阶段的生长发育。

一、母乳喂养

世界卫生组织和联合国儿童基金会对于纯母乳喂养的推荐定义为：婴儿只吃母乳，不添加任何其他非人奶品、固体食物和水果汁等液体食物。纯母乳一直被公认为6个月内婴儿健康生长发育过程中的最佳食物。在生命最初6个月应该对婴儿进行纯母乳喂养以实现最佳的生长、发育和健康②。

（一）判断母乳量和增加泌乳量的方法

1. 判断母乳量的方法

婴儿摄乳量主要取决于婴儿自身的营养需要，婴儿需要量和母亲泌乳量的差异很大，因此通常根据婴儿体重的增长率来判断母乳量是否充足。中国营养学会将母乳不足的具体表征总结为以下几方面：

可靠征象：婴儿体重增长缓慢（每月增重少于500g，或出生2周后的体重低于出生体重）；尿量少，颜色较黄，气味较大，一般每日少于6次。

可能征象：哺乳时伴随婴儿哭闹，吮吸次数多、吞咽次数少，哺乳后还想找奶吃；母亲自己没有乳房胀感，挤奶时没有奶滴出；每次吃奶时间过长；两次喂奶时间间隔短；婴儿大便干硬或发绿。

2. 增加泌乳量的方法

（1）保持心情愉悦。

乳母应保持乐观的情绪，充满信心，焦虑会妨碍乳汁的泌出，即使乳母身体产生了母乳，也很难流出来。与此同时，乳母要进行适当的身体锻炼，保证身体和心理的放松。

（2）增加喂奶次数，延长喂奶时间。

让婴儿频繁吮吸、延长吮吸时间，是增加乳汁分泌的最好办法。虽然母乳量少，但也

---

① MAROTZ L R. Health, safety, and nutrition for the young child [M]. 8th ed. Belmont, CA: Cengage Learning, 2012.

② 方红英，王芝芳. 6个月内婴儿纯母乳喂养现状调查分析 [J]. 中国妇幼保健，2014 (14): 2230-2232.

应坚持让婴儿吮吸，乳母要积极主动地给婴儿提供吃奶的机会，24 小时内应至少喂奶 10 次，并且不要限制婴儿每次吃奶的时间。

（3）两侧乳房轮流喂奶。

常见的做法是让婴儿从一侧乳房开始吮吸 15 分钟左右，然后换到另一侧，直至喂奶结束。两侧轮流喂哺可以促进乳汁分泌，并且还可以预防乳头皲裂、乳汁淤积和乳腺炎等疾病。如果婴儿总是长时间吮吸一侧乳房，就会增加乳头的负担，乳母总保持一个姿势也会疲劳。值得注意的是，两侧乳房轮流喂奶的时间不宜过短，如果太快换到另一侧，婴儿吃到的将会是两侧乳房的前奶，难以保证生长所需的热量。

（4）想象泌乳反射。

喂奶的时候，乳母与婴儿之间保持大量的肌肤接触，有助于泌乳反射，泌乳反射挤压乳腺，使其中的乳汁流出至乳管及乳窦，婴儿就可以吃到奶了。并且，在喂奶过程中，想象奶水源源不断地满足婴儿的需求，同样能够促进乳汁的分泌。

（5）饮食调节。

在哺乳过程中，乳母应调节自己的饮食，多食用有利于乳汁分泌的食物，如排骨汤、猪蹄、鲫鱼汤等；避免食用抑制乳汁分泌的食物，如韭菜、人参、刺激性和油炸类食品等。

（二）哺喂母乳的姿势和方法

1. 摇篮式

摇篮式是最常见的哺乳姿势之一，操作较为简单，使用广泛。

乳母需身体坐直，用与乳房同侧的一只手臂的肘关节内侧支撑住婴儿的头部及身体，将婴儿的腹部紧贴自己的身体。之后用另一只手托住乳房，将婴儿的脸调整到靠近乳房的位置，开始哺乳。

2. 交叉摇篮式

交叉摇篮式与摇篮式相似，区别在于喂左侧时用左手托乳房，喂右侧时用右手托乳房。适合于早产儿或吃奶有困难的婴儿，方便乳母看到其吃奶的情况。

在哺乳时，乳母需坐直身体，用与乳房同侧的手托住乳房，此时手臂呈 C 形。乳母同样需将婴儿的腹部紧贴自己的身体，将婴儿的脸调整到靠近乳房的位置，开始哺乳。

3. 足球式

足球式又称橄榄球式，适合乳房较大或乳头内陷、扁平或双胞胎的乳母。

在哺乳时，乳母需将婴儿放在自己身体一侧，用同侧前臂支撑婴儿的背部，用手扶婴儿的头部和颈部。让婴儿的脚伸向乳母的背部，并用另一只手引导婴儿吮吸乳房。

4. 侧躺式

侧躺式适合进行过剖宫产手术和阴道侧切的乳母使用，也适合夜间哺乳使用。

哺乳时，婴儿和乳母分别侧卧在床上，保持面对面的姿势，乳母将婴儿的头枕在自己的臂弯上，保持婴儿的嘴和乳头持平，乳母也要用枕头支撑后背，手臂放在上方枕头旁。在哺乳过程中，乳母应时刻注意避免乳房堵住婴儿的鼻子，引起窒息。

（三）母乳的保存

哺乳期间，很多母亲会存放多余的母乳，以防自己在工作、外出或生病时无法保证幼儿的母乳量。为了保证母乳的质量，母乳的保存方法显得尤为重要。

1. 母乳的存储容器

母乳的存储容器首选密封性好、耐低温的母乳保鲜袋，不建议使用玻璃制品或金属制品，会影响母乳的养分和活性。母亲用吸奶器将母乳放入存储容器后，应首先将年月日等信息写在容器上，避免婴儿食用放置过久的乳汁。存储的母乳量也不宜过多，最好为婴儿一次食用量，避免浪费。

2. 母乳的保存时间

母乳的保存通常采取两种方式，一种是常温保存，另一种是冷藏保存。在常温保存情况下，初乳（产后 6 天之内挤出的母乳）可在 27～32℃的温度下保存 12 小时，成熟母乳（产后 6 天以后挤出的母乳）可在 15℃的温度下保存 24 小时。在冷藏保存情况下，可在温度 0～4℃保存 8 天甚至更长时间。

3. 母乳的加热方法

（1）隔水烫热法。

当冷藏母乳未结冰时，将母乳及存储容器一同放进温水中浸泡，并轻轻晃动，使母乳充分受热。当母乳结冰时，需先用自来水将其解冻后，再放入温水中浸泡加热。

（2）使用加热器。

在使用加热器加热母乳时应注意温度不要过高，保持在 40℃左右为宜。

（3）恒温调奶器。

为了能在较长时间内保证母乳的温度，调奶器的温度应保持在 40℃左右为宜。

不论使用哪种方法对母乳进行加热，都不宜温度过高，并且解冻或加热过的母乳不可二次冷冻，应及时处理掉。

（四）母乳喂养中的常见问题

1. 生理性腹泻

生理性腹泻是指接受母乳喂养的婴儿每日大便 7～8 次，呈水样，除此之外婴儿其他都正常，不发热、精神充足、体重增长正常。婴儿生理性腹泻可能与母乳黏稠、自身消化酶不足有关。因此母亲应多饮水，防止乳液黏稠，并且要多注意婴儿臀部的清洁卫生。

2. 乳汁淤积

乳汁淤积会导致乳汁排出不畅，因此每次哺乳婴儿后，母亲应借助吸奶器等工具将多余的乳汁吸出，并调整饮食，暂停食用催乳的食物，也可以通过按摩的方式改善乳汁淤积的情况。

（五）不适合母乳喂养的情况

（1）母亲患有慢性疾病，长期用药。如长期服用抗癫痫药或抗生素类药，这些药物可通过母亲乳汁进入婴儿体内，对其健康十分不利。

（2）母亲患结核病、各类型肝炎等传染性疾病，对婴儿进行母乳喂养会加大婴儿患病风险。

（3）母亲患产后抑郁等精神类疾病，会对婴儿造成安全威胁，不适宜进行母乳喂养。

（4）母亲接触有毒害的化学药品、农药后要停止哺乳。

（5）母亲患重感冒或高烧期间应暂停哺乳，等感冒好后再进行哺乳。

（6）母亲患乳腺炎期间应暂停哺乳。

延伸阅读

世界母乳喂养周

国际母乳喂养行动联盟（WABA）将每年8月1日至7日确定为世界母乳喂养周，旨在促进社会和公众对母乳喂养有正确认识并支持母乳喂养，截至2020年已有120多个国家参与此项活动，我国在2012年成立了中国母乳喂养行动联盟。

二、人工喂养和混合喂养

（一）人工喂养的注意事项

人工喂养是指在完全没有母乳或因其他因素不能进行母乳喂养的情况下，用牛奶、羊奶及其他代乳品喂养婴儿的行为。人工喂养虽没有母乳喂养好，但只要选择了正确、适合的代乳品，仍能保证婴儿正常的生长发育，满足其营养需求。

（1）人工喂养应首选乳品或乳制品作为主食，喂养量和浓度应根据婴儿月龄、体重进行计算，并根据需要及时调整，乳制品过少过稀容易引起营养不良，过多过浓容易引起消化不良和腹泻，原奶、炼乳和酸奶不适宜作为主食进行人工喂养。

（2）人工喂养次数和时间间隔应尽量与母乳喂养相同，喂奶前应试奶温，可将乳汁滴几滴于手背或手腕处，若无过热感，则表明温度适合，可以进行喂养。

（3）奶嘴的软硬度与奶嘴孔的大小应合适，在喂养时要让乳品充满奶嘴，以免婴儿吸入空气。

（4）奶瓶在使用过后应及时进行清洗、消毒，奶嘴要经常更换。

（二）混合喂养的方式

混合喂养是指在母乳量不足或母亲不能及时哺乳婴儿的情况下，将母乳与其他乳制品混合使用的喂养方法。混合喂养比人工喂养更有利于婴儿的生长发育，但不如纯母乳喂养好。混合喂养通常采取如下 2 种形式：

1. 补授法

补授法是指在婴儿出生 6 个月内，母乳不足或母亲不能按时哺乳时，用其他乳品、代乳品作为补充的方法。采用补授法时，母乳喂养次数应保持不变，待母乳排空后，再用其他乳品进行补充。

2. 代授法

代授法是指在母亲乳量充足，但不能按时喂养的情况下，用其他乳品代替哺乳一次或几次的方法。但母亲应保持每天母乳喂养 3 次或 3 次以上，也可将多余的乳汁挤出，放入冰箱保存，待哺乳前将其加热后供婴儿食用。

三、辅食的添加

在婴儿阶段，母乳是最理想的食品，但当婴儿满 6 个月后，光吃母乳或代乳品已经无法满足其营养需求。所以这段时间，除了原先母乳或代乳品之外，还应给予婴儿一些固体食物，即辅食。表 6－2 介绍了各年龄段幼儿辅食添加的方式。

表 6－2　各年龄段幼儿辅食的添加

阶段	4～6 个月（训练吞咽）	7～10 个月（训练口腔嚼碎食物）	10～12 个月（固体食物）
食物形态	流质	半流质	固体
注意事项	食物盛放在碗中，用汤勺喂食，以天然食物为主，不加调味剂	为婴儿提供一些可以手拿的食物	固体食物不宜过硬，要易于消化
辅食范例	稀粥、菜泥、果泥等	饼干、肉末、豆腐等	软饭、面包、馒头等

资料来源：万钫．学前卫生学［M］．3 版．北京：北京师范大学出版社，2012：80－81.

值得注意的是，在为幼儿提供辅食时，要注意幼儿的饮食安全，使用专门的婴儿餐具。在喂辅食的最初阶段，为幼儿提供的辅食应少量，仅在勺尖放一点食物即可。随着幼儿年龄的增长，每次可喂幼儿 2～3 勺食物。幼儿吃不完的食物应及时倒掉，不可让其他幼儿再次食用或让几名幼儿同食一碗辅食。

第三节　幼儿膳食

随着消化能力逐渐提高，胃容量增大，幼儿对食物的咀嚼能力大大加强，胃肠道各种消化酶的分泌接近成人水平。与此同时，母乳中的营养物质含量下降明显，幼儿2岁左右时考虑断奶，进食固体状食物。

一、幼儿膳食的特点

（一）不再以乳类为主食

对于1～3岁的幼儿来说，乳类不作为主食食用，但也应保证每日饮用量在500～600ml，以补充生长发育所需的蛋白质。

（二）食物种类多样

随着幼儿年龄的增长，可食用的食物种类越来越多，除浓茶、辣椒、酒，及含糖量、含盐量过多的食物外，均可食用。食物形式也逐渐丰富，由流质、半流质食物向固体食物过渡。

（三）用餐次数多

婴儿的喂养通常是按需要随时进行，因此幼儿不能马上适应正常的一日三餐，需要在三餐外增加1～2次餐点。

二、幼儿膳食配置的原则

（一）保证营养

蛋白质、脂肪、碳水化合物是人体必备的营养素，在代谢消化后能够产生能量，又称产能营养素。幼儿膳食中蛋白质、脂肪、碳水化合物的比例应在1∶1∶4至1∶1∶5，幼儿膳食中应注意添加虾、海带、奶类等含钙量较高的食物，以及含有丰富维生素的绿色蔬菜、优质肉类等，满足幼儿营养需求。

（二）合理搭配

1. 粗粮、细粮搭配

长期只食用细粮，容易导致营养素的缺乏，影响人体对钙、铁的吸收，粗粮中含有丰富的膳食纤维，将粗粮和细粮搭配食用，营养更加丰富、均衡。常见的玉米、燕麦、红薯、豌豆等粗粮都可以融入细粮中，使得幼儿膳食细中有粗、营养均衡。

2. 荤素搭配

荤食主要是指动物性食物，这类食物蛋白质种类多、含量高，但过多食用易导致肥胖、动脉硬化等问题。素食主要指米、面及蔬菜类食物，这类食物蛋白质含量较少，吸收率低。因此幼儿膳食应注意荤素搭配，克服荤、素食各自的缺点。

3. 干稀搭配

三餐应有干有稀，有菜有汤，便于幼儿消化，并且汤类食物可以在一定程度上补充幼儿体内的水分。

4. 米面搭配

我们每日所需的热量和营养主要来自米和面，米中含有脂肪、钾、镁等微量元素，面中含有丰富的蛋白质及淀粉，有利于肠胃的蠕动。因此幼儿膳食要注意米面搭配，面食可以制作成不同的样式，激发幼儿食欲。

（三）合理烹调

首先，幼儿的食物应单独制作，食物烹调时要尽量软、烂，以便于幼儿消化、吸收。其次，幼儿的食物也要具有良好的色、香、味、形，能够引起幼儿的食欲。最后，烹调的方法和食物的种类要经常更换。

（四）保证卫生

幼儿年龄小、抵抗力差，因此要格外注意饮食卫生。食物的选取要保证新鲜、干净，烹调食物时要确保食物煮熟、煮透。同时，也要培养幼儿餐前、餐后洗手，不吃生冷食物的习惯。

（五）营造舒适的进餐环境

舒适的进餐环境能使幼儿养成专心吃饭的习惯。进餐时，不应播放电视，否则会转移幼儿的注意力，甚至打断幼儿的进食行为，影响消化。幼儿要有固定的位置进餐，并有适合自身特点的桌椅和餐具。

延伸阅读

3～5 岁儿童一日进餐示例

餐次	食物名称及主要原料重量
早餐	燕麦粥（燕麦 10g、大米 10g、核桃 2～5g） 白煮蛋（鸡蛋 30g） 蔬菜奶酪色拉（杂菜 10g、奶酪 10g）
上午加餐	香蕉 100～150g 牛奶一杯（200～250g）
午餐	米饭（大米 25g）、小米粥（小米 15g） 红烧鸡肉（鸡肉 25g、蘑菇少许） 清炒西蓝花（西蓝花 100g） 醋熘土豆丝（土豆 50g）

续表

餐次	食物名称及主要原料重量
下午加餐	酸奶 200～250g
晚餐	米饭（大米 40～45g）、蒸南瓜（南瓜 80～100g） 清蒸鲈鱼（鲈鱼 20～25g）、油菜汤（油菜 60～100g） 红烧豆腐（豆腐 100g、猪肉末 20～30g）

注：培养清淡饮食习惯；每天饮用水 1 000ml，喝白水，不喝含糖饮料；吃动平衡，鼓励户外运动或游戏，每天最好进行 60 分钟活动，如快跑、骑小自行车、拍球、捉迷藏、溜滑梯等。

该膳食方案是按照能量需要量 1 200～1 300kcal 而设计的，该能量需要水平一般适合于女童 3～5 岁，男童 3～4 岁。该食谱膳食蛋白质和脂肪分别提供能量约占 18% 和 30%。对某个体儿童而言，该能量需要量仅是估计值，需要了解儿童目前体重并监测体重增长变化，判断是否需要调整能量摄入。

资料来源：中国营养学会．中国居民膳食指南（2022）[M]. 北京：人民卫生出版社，2022：327.

第四节　学前儿童的营养教育和饮食习惯培养

一、学前儿童营养教育

学前儿童营养教育是指根据幼儿身心发展特点，对幼儿实施的教育活动，旨在帮助幼儿掌握饮食营养知识，树立正确的健康饮食营养观念。这对保护和增进幼儿的身体健康有重要的价值①。

（一）学前儿童营养教育的目标

（1）学前儿童要初步了解生活中常见食物的名称、种类及特点，懂得不同食物应搭配食用，做到膳食平衡。

（2）帮助学前儿童克服偏食、挑食、过食等行为，养成良好的饮食习惯，注意饮食卫生。

（3）帮助学前儿童学会正确使用餐具，独立进食，养成安静进餐的习惯。

（4）防止学前儿童营养不良，促进其生长发育和身心健康。

（二）学前儿童营养教育的内容

1. 了解食物营养及饮食卫生知识

学前儿童要了解不同种类的食物含有的营养成分不同，知道每种营养素在身体中的作用，只有食用多种食物，合理搭配膳食才能保证身体健康；做到饭前洗手，不吃生冷及过夜的食物，用餐时细嚼慢咽，懂得“病从口入”的道理。

2. 养成良好的饮食习惯及饮食礼仪

学前儿童要养成不挑食、不偏食、不过食的习惯，并能主动做好餐前准备，按时食用

① 陈旭微．美国幼儿饮食营养教育的实施背景与形式及对我国的启示 [J]. 学前教育研究，2016（3）：15－28.

一日三餐；在进食时能够专心吃饭，不看电视、不打闹；养成良好的饮食礼仪，如口中有食物时不要讲话、不要拿别人的食物等。

3. 知道烹调食物的简单方法

学前儿童要知道可以通过蒸、煮、煎、炸等多种方法制作食物，了解不同的烹调方法制作的食物口感不同，能够学会安全使用一些简单的烹饪工具，在他人帮助下制作食物。

4. 了解传统饮食文化与风俗习惯

学前儿童要了解中国传统的饮食文化，以及居住地的饮食特色，如知道我国的饮食文化中形成了鲁菜、川菜、粤菜、闽南菜、苏菜、浙菜、湘菜、皖菜八大菜系，春节要贴春联、端午节要吃粽子的风俗习惯。

（三）学前儿童营养教育的实施与规划的原则

1. 需要性原则

需要性原则是指学前儿童营养教育应从幼儿的需要出发，营养教育活动应来源于学前儿童的生活。要让学前儿童从实际生活中感受到营养教育对自身健康的意义，养成正确的营养观念。

2. 可行性原则

可行性原则是指营养教育活动要适合不同年龄阶段的学前儿童，能够根据学前儿童的发展水平，制定不同的营养教育活动目标和内容，并被学前儿童接受。

3. 安全性原则

安全性原则是指在营养教育活动中，要保证学前儿童的安全与健康，营养教育活动的设计要安全、有效。

4. 一致性原则

一致性原则是指对学前儿童进行的营养教育，要做到家园一致，只有托幼机构与家庭合作，共同努力，才能使学前儿童的营养教育活动获得良好的效果。营养教育也需长期坚持，保持前后一致。

5. 直观性原则

直观性原则是指营养教育活动要具有直观性、可操作性。对于学前儿童来说，知识的习得仍主要靠直接经验，因此在营养教育活动中要给学前儿童参与学习的机会，允许学前儿童用多种感官进行探索、学习。

活动案例

我爱吃蔬菜

活动设计意图

《3—6岁儿童学习与发展指南》指出，教师要引导帮助幼儿养成良好的饮食习惯，帮助幼儿了解食物的营养价值，引导他们不偏食、少吃或不吃不利于健康的食品。通过播放

“多吃蔬菜身体好”故事视频、蔬菜美食图片展示，培养幼儿对蔬菜的喜爱，了解常见蔬菜的名称、特征和作用，并让幼儿知道身体的生长发育离不开吃蔬菜。

活动目标

1. 认识常见的蔬菜，能说出蔬菜的名称以及基本特征。

2. 初步了解常见蔬菜的营养价值，知道多吃蔬菜对身体有益。

3. 养成喜欢吃蔬菜的好习惯。

活动准备：利用蔬菜美食图片制作的PPT、真实蔬菜。

活动重点、难点：了解多吃蔬菜的益处，养成多吃蔬菜的好习惯。

方法：提问法、讲述法。

活动过程

1. 情景导入：以《蔬菜宝宝》的视频导入活动，并提问：小朋友们，刚才视频中你们看到了什么呀？它们在做什么？它们可爱不可爱？通过播放视频引起幼儿的兴趣，并用提问的方式，引导幼儿认识常见蔬菜。

2. 帮助小朋友们认识蔬菜：教师出示图片，引导幼儿描述蔬菜的基本特征，告诉幼儿这些蔬菜是什么，它们对身体有哪些益处。

3. 教师提问：既然蔬菜那么重要，那么小朋友们吃过哪些蔬菜呢？最喜欢的蔬菜是什么？

4. 教师总结，鼓励幼儿多吃蔬菜。

活动延伸：教师或家长带领幼儿参观菜园，了解蔬菜是如何生长的，让幼儿尝试自己采摘蔬菜。

二、学前儿童饮食习惯的培养

（一）良好的饮食习惯的内容

1. 餐前准备充分

在准备进餐前要告知学前儿童，让学前儿童做好心理准备，并要求他们洗手，坐在自己的椅子上，年龄稍大的学前儿童可以让其帮助家长擦桌子、放置餐具。让学前儿童对吃饭产生兴趣。

2. 按时进餐

学前儿童要养成按时吃饭的好习惯，通常来说，早餐在7：30—8：00、午餐在11：30—12：00、晚餐在5：30—6：00较为适宜。学前儿童每次进餐时间不应少于半小时，要细嚼慢咽并专心吃饭。

3. 不偏食、不挑食、不过食

偏食、挑食是不良的饮食习惯，不仅影响到幼儿的身体健康，而且形成固定的口味后，长大成人也难再适应多样化的膳食①。过食也易导致学前儿童肥胖，增加患病风险。学前儿童要养成适度饮食的好习惯，食用不同种类的食物，均衡营养。

4. 注意用餐卫生，有礼貌

学前儿童要养成良好的用餐习惯，饭前洗手、细嚼慢咽，不用手捡桌上的食物吃，要使用自己的餐具和水杯；并且进餐时要有礼貌，尽量保持安静，不浪费食物。

（二）家庭的责任

1. 保证饮食科学，营养均衡

家长在选择食材时应挑选新鲜的食物，种类应尽量多样，注意膳食搭配。一般来说要少盐、少糖，形成杂食的习惯。

2. 合理安排零食的食用

家长在为学前儿童选择零食时，不能一味迎合儿童的喜好，要为儿童选择有营养的食品，如各类水果、面包、坚果等，零食种类也需要经常更换。家长要把握儿童吃零食的时间，可在每日午餐、晚餐之间为儿童提供少量零食，以免儿童食用零食过多，影响正常进餐。

3. 和谐的餐桌氛围

在进餐时，不宜与儿童讨论过于严肃的话题，也不应训斥、教育儿童，这样会影响儿童对食物的兴趣。家长要鼓励儿童自己吃饭，不应进行过多的干涉，更不应强迫儿童多食或进行喂饭。要形成和谐的餐桌氛围，让儿童在轻松、快乐的环境中进餐，养成良好的饮食习惯。

促进反思与行动的活动

1. 请设计一个学前儿童营养教育活动（可借助绘本或游戏的形式）。

2. 为孕期妇女设计一个食谱（可借鉴膳食宝塔相关内容）。

3. 运用本章理念，尝试制作一个儿童用餐时间评价表，以帮助儿童养成健康的饮食习惯。

4. 收集托幼机构的食谱，对其进行评价，判断食谱是否符合儿童的营养需要，并对食谱进行修订。

拓展阅读

1. 绘本：《肚子里有个火车站》《好饿的毛毛虫》。

2. 许丽芬．衣食住行：生活经验园本课程开发与实施研究［M］．杭州：浙江大学出版社，2023.

---

① 金至妍．幼儿良好饮食习惯的培养［J］．读与写（教育教学刊），2017（2）：226.

第七章

托幼机构的膳食管理

本章导读

《“健康中国2030”规划纲要》指出，要“引导合理膳食”，“加强食品安全监管”。幼儿正处于身心发育的旺盛时期，所需各种营养素相对比成人要多，通过合理膳食搭配，幼儿从食物中获得各种营养物质，有助于维持生命活动，促进生长发育。

托幼机构是学前儿童生活的主要场所，学前儿童膳食的60%～70%是由托幼机构负责供给的。因此，托幼机构对学前儿童的营养以及身体的生长发育负有不可替代的重要责任。托幼机构应该精心做好膳食管理，为学前儿童提供一个优质的膳食环境。良好的膳食搭配与管理不仅是学前卫生保健工作的重要组成部分，更是学前儿童健康成长的重要保障。

学习目标

1. 熟悉膳食搭配的原则、膳食管理的制度。
2. 熟悉膳食计划的制订过程，会以适当形式将食谱呈现在家园联系栏内。
3. 了解膳食状况的调查与评价方法。
4. 了解食品卫生、厨房及炊事人员卫生管理的要求。
5. 掌握学前儿童进食过程中的环境创设与管理要求。
6. 掌握班级进餐管理各个环节中的要求。

第一节 托幼机构膳食搭配与管理

学前儿童生长发育迅速，新陈代谢旺盛，所需的各种营养素和能量相对较多。为满足学前儿童对营养素和能量的需要，必须通过每日的膳食向他们提供足量且优质的各种营养素。因此，科学合理的膳食搭配与管理是托幼机构保健工作的重要内容。解读膳食计划的制订、膳食状况调查与评价的过程，规范托幼机构的膳食搭配与管理，能够保证学前儿童获得平衡膳食，促进学前儿童的生长发育。

一、托幼机构膳食搭配的原则

（一）营养均衡，比例适宜

托幼机构膳食搭配必须满足学前儿童的营养需要。为满足学前儿童多样化的营养需求，必须注意六大营养素的平衡供给，不仅要在数量上符合儿童对能量的需要，而且各种营养素之间要保持适宜的比例。例如，膳食中摄入的蛋白质应占总能量的12%～15%，脂肪占20%～30%，碳水化合物占50%～60%[①]。同时，还应注意补充身体必需的微量营养素，如钙、铁、锌等。

根据《中国孕期、哺乳期妇女和0～6岁儿童膳食指南》，学前儿童各类食物每日建议摄入量如表7-1所示。

表7-1 学前儿童各类食物每日建议摄入量

食物种类	1～3岁	3～6岁
谷类	100～150g	180～260g
蔬菜类	150～200g	200～250g
水果类	150～200g	150～300g
鱼虾类	100g	40～50g
畜禽肉类		30～40g
蛋类		60g
奶类	母乳或80～100g（配方奶粉）	300～400g
植物油	20～25g	25～30g

资料来源：中国营养学会妇幼分会．中国孕期、哺乳期妇女和0～6岁儿童膳食指南（简要本）[M]．北京：人民卫生出版社，2010：48-49.

（二）品种丰富，增进食欲

学前儿童的膳食应由多种食物构成。多样化的食物能够满足学前儿童对各种营养素和

① 唐林兰，陈威．学前儿童卫生与保健[M]．3版．北京：教育科学出版社，2021：98.

能量的需求，食物的具体选择可参照中国营养学会妇幼分会的学前儿童平衡膳食宝塔（见图 7－1）。同时，食物品种单一、缺少变化，容易降低学前儿童的食欲。因此，在保证学前儿童所需各种营养素供给的前提下，要经常性变化食物的品种。

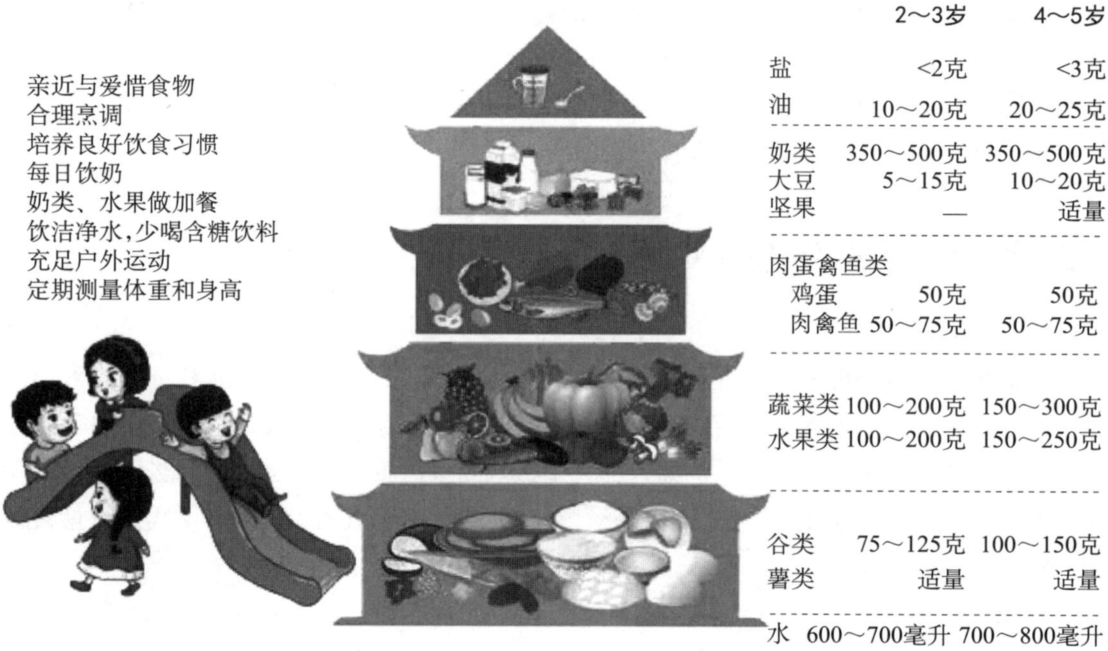

图 7－1　中国学前儿童平衡膳食宝塔

延伸阅读

学前儿童科学膳食的需要

- 认识食物，学习烹饪，提高营养科学素养。
- 三餐搭配合理，规律进餐，培养健康饮食行为。
- 合理选择零食，足量饮水，不喝含糖饮料。
- 不偏食节食，不暴饮暴食，保持适宜体重增长。
- 保证每天至少活动 60 分钟，增加户外活动时间。

（三）易于消化，促进吸收

与成人相比，学前儿童消化管的黏膜非常细嫩，血管较多，消化功能较差，因而要特别注意饮食卫生，防止消化不良和发生胃肠道疾病。食物的搭配要以学前儿童的咀嚼能力和消化能力为依据，食物的品种、数量和烹调方法都要有助于学前儿童的消化和吸收，尽量做到碎、细、软、烂。各年龄段学前儿童膳食的烹调要求如表 7－2 所示。

表 7-2 各年龄段学前儿童膳食的烹调要求

<table>
<tr><th rowspan="2">年龄（岁）</th><th colspan="9">食物形态</th><th rowspan="2">烹调方法</th></tr>
<tr><th>蔬菜
鲜豆
干豆</th><th>豆腐</th><th>鸡鸭</th><th>鱼</th><th>虾</th><th>瘦肉
内脏</th><th>饭</th><th>面食</th><th>粗粮</th></tr>
<tr><td>1～2</td><td>泥或
碎末</td><td>碎烂</td><td>去骨
碎末</td><td>去刺
碎末</td><td>去皮
碎末</td><td>碎末</td><td>煮烂</td><td>蒸煮</td><td>粉糊</td><td>烧煮
煨炖</td></tr>
<tr><td>2～3</td><td colspan="3">细丝、小片或小丁</td><td>去刺、
小片或
小丁</td><td>去皮
整食</td><td>细丝、
小片或
小丁</td><td>煮烂</td><td>同上加
包子、
饺子</td><td>烂粥</td><td>同上
加炒</td></tr>
<tr><td>3～6</td><td colspan="4">大块</td><td>带皮
整食</td><td>大块</td><td>同成人</td><td>同上加
油煎</td><td>烂饭</td><td>同上
加油煎</td></tr>
</table>

延伸阅读

保障食欲“三不要”

- 不要在吃饭的时候批评孩子。让孩子单纯地享受食物的味道和营养，不因得到训斥而对食物产生不好的记忆，甚至影响消化吸收。
- 不要用食物作为奖励。不强迫孩子吃某种不爱吃的食物，允许孩子在合理范围内选择食物，调动其选择食物的积极性。
- 不要在用餐过程中看电视或做其他事情，不边玩边吃。

（四）安全卫生，严防中毒

托幼机构膳食的选择要把安全性放在首位，同时要符合清洁、卫生、健康的要求，保证食物未受到细菌、病原微生物或其他有毒有害物质的污染，避免病从口入，严防食物中毒。

1. 食品卫生

在食品卫生方面，食堂按照《餐饮服务许可审查规范》建设，必须获得餐饮服务许可证；园（所）内应设置区域性餐饮具集中清洗消毒间，消毒后有保洁存放设施，应当配有食物留样专用冰箱，并有专人管理；关于炊事人员与儿童配备比例，每日三餐一点的幼儿园每 40～45 名幼儿配 1 名；少于三餐一点的幼儿园酌减；在园幼儿人数少于 40 名的供餐幼儿园（班）应配备 1 名专职炊事员①。

① 教育部关于印发《幼儿园教职工配备标准（暂行）》的通知［EB/OL］.（2013-01-15）［2023-01-01］. http://www.moe.gov.cn/srcsite/A10/s7151/201301/t20130115_147148.html.

2. 常见食物中毒与预防

（1）大肠杆菌中毒。

中毒原因：大肠杆菌是人体常见寄生菌，一般情况下不会致病。只有在人体抵抗力下降时，如食入大量被大肠杆菌污染的食品，就会发生食物中毒。如果经常食用被污染的熟肉、点心、乳制品等就会引起中毒。

预防措施：1）不采购病畜、病禽的肉和内脏。2）酸奶、点心等食物因在食用前不需加热，要特别注意不能被污染。3）炊事人员患急性腹泻时要及时治疗，治愈之前禁止接触任何食品。

（2）肉毒杆菌中毒。

中毒原因：罐头、腊肠、咸肉或其他密封储存的食品，一旦被肉毒杆菌污染，便会大量繁殖并产生毒素，人食用后就会引起中毒。

预防措施：1）装罐储存的食品必须严格消毒，保证不被污染。2）在 100℃下经过 10～20 分钟的高温加热，肉毒杆菌会被完全破坏，对于容易引起这类食物中毒的食品，务必在食用前充分加热。3）罐头食品如盖顶部鼓起，禁止食用。

（3）发芽土豆中毒。

中毒原因：土豆中含有一种叫作龙葵素的生物碱。正常土豆中龙葵素的含量较少，大概 2～10mg，当土豆发芽后，皮肉会变绿，龙葵素含量激增，人一次食用 0.2～0.4g 就会中毒。

预防措施：1）土豆应储存在避光、低温的地方，以防变绿生芽。2）生芽较少的土豆可彻底挖去芽和周围的肉，浸入水中泡半小时左右；生芽过多或皮肉已变色的土豆应及时清理，禁止食用。

（4）豆角中毒。

中毒原因：豆角有众多的品种，引起中毒的原因一般是由豆角中所含的皂素和血球凝集素引起的。

预防措施：1）100℃高温能够破坏豆角中的有毒物质，烹调豆角食品要烧熟、煮透；2）禁止食用储存过久的豆角以及有病虫害或霉烂的豆角。

（5）黄曲霉毒素中毒。

中毒原因：花生、玉米、大米在储存过程中容易受到黄曲霉毒素污染，食用植物油、甜面酱、酱豆腐等也易受其污染，尤其是在阴雨连绵的季节。

预防措施：1）如果在洗米时发现有发霉的米粒，一定要及时挑出。2）不吃任何产生霉变的食物。

（6）亚硝酸盐中毒。

中毒原因：亚硝酸盐可以使正常的低铁血红蛋白被氧化成高铁血红蛋白，从而失去输送氧气的功能，出现组织缺氧和青紫现象。

预防措施：1）不吃腐烂变质的蔬菜。2）加强提醒，不要误食亚硝酸盐。

3. 食物致敏

食物致敏又称食物变态反应或过敏性胃肠炎，是指人摄取某种食物后，发生食物变态反应性疾病。其突出特点是摄取同样食物的大多数人并不发病，仅为一定条件下的个别人发病①。

预防措施：

（1）明确食物过敏的各种症状。消化道症状，如恶心、呕吐、腹痛、腹泻等，还可能伴有湿疹、过敏性鼻炎、荨麻疹、支气管哮喘等症状。

（2）确定班级内部具有过敏体质的学前儿童人数，详细记录每个人的过敏原，严禁接触与食用相应的食物。

（3）在儿童产生严重过敏反应时，及时采取恰当的医疗措施，如使用肾上腺素自动注射器。

二、托幼机构膳食管理的制度

（一）成立膳食管理委员会

膳食管理委员会由主管园长任主任，成员由营养师或监管儿童营养的卫生保健人员、膳食管理员、炊事班长、保教人员、教师代表、家长代表以及财务人员共同组成②。

1. 膳食管理委员会的宗旨

（1）促进托幼机构食品健康，保证儿童健康成长。

（2）关注儿童伙食，做到平衡膳食，各项指标达标。

（3）做好托幼机构依法收费、专款专用工作，合理使用伙食费。

2. 膳食管理委员会的任务

（1）监督食堂严格遵守《中华人民共和国食品安全法》的各项规定。

（2）制定合理的营养食谱，每周更新。

（3）每月召开一次例会，对儿童膳食计划、食谱制定、食物购入渠道等进行监督、管理及评价，共同商讨出现的问题，不断提高膳食质量。

（4）主任要定期调研，听取家长、教师及卫生保健人员等对膳食的建议，及时调整，认真改进。

（5）委托专业人员每季度进行一次膳食调查与营养评估，做到平衡膳食，促进各项指

① 黄桃英，曾志琳．学前卫生学［M］. 镇江：江苏大学出版社，2014：173.

② 邓祖丽颖．学前儿童卫生与保育［M］. 郑州：郑州大学出版社，2014：111.

标达标。

（6）监督儿童伙食费使用情况，每月公开儿童伙食费用收支结算。

（7）定期向家长汇报儿童的膳食情况。

（二）定期组织食品卫生安全培训

膳食管理委员会委托专业营养师或卫生保健人员定期对炊事人员、保教人员进行食品营养与卫生安全培训，卫生安全培训内容可参考表7-3。每期培训结束后，综合考核参与培训人员对知识的掌握情况以及之后执行情况，并在职工档案中记录评价。同时，综合考核成绩按一定比重适当纳入职工奖金分配制度。

表7-3　食品卫生安全培训

培训内容主题	主要环节
场所与设施设备管理	合理规划食品功能区 设置备餐专间（独立隔间） 做好防尘、防鼠、防虫害“三防”工作 设备容器的要求
进货查验	资质检查 索票索证 货品查验
食品储存	定型包装食品 散装食品 冷藏冷冻食品
粗加工及切配	摘选环节 清洗环节 存放环节
烹调（热加工）	加工前仔细检查 加工时方法准确 加工后存放得当
再加热	加工前确认未变质 充分加热
餐具清洗消毒	一刮、二洗、三冲、四消毒、五保洁
留样	按品种分类盛放于密闭容器中 放置于专用冷藏设施 每个品种留样不少于100g，做好记录

（三）加强对儿童膳食营养与食品卫生的监管

以膳食管理委员会为核心，加强对学前儿童膳食营养与食品卫生的监管，明确托幼机构各方主体责任（见图7-2）。食品管理员负责登记购买的食品种类和数量，建立入库和出库登记的食品验收与保管制度；营养师或卫生保健人员以季度为单位统计食品消耗和进餐人数，对学前儿童的膳食营养情况进行评估；膳食管理委员会成员每月定期对食品卫生情况进行监督指导，内容包括食品购入渠道、食品储存、食品烹调、厨房卫生、儿童进餐环境等方方面面，以确保食品安全。

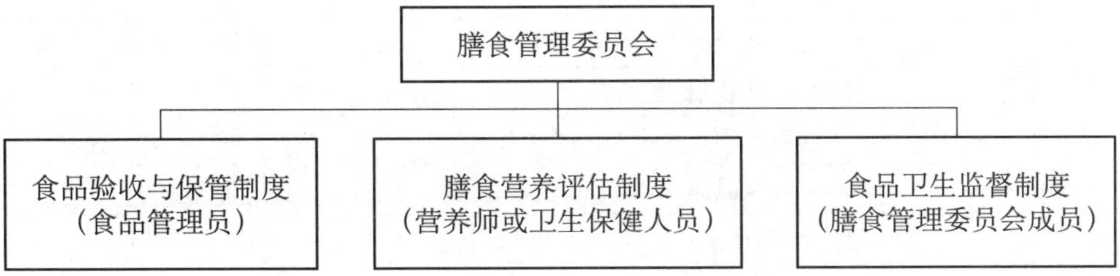

图 7－2　儿童膳食营养与食品卫生监管体系

三、托幼机构膳食计划的制定

党的二十大报告指出，推进健康中国建设，把保障人民健康放在优先发展的战略位置。民以食为天，科学的膳食管理是保障学前儿童健康的重要基础。膳食计划的制定是托幼机构为学前儿童提供科学膳食的重要前提条件。科学、合理的膳食计划，能够有效地满足学前儿童对营养的全面需求，促进学前儿童的生长发育，增强学前儿童的身心健康。托幼机构的膳食计划包括以下三方面：计划每日所需食物的种类和数量，科学编制食谱，制定合理的膳食制度。

（一）计划每日所需食物的种类和数量

科学的膳食计划要能够为学前儿童提供平衡膳食，满足其对热量和各类营养素的需求，且各种营养素之间要保持适当的比例关系。

在选择每日所需食物种类、计划食物数量的过程中，要以学前儿童的年龄特征、发展特点和对营养的需要为依据，综合考虑当地饮食习惯、气候条件以及市场的供应情况。要了解学前儿童消化系统的生理解剖特点，掌握其食量和饮食心理；要合理分配每餐中食物所含的热量和营养成分，注重干稀、荤素、生熟及粗细粮食品的搭配；要熟悉各类食物的主要成分和营养价值，了解其营养成分的含量和评价方法；要因地制宜，尊重本地饮食习惯，从市场实际情况出发，选择营养丰富且价格适当的食物。

所选食物在质和量上都要满足学前儿童的营养需求，才能为学前儿童提供科学、合理、均衡的膳食。1～6 岁学前儿童每日需要食物的种类和数量如表 7－4 所示。

学前儿童的膳食应由多样化食物构成，建议平均每天食物种类数达到 12 种，每周达到 25 种以上，烹调油和调味品不计算在内。按照食物大类，建议：

（1）谷类、薯类食物：平均每天 3 种，每周 5 种以上。

（2）蔬菜类、水果类食物：平均每天 4 种，每周 10 种以上。

表 7-4　1～6 岁学前儿童每日需要食物的种类和数量

年龄（岁）	食物种类	食物数量（g）
1～3	粮	150
	油	25
	牛奶或豆浆	150～250
	蛋类或动物肝脏	50
	鱼类或肉类	50～100
	豆制品	50～100
	水果蔬菜	100～150
	食糖	10～12.5
3～6	粮	180
	油	25
	牛奶或豆浆	250
	蛋类或动物肝脏	50
	鱼类或肉类	50～100
	豆制品	50～100
	水果蔬菜	250～500
	食糖	10～12.5

资料来源：郦燕君．学前儿童卫生保健［M］．北京：高等教育出版社，2007：144.

（3）鱼、蛋、畜肉及禽肉类食物：平均每天 3 种，每周 5 种以上。

（4）奶、大豆及坚果类食物：平均每天 2 种，每周 5 种以上。

总之，学前儿童食物的选择应根据营养全面丰富、易于消化的原则，充分考虑满足能量需要，尤其对于零食的选择要保证学前儿童正常生长发育。推荐的食物有：新鲜水果、蔬菜，乳制品（液态奶、酸奶、奶酪等），鲜肉制品，鸡蛋（蒸蛋、煮蛋），豆制品（豆干、豆浆），坚果类（磨碎食用），等等。限制的食物有：果脯、果汁、罐头、果干，乳饮料、冷冻甜品、含人造奶油甜点、含糖饮料，膨化食品、油炸食品，香肠、鱼肉罐头，烧烤类，高盐和糖浸坚果，等等。

（二）科学编制食谱

1. 食谱编制的要求

（1）食物的选择、搭配及制作既要符合学前儿童的消化能力，又要具有色、香、味，定期变换花样，能够引发学前儿童的食欲，满足他们的饮食心理。

（2）每日食谱中的食物应包含蔬菜、肉、蛋、奶、大豆、粮食等多个品种，要选择同类食物中营养价值较高的食品。

（3）每日食谱应做到粗细搭配、荤素搭配、干稀搭配，没有学前儿童不宜食用的食物。

延伸阅读

膳食搭配的技巧

《中国居民膳食指南（2022）》指出“食物多样，合理搭配”，合理搭配是保证营养全面均衡的关键。具体搭配过程中应遵循以下原则：

- 粗细搭配：细粮容易消化，口感好；粗粮富含维生素，耐嚼。粗细粮搭配应兼顾儿童的营养和食欲需要。
- 荤素搭配：动物类食物多为酸性食物，植物类食物多为碱性食物，荤素搭配有利于人体内的酸碱平衡。
- 干稀搭配：主食有干有稀或有菜有汤，能增进食欲，促进消化。
- 米面搭配：米比面食耐嚼，多嚼有益，但面食花样多。米面搭配可细做、巧做，引起食欲。
- 谷豆搭配：可以使蛋白质互补，促进吸收。

资料来源：王雁，黄英．学前卫生学［M］．海口：南海出版公司，2009：138.

（4）食谱的编制要充分考虑食物的利用率，尽可能地使不同食物中的营养素得到互补，同时要注意食物的烹调和制作方法，尽量保留食物中原有营养素，减少流失。

（5）食谱的编制要符合季节性，以季节时令菜为主，不吃反季节食物；根据季节变化，冬天可多用高热量的食物，夏天多用清淡爽口的食物。

（6）食谱的编制要符合托幼机构的饮食收费标准，原则上托幼机构的食谱应每周更新一次。

2. 食谱编制的清单

表7－5为食谱编制检查单。

表7－5　食谱编制检查单

● 食谱的花费符合预算
● 食物是应季的
● 由有烹饪技能的员工准备挑选好的食物
● 有足够的时间和劳动力来准备食物
● 运用不同的方法制作食物
● 有适当的食物储备
● 每个食谱编制周期都要试着加入少量新食物
● 不提供含有高脂肪、高钠、高糖的食品
● 每天供应含有维生素C的食品
● 每周供应含有维生素A的食品3～4次
● 经常提供新鲜的水果和蔬菜
● 选择低脂肪的食物和制作方法

● 当地食物的影响、儿童文化和民族的多样性已被充分考虑到
● 在食谱选择和营养方面与家庭进行沟通，吸收他们的建议
● 选择味道、质地、颜色和造型好的食物

资料来源：罗伯逊．儿童早期教育中的安全、营养与健康：第5版［M］．刘馨，等译．北京：北京师范大学出版社，2018：271.

3．食谱在班级中的应用

托幼机构食谱的编制（大班儿童一日食谱示例见表7-6）一般由机构内部专业营养师或卫生保健人员负责，教师无须亲自制定。因此，班级教师要善于以适当的形式，将规划好的一周食谱布置在家园联系栏内，能够吸引家长的注意（例如图7-3、图7-4）。一方面便于家长随时了解幼儿的饮食情况，另一方面也是对托幼机构工作的一种间接展示，有助于进一步赢得家长认可与信赖。

表7-6　大班儿童一日食谱

餐次	食物名称	可食用量
早餐	小米粥	小米20g
	面包	面包40g
	菠菜炒蛋	菠菜50g　鸡蛋30g　植物油5ml
加餐	牛奶	牛奶250ml
	饼干	饼干15g
午餐	米饭	粳米75g
	番茄豆腐	番茄50g　豆腐30g　植物油7ml
	肉片炒鲜蘑菇、油菜	瘦猪肉30g　鲜蘑菇50g　油菜50g　植物油5ml
加点	橘子	橘子100g
	面包	面包50g
晚餐	馒头	特一粉75g
	红烧带鱼	带鱼50g
	蚝油西蓝花	西蓝花75g
	炒莴苣丝	莴苣丝50g　植物油10ml

资料来源：史慧静．学前儿童卫生与保育［M］．上海：复旦大学出版社，2013：131.

（三）制定合理的膳食制度

1．合理分配食物的数量和质量

遵循“早吃好、午吃饱、晚吃少”的原则，合理分配三餐中的各类食物。早餐要吃好，儿童清晨精力旺盛、消化能力强，为了保证他们上午有充沛的精力参与各项活动，早餐供应要充足，提供优质高热量食物。午餐要吃饱，既要补充上午学前儿童参与活动所消耗的大量能量，又要为下午的学习与活动积蓄能量，午餐应提供富含蛋白质、脂肪、碳水

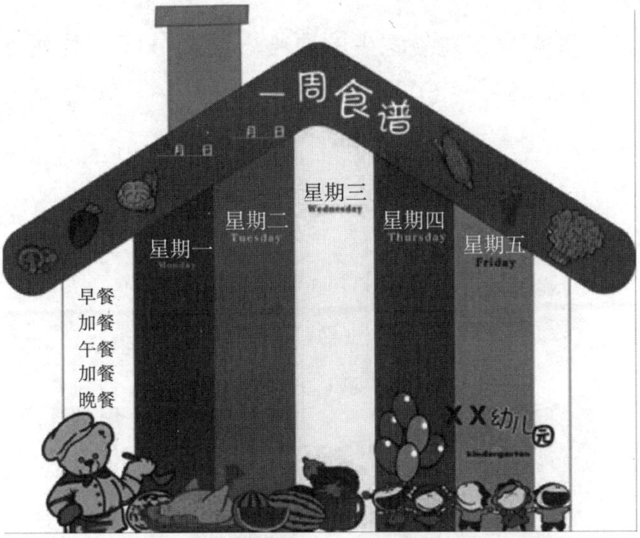

图 7-3　一周食谱栏（一）

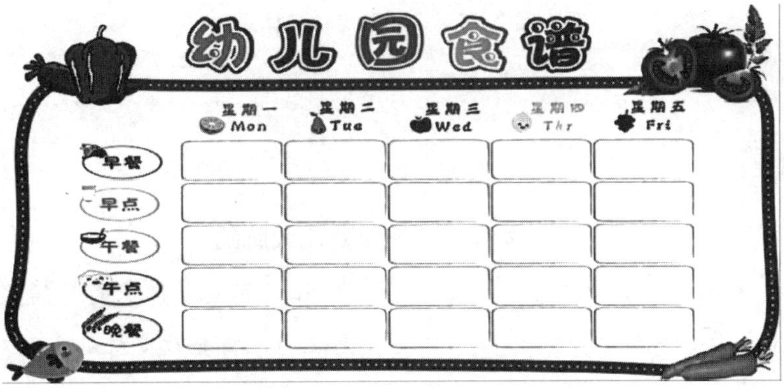

图 7-4　一周食谱栏（二）

化合物、无机盐和维生素类的食物。晚餐不能过饱，夜间消耗能量不多，摄入过多的蛋白质、脂肪等不易消化还会影响到睡眠，晚餐的量不宜过多，要求清淡、易于消化。

2. 合理安排饮食次数和时间间隔

两餐之间的时间间隔根据学前儿童的消化和吸收能力而定，过短会影响食欲，过长则会引发饥饿感。因此，两餐间隔的时间一般以 3～4 小时为宜。托幼机构要严格遵守开饭时间，早餐不推迟，中餐、晚餐不提前，确保学前儿童有规律地进餐①。学前儿童消化功能较差，胃容量较小，以每日三餐一点（三餐两点）为宜。点心可以根据不同情况，安排上午、下午各一次，也可安排下午一次。

① 张传霞，叶平枝．学前儿童卫生与保育［M］．郑州：郑州大学出版社，2014：133.

3. 合理分配每餐热量

按照早餐吃好、午餐吃饱、晚餐吃少的原则，恰当分配三餐两点的食物热量。早餐食物的热量约占总热量的25%～30%，午餐35%～40%，晚餐20%～25%，两次加餐10%～15%（见图7-5）。

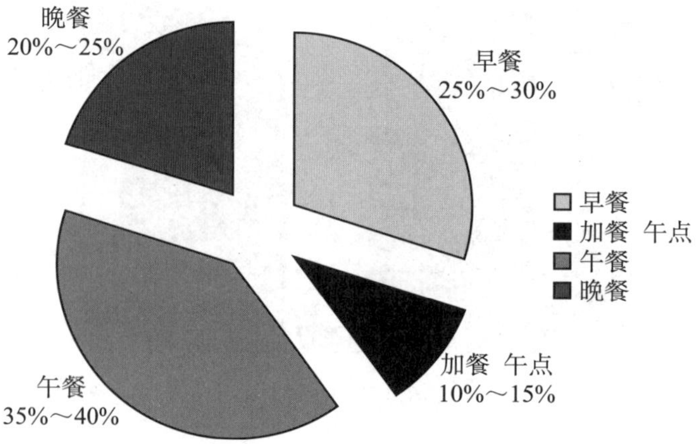

图7-5 三餐两点供热比重

延伸阅读

食物是怎样改变婴儿大脑的

研究发现：吃得不好，即不良的饮食习惯，例如，妈妈在怀你的时候吃了很多“垃圾食品”，或者你在学会走路之前就开始吃薯条和喝饮料，将会改变你的大脑对食物的选择。

饥饿感的来源

我们并不会整天都感到饥饿，因为我们有一个名为“胃饥饿素”的激素，它来源于胃部，传送于血液，最终进入大脑。当你长时间没吃食物时或者到了习惯性用餐的时间，“胃饥饿素”会在血液里不断增加，随后进入大脑，经由大脑中的某个部位告诉我们是时候该吃东西了，大脑中的这个部位我们称为“下丘脑”。另一个名为“瘦蛋白”的激素可以告诉我们饥饿的程度。它从人体的脂肪中释放出来阻止我们产生饥饿感。通常，它每时每刻都会存在，以避免我们一整天都在吃东西。当我们身体非常饥饿时，体内的脂肪量下降，“瘦蛋白”就会变少，自然产生饥饿感。

“胃饥饿素”和“瘦蛋白”一同告诉“下丘脑”，我们应该吃适量的食物，以保证我们身体的健康。

饥饿感的发展

当胎儿在妈妈的子宫内成长时，只需通过妈妈就可获得营养和能量，“胃饥饿素”和

"瘦蛋白"分担着不同的工作。它们会帮助胎儿大脑的发育，使"下丘脑"不同部分的神经元得到成长。

在尚未出生的胎儿体内，用来发送食物和饥饿信息的神经元（我们称为"喂养神经元"）还没成长为足够长的轴突，所以它们仍无法很好地与大脑其他部分进行交流。而"瘦蛋白"可帮助这些轴突成长，"胃饥饿素"可防止轴突成长得太多，产生大量分叉。如果胎儿的"喂养神经元"没有健康成长，出生后，婴儿在成长过程中可能无法正确判断自己是饿了还是饱了，这通常会导致他们吃很多。

大脑中的奥秘

要想弄明白大脑中到底发生了什么变化，我们通常会在老鼠身上做实验。老鼠看起来跟人类非常不一样，但事实上有很大的相似性。

在实验中，我们将刚分娩的母鼠分为两组，并且改变了每只母鼠需要喂养的孩子数量。母鼠一般一次会生出 12 个孩子，所以对它们来说喂养 12 个孩子是非常正常的，我们将这组称为控制组。另一组一次只喂养 4 个孩子，由于孩子少，母鼠不需要去寻找食物，它们有足够的时间一直吃东西，这也致使它们的孩子非常肥胖。在连吃了 3 周以后，它们的体重比控制组的老鼠重了 1/3。

由于这些胖老鼠积累了过多的脂肪，所以它们有很多的"瘦蛋白"，数量相比对照组多出了 14 倍，同时"胃饥饿素"少了很多——可能是因为它们的身体想告诉它们并不饥饿。由于有额外多的"瘦蛋白"，这些胖老鼠的"下丘脑"中有更多的"喂养神经元"，虽然数量多，但它们并不很努力"工作"，即"喂养神经元"并没有告诉大脑"食物够了，停止继续吃东西"，它们无法判断自身的饥饱，从而致使胖老鼠吃得更多，长大后也有可能继续保持肥胖。

随着胖老鼠的长大，实验人员给予了它们健康的食物，一段时间后再看它们的大脑，发现"喂养神经元"又恢复健康了，变得与对照组相同。

这个实验对有不良饮食习惯的成人和孩子来说是好消息：从"垃圾食品"转向健康的饮食及饮食习惯可以扭转由不良饮食造成的脑损伤。也就是说，婴儿不良的饮食习惯会损害"下丘脑"，但随着他们的成长、饮食习惯的调整，"下丘脑"可以逐渐恢复正常功能。

资料来源：*Frontiers for Young Minds*（2018 年 10 月刊）发表的《食物是怎样改变婴儿大脑的》。

四、托幼机构膳食状况调查与评价

要了解学前儿童在托幼机构的营养状况，就必须对托幼机构进行膳食调查。根据学前儿童每日摄入的食物种类和数量，计算出儿童每日所摄取的热量和各种营养素的量，再对照相关的标准进行评价。通过营养评价，可以及时发现问题，对膳食进行调整，以保证儿童的健康成长。

（一）常用膳食状况调查方法

1. 称量法（称重法）

称量法（称重法）是一种较精确且较复杂的调查方法。通过称量每餐各种食物的食用量，计算出学前儿童每人每日各种营养素的平均摄入量，调查时间以一周为宜。该方法的优点是结果比较准确，但是时间周期较长，实际操作过程较为烦琐。

称量法的具体操作步骤如下：

（1）将一日中每餐各种食物的未处理前重、可食部重（生重）、熟重以及儿童吃剩的重量称重记录①。

未处理前重：食物未经清洗去除不可食用部分之前的重量。

可食部重（生重）：食物去除不可食用部分之后的重量。

熟重：食物烹调出锅后的重量。

（2）将一周内所消耗的各种食物加以分类和综合，求出平均每人每天的食物消耗量。

实际吃量＝熟重－剩余量

生熟比值＝可食部重(生重)÷熟重

总摄取量(净食量)＝实际吃量×生熟比值

平均每人净食量＝总摄取量(净食量)÷就餐人数

（3）查阅食物成分表，求出一周内平均每人每天所摄取的热量和各种营养素的量。

2. 记账法（查账法）

记账法（查账法）是最早也是最常用的一种方法。该方法是由托幼机构或研究者称量记录一定时间段内食堂中各种食物的实际消耗总量，根据该时间段内进餐的学前儿童人数，计算出每人每日各种食物的摄入量，最后再通过食物成分表计算出这些食物所提供的热量和各种营养素。

该方法简便快捷，但获取的数据不够精确，且严格要求托幼机构有清楚准确的账目。

3. 询问法

询问法是指通过问答的方式，从保教人员及相关人员提供的信息中估测了解学前儿童膳食情况的一种方法。询问的内容包括学前儿童在某一时间段内每日进餐次数、食物的具体数量及种类（包括主食、副食、水果、点心）等。根据询问结果，将食物加以分类，查阅食物成分表就可以求出平均每日热量和各种营养素的摄入量。

该方法最为简便，但结果往往误差很大，只能粗略地了解学前儿童的膳食情况，多用于个人膳食调查。

---

① 史慧静．学前儿童卫生与保育［M］．上海：复旦大学出版社，2013：133.

（二）膳食评价

1. 计算儿童就餐人日数

调查期记录每日各餐实际就餐人数，调查结束后计算出各餐总人数。如果各餐人数相同，则一餐总人数为调查期的人日数（每日吃满三餐的人数）；如果各餐人数不同，则取三餐总人数的平均数作为人日数；如果三餐间就餐人数差别过大，则以每餐食物能量的分布比例来折算人日数①。

如，某幼儿园膳食调查期间三餐两点的各班就餐总人数为：

早餐：280 人；早点：440 人；午餐：440 人；午点：440 人；晚餐：180 人

人日数＝280×25％＋440×5％＋440×35％＋440×10％＋180×25％＝335（人）

2. 计算实用食物量

实用食物量＝实用量(生)－[实用量(生)÷熟后总量]×剩余量(熟)

＝实用量(生)×[1－剩余量(熟)÷熟后总量]

如，某幼儿园共有 240 名学前儿童，早餐用去 20kg 大米，煮成了 100kg 稀饭，最后剩余 4kg 稀饭，则实用大米量为：20×[1－4÷100]＝19.2（kg）。

3. 计算每人每日某种食物的消耗量

将调查期间所用某种食物的全部重量相加，可以得出某种食物的总消耗量，除以人日数，得出调查期间平均每人某种食物的消耗量，再除以调查的总天数就是平均每人每日某种食物的消耗量，具体公式如下：

每人每日某种食物的消耗量＝该食物的总消耗量÷(人日数×总天数)

4. 计算每人每日热量和各种营养素的摄入量

根据上述方法，已知每人每日某种食物的摄入量，通过查阅食物成分表即可计算出每人每日所摄入的热量和各种营养素的量。

如，某幼儿园每人每日消耗大米 200g，查阅食物成分表可知每 100g 大米含蛋白质 7.4g，则 200g 大米中蛋白质的含量为：200×7.4％＝14.8（g）。

1g 蛋白质提供热量 4kcal，200g 大米提供的热量为：14.8×4＝59.2（kcal）。

用同样的方法计算出其他食物的热量和营养素的含量后，再把摄入的各种食物的计算结果分别对应相加，就可以得出每人每日热量和各种营养素的摄入量。每人每日热量的摄入量也可以依据蛋白质、脂肪和碳水化合物的摄入量及生热系数进行计算。

5. 计算蛋白质、脂肪和碳水化合物的供热比

蛋白质(％)＝[蛋白质摄入量(g)×4kcal/g]÷总热量摄入量(kcal)×100％

① 顾荣芳．学前儿童卫生学［M］．南京：江苏教育出版社，2009：148.

脂肪(%)=[脂肪摄入量(g)×9kcal/g]÷总热量摄入量(kcal)×100%

碳水化合物(%)=[碳水化合物摄入量(g)×4kcal/g]
÷总热量摄入量(kcal)×100%

6. 计算优质蛋白质占总蛋白质的比重

优质蛋白质的比重=(动物性食物中蛋白质的量+豆制品中蛋白质的量)
÷一日蛋白质的总摄入量×100%(比重≥50%为优)

第二节　托幼机构食物制作和卫生管理

托幼机构不仅要制定出科学的膳食计划，满足学前儿童多样化的营养需求，还必须加强自身的膳食卫生管理，在食品的选购、储存、制作及食用的各个环节中保证食物的安全、新鲜、卫生，加强对厨房和炊事人员卫生的监管。通过解读食品从购入到食用过程中各个环节的卫生要求，明确管理方向，才能够共同确保学前儿童的身体健康成长。

一、托幼机构食品安全与卫生

托幼机构的食品安全与卫生包括正确的食品选购、储藏、烹调、清洁与消毒等环节。明确各环节的操作要求对托幼机构中的食品安全能够起到监督作用。托幼机构应严格遵循以标准操作程序为基础的食品安全与卫生标准（见表 7－7），所有经过购买、储存、烹调和食用的食品必须是安全无害的。

表 7－7　以标准操作程序为基础的食品安全与卫生清单

个人卫生	要经常正确地洗手，并且是在恰当的时候 戴上合适的发套 员工着装清洁、适宜，包括鞋 指甲短而清洁，不涂指甲油（不戴假指甲） 首饰只限于光面戒指和手表（不能戴手镯） 在加工食品时，烧伤、创伤、疮疡和结痂，或者夹板和防水绷带应是安全的，并且完全被食品专用手套所覆盖 吃东西、喝水、嚼口香糖、吸烟，或者使用烟草，只能在远离准备食物、进餐、储藏食物和洗餐具的指定地点 当咳嗽或打喷嚏时，要使用一次性纸巾，并立即洗手 洗手池不堵塞、可使用，并且干净，备有肥皂、一次性毛巾和温水 员工健康状况良好

食品准备	所有储藏或准备的食物有合格的来源 食品的设备、器皿和接触食物的表面都要正确清洗，并且每次使用前要消毒 在冰箱或凉的流动水中解冻食品，从冷冻状态烹调至适宜的温度 解冻的食品不要再冷冻 计划好食物准备过程，以使原料尽可能远离温度危险区 分小批量处理食物，以限制其在温度危险区中的时间 品尝食物时要用正确的方法。遵守程序，以免交叉污染 用适当的工具处理食物，如一次性手套和钳子 清洁的、反复使用的毛巾只能用于设备和物体表面的消毒，不能用于擦手、擦厨具或地板 食品经过适当时间的烹调后要达到安全的内部温度，并用标准化的食品温度计测量 监控和记录烹饪好的食品内部温度
保温	保温设备是清洁的 放入保温设备前，食品要被加热到安全的内部温度。保温设备不能用于再加热有潜在危险的食品 高温食品的温度应保持在或高于57℃ 食品远离污染
冷藏	冰箱保持清洁、有序 低温食品的温度应保持在或低于5℃ 食品远离污染
食品储藏	采用先进先出（FIFO）的库存管理方法 干储区域的温度保持在10～21℃，或遵照公共卫生部门的相关规定 所有食品和纸质用品要储存在离地面15厘米以上 所有食品要标有名称和进货日期 打开包装的食品要储藏在拧紧盖子的容器里，并用标签标明名称 不用膨胀和有泄漏的罐头食品 要防止食品污染 所有食品的表面要干净 药品要有清晰的标签，分开储存，远离食品和与食品相关的用品 如果食品储存在食品级材料的容器中，那么最好使用原装容器
清洁与消毒	设置用来清洗餐具的3槽洗碗池 水要清洁，没有油脂和食物残液 冲洗时水温合适 高温消毒时，器皿应浸在77℃的水中30秒 使用化学消毒剂时，要正确地配比，并使用消毒剂条测试其化学浓度 小器皿和厨具可以在空气中干燥 抹布不用时存放在消毒溶液中 有专门的消毒柜存放餐具
厨具与设备	所有小的设备和厨具，包括切菜板和刀，使用前后都要清洁消毒 小的设备和餐具要清洁、消毒，然后干燥 操作台和厨具要干净 操作台使用前后要清洁消毒 温度计每次使用后都要清洁消毒 温度计的刻度要正确

厨具与设备	开罐器要干净 抽屉和架子要干净 直接与食品或口接触的厨具在使用时要防止污染 排气罩和过滤器要干净
垃圾处理	盒子、容器和可回收物都要清理出去 厨房垃圾桶要干净并有盖子 存储垃圾应尽快倒掉 装卸垃圾和垃圾桶的周围要干净
防虫害	外门有纱窗，且是密闭的，有自动关门设施 没有害虫的痕迹 由有防虫害资质的工作人员定期开展防虫害工作

资料来源：罗伯逊．儿童早期教育中的安全、营养与健康：第5版［M］．刘馨，等译．北京：北京师范大学出版社，2018：284-286.

二、托幼机构的进食卫生

（一）良好的进食环境

1．良好的物理环境

托幼机构中的进餐场所要保持清洁整齐，空气流通，温度适宜。桌椅的材质和高度都应适合学前儿童的年龄特征和生长发育特点，每名儿童都要有自己固定的进餐位置。在进食过程中，良好的物理环境有助于保持学前儿童愉悦的用餐体验，教师可借助物质环境创设清单（见表7-8）布置班内的进餐环境。

表7-8　学前儿童进食物质环境创设清单

序号	物质环境创设的具体要求
1	餐室应设在安静地带，有条件的可加设隔音墙，有取暖和降温设施
2	活动室兼作餐室的托幼机构，进餐时设立屏风，会让幼儿感受到活动室与餐室的区别，提高进食兴趣
3	餐前播放优美舒缓的音乐。播放曲目应是幼儿熟悉的轻音乐、钢琴曲等
4	餐桌、餐椅的材质环保，便于清洁，且桌椅高度适宜幼儿使用
5	碗筷大小适合幼儿，并力求美观、洁净、耐用，过于陈旧的餐具应注意更新
6	保证每个幼儿都有自己独立的座位，进餐位置固定

资料来源：唐华．幼儿的进餐环境及其创设［J］．学前教育，1995（5）.

2．良好的心理环境

托幼机构中的保教人员在学前儿童进餐过程中要给予适当程度的关爱，面对存在进食困难的儿童要及时帮助，不能在进食过程中批评儿童，这样会导致学前儿童的情绪低落，大脑皮层受到抑制，进而食欲不振，即使能够摄入食物，其消化吸收也会受到阻碍。因此，要保证儿童在一个宽松、愉悦的氛围中进餐。

研究表明，健康的、良好的自主进餐心理环境，会让学前儿童产生积极愉悦的情绪，有助于身体内的化学物质和免疫系统处于平衡状态，进行正常的吸收、消化和代谢，增强对疾病的抵抗力①。良好进食心理环境创设清单如表 7－9 所示。

表 7－9　学前儿童进食心理环境创设清单

序号	心理环境创设的具体要求
1	进餐前，教师应以亲切的口吻、热情的态度向幼儿介绍饭菜的种类，激发幼儿食欲
2	进餐前和进餐过程中教师绝不能处理与纪律有关的事情，更不能大声训斥或惩罚幼儿。对于不守纪律的幼儿，可以轻声个别提醒
3	正确对待不同饭量的幼儿。进餐时，若有个别幼儿食欲不好，不要强迫他吃掉全部食物。对生病的幼儿，应为他们提供清淡可口的饭菜。若幼儿长期饭量不大，但精神状态良好，应尊重幼儿本身的意愿，能吃多少就吃多少。添饭时，要适量，等幼儿吃完再添
4	正确对待有偏食、挑食习惯的幼儿。若是由家长偏食、挑食影响造成的，应取得家长的配合与支持，共同纠正。平时可结合文学作品，为幼儿提供良好的榜样，讲明危害，正面引导。纠正过程中不可过于急躁，让幼儿吃不爱吃的东西时可先让其少吃，逐渐增加。要注意肯定进步，积极鼓励

资料来源：唐华．幼儿的进餐环境及其创设［J］．学前教育，1995（5）．

（二）适当的进餐速度

托幼机构的保教人员不能以任何形式催促学前儿童用餐。进餐速度过快，由于食物咀嚼不充分，易引起消化不良或者气管呛噎等问题；进餐速度过慢，饭菜变凉，会导致儿童胃部受冷，消化不良。保教人员也要留心观察，帮助进餐速度过快的儿童改进进餐技巧、进餐速度过慢的儿童提高进餐速度，禁止儿童在进餐过程中谈笑打闹，规范用餐秩序。

延伸阅读

进餐护理

- 学前儿童在进餐前不宜做剧烈活动，避免过度兴奋。
- 进餐前有序地组织儿童用流动的水洗手。
- 不催饭，保证每餐进餐时间不少于 20 分钟，让儿童吃饱，更要吃好。对于食欲不振的儿童要留心观察，分析原因并给予照顾。

① 张婷婷，王霞．浅谈高品质幼儿进餐环境创设［J］．河南教育（幼教），2019（8）：29－31.

- 1 岁半的学前儿童，开始培养其自己用勺，2 岁学会独立吃饭，2 岁半时饭菜可以分开，4 岁以上开始学用筷子，培养其独立进餐的能力。
- 及时纠正偏食的儿童，培养其不挑食的良好习惯。

（三）不强迫学前儿童进食

如果某一儿童出现食欲不振、食量骤减的情况，保教人员要注意随时观察，与家长保持联系，查明原因，而不要强迫学前儿童进食，避免加重学前儿童的不适，产生不良后果。同时，为激发学前儿童的进食兴趣，培养其良好饮食习惯，教师在日常活动中也可选择恰当的时机对学前儿童进行饮食教育，绘本阅读便是一种最佳选择。借助这一形式，教师将空洞的说理形象化，幼儿也可以直观感受到良好的饮食行为与习惯，在潜移默化中受到熏陶。

延伸阅读

绘本推荐

- 北京健康教育协会《了不起的蔬菜》系列（儿童健康习惯养成绘本・第 1 辑）
- 丰田一彦《美味的朋友》系列
- 罗伦・乔尔德《我绝对绝对不吃番茄》
- 凯斯・格雷/文、尼克・沙拉特/画，《吃掉你的豌豆》
- 拉塞尔・赫班/文、莉莲・赫班/图，《弗朗西丝和面包抹果酱》

延伸阅读

孩子的进餐习惯是父母培养的

孩子饮食不良习惯的形成有很多原因，但在很大程度上是因为父母没有科学地喂养孩子。如有些孩子 1 岁多就能自己拿匙熟练地吃饭了，而有些孩子快上幼儿园了还不会自己吃饭，这个责任不在孩子而在父母。所以，抓住培养孩子饮食好习惯的时机和父母的态度很重要。专家认为，1～3 岁的孩子愿意自己做事，不愿按成人意见办事，但喜欢模仿别人的动作。心理活动受来自外界的影响，是被动的一种行为，表现在进食方面，喜欢自己吃饭，用自己固定的碗和餐具，坐在固定的位子上吃。父母应投其所好，给孩子专用碗筷、专用吃饭桌凳，让孩子养成在这种氛围中吃饭的习惯。

资料来源：张兰香，潘秀萍．学前儿童卫生与保健［M］．北京：北京师范大学出版社，2016：247.

三、托幼机构厨房和炊事人员的卫生

（一）厨房的卫生

托幼机构的食堂要自觉接受当地卫生主管部门的卫生监督，申领卫生许可证。托幼机构厨房卫生的具体要求如下：

（1）厨房要有符合卫生要求的工作面积，分区合理，有良好的通风和照明条件，且墙壁、地面应防水、防潮，便于清洗，保持清洁。

（2）设备布局和工作流程要合理，生熟食品分开储存，生熟菜板、刀具、容器、抹布等分开摆放，避免交叉污染。

（3）厨房应有排烟、排气、防尘、防鼠、防蝇等设备，阻断病原菌污染食物；应有提供清洁水源和排除污水污物的设施，废物及时处理，防止害虫和有害气体的滋生。

（4）厨房应有合格的消毒设备，餐具一餐一消毒。消毒前先洗净，煮沸消毒时要浸没餐具，水开后持续 5～10 分钟，流动蒸汽消毒应持续 20 分钟，温度达到 95℃以上，消毒后要妥善放置。

（5）厨房要定期全面清扫，不留卫生死角。清扫用具集中放置，对身体有毒有害的物质明确标注，放在固定位置由专人管理。

（6）厨房用品放置到位，用后及时恢复原位，禁止随意悬挂衣物，放置杂物。

（二）炊事人员的卫生

（1）厨房炊事人员每年必须进行 1～2 次体格检查，取得卫生知识培训证明和健康合格证后方可持证上岗。

（2）厨房炊事人员要注意保持个人卫生，养成良好的卫生习惯。勤洗头、勤洗澡、勤剪指甲、勤换衣服，工作服定期清洗更换，保持清洁，上班时不化妆、不涂指甲油、不戴饰品。

（3）厨房炊事人员要坚持上岗前洗手、换上工作服、戴好帽子；如厕前脱去工作服，便后或接触过污物、生食后立即洗手；烹调制作前要洗手，尝菜时使用专用的筷子和勺子等。

（4）厨房炊事人员在烧菜、分菜过程前，必须洗净双手后再接触食物，烧菜、分菜过程中，不能对着食物说话、咳嗽、打喷嚏。

（5）厨房炊事人员的身体出现不适要及时上报，如发现患有传染病或有碍食品卫生病症的，应立即离开工作岗位，须经医生证明确已痊愈且无传染风险后，方可重新上岗。

（6）托幼机构要严禁闲杂人员随意进出厨房。

第三节　托幼机构班级进餐管理

班级进餐管理是保证学前儿童摄入足够数量、优质的食物，有效摄取各类营养素的关键。良好的进餐管理是托幼机构膳食计划顺利实施的重要保障，不仅能促进学前儿童积极主动进食，还能帮助学前儿童养成良好的进食习惯。通过介绍班级进餐管理的环节，以及保教人员和专业卫生保健人员在进餐管理中的职责，教师应对托幼机构班级进餐管理形成一个整体的认知。

一、托幼机构班级进餐管理的环节

（一）餐前管理

餐前管理的主要目标是做好餐前的准备工作。餐前的准备工作主要包括：桌椅的摆放和消毒、儿童餐前如厕与盥洗、餐具的分发、随机的营养教育等内容。一般在餐前 15 分钟左右，班级活动要从动态活动转为静态活动，让幼儿有序地如厕、洗手，帮助教师摆放桌椅等，其主要目的是帮助幼儿调整大脑皮质中枢神经兴奋灶，做好进餐准备①。

在餐前准备工作中，教师要为儿童创设良好的进餐环境（包括物理环境和心理环境），同时要善于抓住契机对儿童进行适当的营养教育。餐前营养教育活动的开展一般针对即将食用的食物进行，让儿童对食物的形状、颜色、主要成分、味道等有一个全面的了解，可以适当延伸出特定食物的益处，食物与身体健康的关系等内容。该项活动的开展有助于激发幼儿的进食兴趣，增强幼儿食欲。

教师可以参考餐前管理清单（见表 7－10）核对自身的准备工作。

表 7－10　餐前管理清单

班级	准备工作的具体内容
托、小班	教师做好餐前准备，洗干净双手
	餐前 15 分钟做好桌面消毒工作
	帮助幼儿有序做好餐前如厕、洗手活动
	营造宽松温馨的进餐氛围，安抚幼儿情绪，为愉快进餐做好心理准备
	指导幼儿参与摆放餐具的活动
	用形象有趣的语言向幼儿介绍饭菜营养，激发幼儿进餐欲望
	注意夏季散热、冬季保温，保证幼儿食物温度适中。取来的饭菜放在餐桌安全处，让幼儿懂得不靠近，避免发生烫伤
中、大班	教师做好餐前准备，洗干净双手
	餐前 15 分钟教师带领值日生做好桌面清洁、消毒工作
	指导幼儿自主有序地做好餐前如厕和洗手活动
	引导幼儿学会餐前保持愉悦心情
	指导值日生分发餐具，摆放整齐，轻拿轻放
	鼓励幼儿用喜欢的方式向同伴介绍饭菜营养，激发幼儿进餐欲望
	注意夏季散热、冬季保温，保证幼儿食物温度适中。取来的饭菜要放在餐桌安全处，避免发生烫伤

① 王练．学前卫生学［M］．北京：高等教育出版社，2011：177.

（二）进餐过程管理

班级教师在进餐过程中应扮演儿童进餐的引导者和协助者，旨在帮助学前儿童顺利完成进餐。在儿童进餐过程中，教师有着作为引导者应有的权利，同时，也要给予儿童充分的自主权。教师决定幼儿用餐的种类、时间、地点，幼儿自己决定是否接受教师分配的食物以及用餐的数量多少。

对于小班的幼儿，教师应鼓励他们学习用勺子独立进餐，对于中班的幼儿，要开始学习用筷子进餐，到了大班，幼儿需要熟练掌握使用筷子的技能。在具体管理过程中，班级教师还要注意以下方面：

（1）尊重幼儿个体差异，不一味要求儿童吃得快、吃得多。

（2）培养儿童节约粮食的好习惯，能吃多少盛多少，不浪费食物。

（3）在儿童进餐过程中，不批评儿童，如果儿童存在进食问题，应在用餐结束后寻找机会进行教育。

在进餐过程中，教师一般以进餐管理清单（见表 7－11）为参考标准进行管理。

表 7－11　进餐管理清单

班级	管理工作的具体内容
托、小班	盛饭菜时动作要轻，能根据幼儿的进食量为幼儿盛饭，少盛勤添
	帮助幼儿尝试自己取饭，提醒幼儿端平、慢走，轻拿轻放
	鼓励幼儿爱吃各种食物，在教师帮助下能吃完属于自己的那份饭菜
	指导幼儿学习使用小勺进餐，提醒幼儿喝汤时两手端平饭碗，避免洒出
	引导幼儿知道面食和菜、干点与稀饭要搭配来吃
	关注个别不会咀嚼、吞咽有困难的幼儿，及时给予指导和帮助
	指导和帮助幼儿尝试学习吃带皮食物的方法
	以亲切的口吻帮助吃饭慢、胃口不好、身体不适的幼儿吃饱吃好，纠正个别幼儿吃汤泡饭的习惯
	引导幼儿懂得不把饭菜放在别人碗里
	关注生病、有食物过敏史幼儿的进餐，适当调整食物搭配
中、大班	盛饭菜时动作要轻，根据幼儿的进食量盛适量饭菜
	提醒幼儿有序端取饭菜，安静进餐，对挑食、偏食以及暴食的个别幼儿给予及时的指导和帮助
	鼓励幼儿身体不适时主动告诉教师，教师根据情况及时调整幼儿进餐量
	指导幼儿学习吃鱼的正确方法
	指导幼儿正确使用筷子
	引导幼儿养成细嚼慢咽、吃饭要安静、不剩饭、不暴饮暴食等良好进餐习惯
	与家长协调一致，帮助肥胖幼儿适当控制进食量，调整食物结构

（三）餐后管理

班内儿童的进餐速度不同，有的幼儿速度快、先吃完，有的速度慢、后吃完，很难统一，因此，餐后活动的安排尤为重要。

幼儿进餐完毕以后，首先必须进行自我清洁工作，如收拾自己的餐具，洗手、漱口等，之后，班级教师可以安排先完成进餐的幼儿在活动区做一些静态活动，如读书、绘画等，等待未完成进餐的幼儿。餐后静态活动的组织与安排，一方面保持了班级进餐环境的有序性，另一方面有助于帮助幼儿顺利过渡到下一活动环节。具体来讲，教师可以参考餐后管理清单（见表 7－12）组织与管理进餐后的学前儿童。

表 7－12　餐后管理清单

班级	管理工作的具体内容
托、小班	指导幼儿学习将餐具分类放在固定的容器里
	指导和帮助幼儿学习掌握饭后擦嘴、洗手、漱口的正确方法
	组织幼儿餐后进行安静的区域活动
	等待幼儿进餐结束后进行湿性扫除
	有计划地组织幼儿餐后散步、户外观察等安静活动
	新生入园初期要详细向家长反馈幼儿进餐情况，并提出有针对性的建议
中、大班	鼓励幼儿主动整理餐具，收拾食物残渣
	引导幼儿有序地进行饭后擦嘴、洗手、漱口
	提醒幼儿餐后自主选择安静的区域活动
	指导值日生进行桌面、地面的卫生清理工作
	组织幼儿餐后散步、户外观察和自由活动

二、保教和卫生保健人员的职责

（一）保教人员（班级教师）的职责

（1）儿童进餐前，教师应有序组织幼儿按指定位置就座，进餐过程中随时关注每位幼儿的进餐情况，出现问题及时提供服务与指导。

（2）进餐过程中，不允许幼儿随意走动，以防发生意外的烫伤、摔倒等情况。

（3）用餐过程中，幼儿会出现如厕现象，小、中班幼儿如厕尤其频繁，要求每位幼儿如厕时要有一位教师负责看护。

（4）教师要告诫儿童禁止将食物脱离餐具放于桌上，避免食入沾染细菌的食物，影响身体健康。

（5）餐后，各班将剩余食物和所用餐具统一放入相应容器内，交回厨房，统一由厨房工作人员进行清洗、消毒处理。

（二）卫生保健人员的职责

（1）卫生保健人员需每日提示早晨入园迟到的幼儿家长，为了儿童的身体健康和良好的生活习惯，尽量不要迟到。

（2）细致检查饭菜的质量，定期调查幼儿用餐情绪和对食物的需求，及时汇总整理并向办公室汇报。

（3）严格监督和检查厨房工作人员及各班教师在用餐期间的饮食卫生，如戴一次性手套、头发的整理、幼儿洗手情况等。

（4）检查用餐前后厨房和各个班级的环境整洁状况。

促进反思与行动的活动

1. 在见习班级中选定某一观察对象，观察并询问观察对象的每日膳食情况。根据本章所学理论知识，查阅《中国居民膳食营养素参考摄入量》和食物成分表，简述该学前儿童在饮食过程中营养摄入与热量供应情况，提出有针对性的膳食建议，最后完成调查报告。调查报告模板如下表所示。

学前儿童每日膳食营养状况调查报告

观察对象 基本信息	姓名：______　性别：______　年龄：____岁____月 身高：______cm　体重：______kg		
进餐类别	进餐时间	进餐数量与种类	所含营养素
早餐			
加餐			
午餐			
午点			
晚餐			
其他加餐情况			
膳食营养建议			

2. 观察并分析幼儿园班级进餐的完整过程，发现班级教师和幼儿在进餐过程中存在的问题，与教师共同探讨，并设计出一套全面的班级进餐管理制度。

3. 以小组为单位，收集各个年龄段的儿童食谱，分析其制定的科学依据，并进行适当调整。为使其更好地展示在家园联系栏中，小组成员对相应食谱进行个性化设计，在课堂中进行展示与讲解。

拓展阅读

1. 姚魁，高超．食育有道：学龄儿童合理膳食指导手册［M］．北京：清华大学出版社，2023.

2. 沈健，余高妍．幼儿营养与膳食管理［M］. 上海：华东师范大学出版社，2023.

3. 中国营养学会．中国学龄儿童膳食指南（2022）［M］. 北京：人民卫生出版社，2022.

4. 索尔特，达舍尔，阿马多尔．儿童营养促进方案：第 2 版［M］. 徐轶群，王燕，译．北京：北京大学医学出版社，2018.

5. 霍尔福德．营养圣经［M］. 范志红，等译．北京：北京联合出版公司，2018.

第三篇

学前儿童生活及环境的卫生保健

第八章

学前儿童保教活动的卫生保健

本章导读

托幼机构教师的工作不简单，并不是会唱、会跳、会画、会教知识的教师便能胜任，看似简单的吃、喝、拉、撒、睡却蕴含着很多的卫生保育要求。在托幼机构中，教师应知道如何接待来园的幼儿，如何做好幼儿的进餐、睡眠、盥洗、喝水等工作；在幼儿游戏、体育等活动中，教师应知道注意哪些卫生，要知道如何做好幼儿在园一日生活各环节的卫生保育工作。

学习目标

1. 了解制定托幼机构一日生活制度的卫生学依据。
2. 能结合托幼机构实际，制定托幼机构一日生活各环节的时间作息表。
3. 了解制定托幼机构一日生活制度的注意事项。
4. 掌握托幼机构一日生活各环节活动的卫生保育要求。
5. 掌握托幼机构各教育活动的卫生保育要求。

第一节　托幼机构保育活动卫生

一、托幼机构生活制度卫生

学前儿童在园一日生活安排是幼儿家长最为关注和重视的。为了让幼儿在园的活动安排更加科学合理，托幼机构要依据学前儿童大脑活动的特点、季节环境变化及家长需要制定托幼机构一日生活制度。

（一）制定托幼机构一日生活制度的卫生学依据

1．学前儿童大脑活动的特点

（1）优势法则。

幼儿在学习与工作时，其学习与工作的效率高低与对应的大脑皮质区域是否处于“优势兴奋”状态有关，如果这一区域的兴奋状态占强烈优势，就会在大脑皮层产生相应的优势兴奋灶。优势兴奋灶可以将大脑其他部位的兴奋吸引过来，增强自己区域的兴奋程度，同时可以抑制其他部位的兴奋状态。当外界刺激如好玩的游戏、动听吸引人的故事引起儿童的兴趣时，幼儿的大脑皮层会在对应的区域产生兴奋灶，幼儿会表现为注意力集中、积极思考、解决问题、理解问题的能力增强。幼儿时期，儿童大脑皮层的优势兴奋灶容易形成，也容易消失，孩子的年龄越小，有意注意持续的时间越短，因此，不同年龄段幼儿的教育学习时间应根据年龄的变化而调整。如小班幼儿的集体教育活动时间约10～15分钟，中班幼儿的集体教育活动时间约15～20分钟，大班幼儿的集体教育活动时间约20～25分钟。

（2）始动调节。

幼儿在从事学习的脑力活动时，通常在开始时工作效率较低，经过一个适应过程大脑皮层的功能逐渐加强，学习能力亦会逐步提高。这种始动调节是因为神经细胞也和机体的其他组织一样具有“惰性”，需要通过一定时间来克服大脑本身的这一弱点并加以调整，而且神经系统对其他器官、系统的调节也需要一定的时间。始动调节在一节课、一天、一周、一年的开始都可以见到，因此托幼机构一日生活制度的制定应遵循这一特点。早晨幼儿入园时脑力活动效率较低，可先以稳定幼儿情绪为主，晨间锻炼的运动量应从小开始，让幼儿逐步从安静状态过渡到一定程度的兴奋状态，接下来安排幼儿自主游戏，待幼儿的机能活动水平上升时，开始幼儿的集体教育活动，提高幼儿学习的效率。

（3）动力定型。

人的活动是各种刺激物作为信息存储在大脑皮层，由大脑神经传递给各器官协调动作而完成。对完成某一动作各器官间建立起相互协调一致、比较稳固的神经系统，即形成动力定型。此后，每一活动都会按已形成的活动规律自动再现，其外在表现即动作习惯。动力定型形成以后，每当前一个刺激出现，大脑便清楚下面该做什么，并提前做好相应的准备。在学前阶段，幼儿的生活习惯和学习习惯的养成都是动力定型的形成过程。因此，托幼机构制定幼儿在园的一日生活制度，能使幼儿形成良好的生活习惯，使幼儿进餐、睡眠、学习等活动有规律地进行。

（4）镶嵌式活动。

大脑皮层的不同部位执行着不同的任务，有很精确的分工，在学习和工作时，大脑皮层只有相应部分的细胞群兴奋或处于工作状态，而其他部分则处于抑制或休息状态。随着活动刺激的强弱变化，大脑皮层的工作状态和休息状态不断转换，使大脑皮层各区域实现劳逸结合，维持大脑工作的高效率。如果大脑皮层的某一区域长时间处于工作状态，会使这一区域的脑细胞消耗过多，这一区域的工作能力也会降低。根据这一原理，在制定托幼机构一日生活制度时，应注意脑力活动与体力活动轮换，进餐、游戏、睡眠、教学活动不同环节交替进行，以让幼儿大脑皮层的神经细胞有劳有逸，减少过度疲劳的发生。

（5）保护性抑制。

保护性抑制又称超限抑制，指神经细胞长时间工作，或受到强烈刺激作用，会使条件反射受到抑制。在抑制过程中，大脑皮层处于休息状态以防止进一步的功能损耗，加强皮质的恢复过程。幼儿长时间的紧张学习会表现为注意力分散、学习兴趣降低、反应迟钝、动作不灵活等。幼儿年龄越小，大脑皮质越容易产生保护性抑制，越容易发生疲劳。基于此，幼儿一日在园不能长时间地进行某种活动，应合理地组织幼儿休息，保证幼儿的睡眠。

2. 依据季节、地区等环境的变化

我国地大物博，疆土辽阔，不同地区的气候条件与时间差异较大，所以制定托幼机构一日生活制度要考虑地区的差异。同时季节的变化导致气温变化与日照时间的不同，因此，托幼机构一日生活制度应针对季节的不同进行调整。如我国多数地区以 5 月 1 日与 10 月 1 日为调整幼儿一日生活作息的分节点，5 月 1 日开始，天气气温升高，日照时间慢慢延长，多数幼儿园增加幼儿午睡时间及在园时间；10 月 1 日起，早晚气温较低，日照时间相对变短，所以会缩短幼儿午睡时间，幼儿的户外活动及离园时间会相应随之变化。

3. 家长的需要

由于幼儿的年龄较小，其来园（所）与离园（所）都需要家长接送，所以幼儿一日生活制度的安排应尽量考虑家长的需求与配合，以更好地为家长提供便利条件，使幼儿的家庭生活与托幼机构的生活紧密衔接。

（二）制定托幼机构一日生活制度的注意事项

1. 兼顾教学安排和儿童生理特点

教学活动是学前儿童在托幼机构一日生活的重要环节，能满足教师教育教学的要求，但教学活动安排的时间和节数应考虑幼儿的生理发展特点，应根据幼儿的年龄变化而有所变化。如小班幼儿集中注意力的时间一般是 10～15 分钟，中大班幼儿集中注意力的时间会随年龄的增长而延长，因此，幼儿教学活动的时间也要相应增加。

2. 保证幼儿的游戏时间与户外活动时间

游戏是幼儿的基本活动，贯穿于幼儿的一日生活之中，是幼儿最喜欢的活动。托幼机构怎样才能做到让幼儿以游戏为基本活动呢？首先在确定一日生活制度时应确保幼儿每天都有充足的自由游戏时间。幼儿的自由游戏活动包括室内和户外自由游戏活动。正常情况下，在每天 2 小时的户外活动中，除了教师组织的集体活动（如早操、集体游戏等）以外，应当注意为幼儿留出自由游戏的时间，让幼儿自由地奔跑跳跃、嬉戏探索。在安排室内活动时，要保证幼儿每天有一个整段时长为 1 小时左右的区域自由游戏活动时间，满足幼儿自由自在活动的欲望。

延伸阅读

真题训练

幼儿园保育教育质量评估应主要聚焦（　　）。

A. 办园条件

B. 保育教育过程

C. 幼儿园管理

D. 幼儿发展结果

资料来源：摘自 2023 年下半年幼儿园教师资格考试保教知识与能力真题。

3. 合理安排幼儿的休息和睡眠时间

婴幼儿期是生长发育十分迅速的时期，托幼机构在制定一日生活制度时首先应满足幼儿身体生长发育的需要。幼儿在园游戏和学习活动时，大脑皮层兴奋区域占主要优势，虽长时间进行活动，但无疲倦感觉，容易发生过度疲劳，因此托幼机构一日生活各环节之间要安排合理的休息时间。从晨间入园至中午，幼儿参加集体教育活动和各种游戏活动，身体会很疲劳，因此，在幼儿园一日生活中安排 2～2.5 小时的午睡时间是非常必要的。托幼机构保证孩子充足的休息和睡眠时间，是利于孩子健康成长的重要措施。

二、托幼机构一日生活活动卫生

生活活动是托幼机构一日生活中时间占比最多，对幼儿身心发展影响最大的活动。生活活动的保育质量是幼儿健康成长的重要保障之一，所以幼儿的日常生活照料工作非常重要。班级里负责教导和照料幼儿生活事宜的教师和保育人员要注意做到教中有保、保中有教、保教结合，确保幼儿生命安全和身心健康。

（一）入园（所）与离园（所）

1. 入园（所）

（1）通风。

入园（所）是幼儿一日进入托幼机构的第一个环节，教师要在幼儿来园（所）之前，根据实际天气情况对幼儿活动室开窗通风，使空气流通，保证活动室的空气新鲜。温暖天气宜实行全日开窗，寒冷天气可在幼儿早餐前关闭窗户，户外活动或其他适宜时间再开窗通风换气。

（2）晨检。

晨检是托幼机构为加强幼儿安全管理及传染病防控工作而采取的一种措施，目的是早期发现幼儿是否有不适和传染病的先兆状况。托幼机构保健医生和教师应在晨检时尽量做到“一摸”“二看”“三问”“四查”（见表8－1）。

表8－1　托幼机构晨检内容

内容	目的
一摸	托幼机构晨检先摸幼儿的额头、颌下和腮部。摸额头是感觉幼儿的头部温度，判断幼儿有无发烧，摸颌下是为了了解幼儿下颌部的淋巴结是否肿大，摸腮部是了解幼儿的腮部是否正常
二看	看幼儿的整体精神状态、面部、喉部有无异常，皮肤有无疱疹等症状，以筛查传染性的疾病
三问	主要是向幼儿的家长询问幼儿在家的饮食、睡眠、大小便情况，以此来判断幼儿是否有不适或生病等情况
四查	检查幼儿是否携带危险物品入园，教师要检查孩子书包、口袋等，看里面是否有珠子、扣子、刀具等有潜在危险的物品，避免发生意外事故

（3）幼儿药物管理。

幼儿生病携带药物入托幼机构，必须是由家长亲自将药物交到教师手里并进行登记，写好幼儿的班级、姓名、药品剂量和服用办法，登记好后签字，教师将药放到幼儿拿不到的药袋里，以防幼儿误食（见表8－2）。

表8－2　托幼机构幼儿带药服药记录

幼儿名字	带药时间	药物名称	需服剂量	服药时间	家长签名	教师签名

2．离园（所）

离园（所）前后，教师要做的事情有：

（1）清点人数。

（2）组织幼儿整理好衣物，检查好鞋子，引导幼儿学习整理仪表。

（3）与幼儿进行亲切的互动，组织幼儿听讲故事或玩一些较为安静的桌面游戏，让幼儿保持良好的情绪回家。

（4）将幼儿活动室打扫消毒，关闭电源和门窗。

离园（所）时的注意事项：

教师要将幼儿亲手交给家长，不可让陌生人将幼儿带走；如果幼儿当天有意外状况或身体不适，应向家长汇报说明；个别晚接的幼儿，教师要照顾得当。

延伸阅读

十大离园（所）绘本精选

- 《幼儿园的一天》
- 《我在等我爸爸》
- 《妈妈一定来接你》
- 《猜猜我有多爱你》
- 《我的情绪小怪兽》
- 《蚂蚁和西瓜》
- 《排好队 一个接一个》
- 《石头汤》
- 《叉叉是个好奇宝宝》
- 《小心大灰狼》

（二）盥洗

1. 洗手

学前儿童的体质较弱，抵抗力差，养成良好的洗手习惯对预防疾病有关键作用。在托幼机构一日生活环节中，幼儿洗手的次数较多，教师应在饭前便后，美术活动使用油画棒、橡皮泥后，以及户外活动玩沙和接触体育器材后及时组织幼儿洗手清洁。组织幼儿洗手时，教师要注意指导幼儿卷起衣袖，用正确的方法洗手，提醒幼儿擦手时应摊开毛巾把手心、手背擦干。教师须等到最后一个幼儿洗完再离开盥洗室，以防止幼儿发生意外事故。

延伸阅读

洗手歌

打开水龙头，冲冲小脏手；
挤点洗手液，手心揉一揉；
手背搓一搓，手指交叉走；
拇指拳头握，手心游一游；
指尖放掌心，并拢扭一扭；
小手冲干净，宝宝笑开口。

2. 饭后漱口

幼儿在进餐后，口腔包括牙齿缝隙里都会有食物残渣，如果不及时清除，可能引起牙龈发炎或扁桃体炎。饭后及时漱口，口腔残余物被清出有利于口腔的健康，所以在饭后要及时漱口。教师可指导幼儿饭后用水杯接清水，喝一口清水，在嘴巴里咕噜咕噜漱口，再吐到水池里，连续这样做三四次即可。

教师可以结合教育活动及小游戏教育幼儿了解漱口的重要性和方法，养成良好的漱口习惯。

延伸阅读

漱漱口

小孩手拿花水杯，
嘴巴喝口干净水。
抬起头来闭起嘴，
咕噜咕噜吐出水。

（三）进餐

“聪明的大脑、健康的身体，是吃出来的。”进餐为幼儿身体发育提供了充足的营养，是幼儿生活学习的物质前提。幼儿的进餐质量与进餐前的准备工作、进餐中的指导、进餐后的整理有密切的关系。教师要针对进餐环节具体时段的不同，有效指导和帮助幼儿的进餐活动。

1. 做好进餐前准备

学前儿童在托幼机构就餐的两餐间隔时间不少于 3.5 小时，不超过 4～5 小时。午餐前应保证幼儿充分的活动量，使幼儿进餐前有饥饿感。教师在学前儿童进餐前要帮助幼儿有序做好餐前如厕、洗手活动。保育人员在学前儿童进餐前做好桌面消毒工作，饭菜和汤类准备得当，温度适宜幼儿食用。放餐具的活动可指导幼儿参与。

延伸阅读

桌面消毒要求

桌面在每天幼儿午餐前 15 分钟和点心前消毒，先用清水抹一遍，再用 1∶200 的含氯消毒液擦一遍，再用清水抹一遍。若桌面很脏，第一遍用洗洁精水擦，第二遍用清水擦，第三遍用含氯消毒液擦，第四遍再用清水擦。每擦一张桌子，抹布要重新洗一下。

2. 营造良好的进餐氛围

进餐前的良好氛围、进餐环境的洁净幽雅，会为幼儿进餐营造良好的氛围，是愉悦进餐的前提。教师可为幼儿播放舒缓轻柔的音乐，组织幼儿用形象有趣的语言对当日的食物做简要介绍，了解食物的营养成分，激发幼儿的进餐欲望。教师在幼儿进餐过程中要尽量做到不催促、不比赛、不批评，为幼儿进餐创造好的心情。

3. 培养良好的进餐习惯

进餐中，教师亲切、具体指导，帮助幼儿慢慢从使用小勺过渡到使用筷子，引导幼儿进餐时做到细嚼慢咽，吃饭不发出较大声音，不掉饭菜，保持桌面、地面整洁干净，对挑食、偏食、暴食以及身体不适的个别幼儿给予及时的关注和帮助。

延伸阅读

幼儿自主进餐的教育策略

1. 给予幼儿充分的自主权，提高自主进餐的积极性

首先，在自主进餐过程中，面对胆小的幼儿，教师要予以鼓励，让幼儿相信自己的自主权是真实存在的。这样，幼儿才会充满信心，大胆做出选择，在温馨、舒适的进餐环境中感受“吃饭是一件很美好的事”。其次，要正确看待幼儿选座位或选同伴的环节。有争执是正常的现象，这正是教师进行随机教育的契机。教师不应有畏难情绪，而要首先思考如何跟幼儿一起商讨、制定规则，比如通过提出“两个小朋友都想坐同一个位置，怎么办?”“多个小朋友都想选择同某个小朋友进餐，怎么办?”等问题，引导幼儿交流、协商。再次，小班幼儿语言表达能力相对较弱，教师既要支持他们的自主选择，又要帮助他们。如小班教师可以通过制作选座牌，引导幼儿选择自己喜欢的座位，等进餐时再提示幼儿找到自己之前选择的座位即可。最后，对于食物过敏的幼儿，班级可以特别设置“爱心专座”，让幼儿感受到教师的用心。

2. 提高幼儿精细动作水平，培养科学的饮食习惯

投放适合班级幼儿使用的进餐工具，有助于幼儿自主进餐。在取食用具的选择上，教师既要考虑幼儿的手部力量和精细动作水平，保证幼儿可以拿起来；又要考虑取食用具的粗细和长短，以幼儿方便拿取、不易掉进饭盆里为宜。为了缩减取食的时间，教师还要准备充足的取食用具。此外，考虑到幼儿取食动作不熟练，且幼儿能力发展不均衡，教师可在活动区准备“挖豆子”等游戏，锻炼幼儿的手部精细动作。

资料来源：刘卓．幼儿自主进餐的观、思、行［J］．幼儿教育研究，2023（5）.

4. 组织餐后的有序整理

餐后教师可引导幼儿收拾食物残渣和碗筷，提醒幼儿餐后擦嘴、洗手以及漱口，组织

幼儿不打闹、不跑跳，安静地活动。

延伸阅读

十大儿童吃饭绘本精选

- 《我绝对绝对不吃番茄》
- 《谁吃了我的粥?》
- 《弗朗西丝和面包抹果酱》
- 《大口吃饭的秘密》
- 《吃掉你的豌豆》
- 《吃饭香香》
- 《吃饭啦》
- 《肚子里的小人》
- 《别打扰我吃饭》
- 《吃了不生病的绿色食物》

（四）喝水

幼儿机体组织的新陈代谢需要大量的水分，喝水对幼儿非常重要。在这一环节，教师和保育人员要做到以下几点：

1. 喝水的水杯应专人专用

每日幼儿入园前，教师应把消毒过的幼儿茶杯摆放在固定位置，供幼儿入园使用。摆放茶杯的位置可以用幼儿学号或照片等其他标志进行标记，引导幼儿茶杯要专人专用，不要拿错。教师摆放茶杯时，注意将茶杯把手朝外放，方便幼儿拿取。

2. 喝水的温度应适宜

教师为幼儿准备温度适宜的白开水，以免儿童喝水时被烫伤。幼儿接水时提醒幼儿眼睛看着水杯，接半杯或2/3杯水。

3. 喝水要适时适量

教师应注意把握幼儿喝水的时机，教师可在托幼机构的每日活动之间的过渡环节以及户外活动、午睡起床后及时组织幼儿喝水。在正常情况下，幼儿每天在园大约喝水600ml。幼儿有特殊情况时，比如身体不适、运动后出汗过多、天气炎热等，教师要给于个别照料，适当增加喝水量。尽量不要让幼儿在感到口渴时再喝水。

4. 指导幼儿安全饮水

教师可在幼儿盥洗室用不同标记或图案划分出等待区、接水区和喝水区，培养幼儿有序喝水的习惯。在幼儿喝水时，教师要对聊天、打闹、拿着水杯乱跑的幼儿及时提醒和引导，表扬幼儿有序等待以及在固定区域安静喝水的良好行为。幼儿不小心洒水时，教师要及时擦拭地面，避免幼儿滑倒、摔伤。

延伸阅读

幼儿饮水的有效管理

（一）确立主题，明晰概念

幼儿园引导教师通过对中班饮水环节的实践探索，探讨饮水环节存在的问题与有效组织方法，让教师在发现问题、解决问题中提升反思和研究能力。教师通过谈话、亲身体验、组织活动等方式，让幼儿了解水对人体的重要作用，初步具有按时、按量自主饮水的意识，同时让幼儿学会自我管理、自我服务，从被动饮水变为主动饮水，提升其自主能力。

（二）搜集资料，发现问题

在实践研究前，教师应聚焦问题，理清思路，分头搜集、查找关于幼儿饮水量的资料，并立足本班幼儿饮水情况进行观察分析，发现饮水环节存在的问题。

（三）定点观察，发现新问题

1. 观察分析，梳理问题

2. 交流研讨，调整策略

（1）迁移生活经验。

（2）在观察、讨论中解决问题。

（3）尊重幼儿的主体地位。

（四）实践观摩，解决问题

通过实践观摩，教师有效解决幼儿饮水问题。

资料来源：刘丽萍．生活即教育：以幼儿自主饮水习惯的培养为例［J］．河南教育（基础教育版），2023（11）．

（五）如厕

如厕是托幼机构培养幼儿基本的生活自理能力和卫生习惯的重要生活环节。幼儿年龄较小，排便的控制能力较弱，教师需对幼儿如厕加以重视。具体说来，教师在幼儿如厕环节应做到以下几点：

1. 做好如厕的物质准备

托幼机构的厕所和便盆应做到每天清洗消毒。在园（所）内幼儿如厕前，教师需做好如厕的物质准备，如保持厕所的地面干燥，防止幼儿滑倒，保持便池洁净、无异味，并提供数量充足、大小适宜的厕纸。

2. 消除幼儿如厕时的紧张情绪

教师营造宽松、安全、和谐的如厕氛围，用接纳、平和的态度对待幼儿的如厕行为，可以增强幼儿对如厕的正确认识，消除在园（所）如厕的紧张和拒绝情绪。如托幼机构的厕所里的便盆和便池与幼儿家里的器具不同，教师应帮助幼儿熟悉了解园（所）内便盆和便池的使用方法，还要通过多种方式引导幼儿不要憋便，养成主动上厕所的习惯。

3. 关注幼儿的排便情况

幼儿的大小便的次数、颜色能反映出幼儿的健康状况，教师应认真观察幼儿的排便情况。发现幼儿小便的颜色变黄，注意提醒幼儿多饮水，以免上火；发现幼儿喝水不多、次数却很频繁或者幼儿的大小便出现血样，应及时联系家长说明情况并请医务人员进行检查。

延伸阅读

从幼儿的尿液颜色辨别幼儿健康状况

1. 尿液发黄

幼儿在饮水较少、出汗较多时，尿量就会减少，尿液中的成分浓缩，所以就会变为深黄色。

2. 尿液发白

在寒冷的季节，幼儿尿液发白可能是尿中的磷酸钙、草酸钙、碳酸钙等含钙物发生沉淀而造成的。如果幼儿尿液发白并伴有发热的症状，尿液中有大量的泡沫，或是尿液呈乳白色，成人就要重视起来了。

3. 尿液发红

如果幼儿的尿液发红，一种情况是幼儿食用了带有天然色素的蔬果，或是幼儿服用了药物，也可能会使尿液变红。还有一种必须引起重视的情况，就是血尿。血尿是因尿液中含有一定量的红细胞导致的。

4. 尿液发蓝

幼儿尿液呈现蓝色，多是由于幼儿误服了亚硝酸盐或是氯化物。在日常生活中，如果给幼儿食用了不新鲜且含有大量亚硝酸盐的蔬菜，如韭菜、菠菜、荠菜、甜菜等，就易引起幼儿亚硝酸盐中毒。

4. 组织幼儿有序如厕

厕所是幼儿在托幼机构突发意外的常见场所，幼儿如厕时，教师应组织幼儿安静、有序如厕，人数较多时，可安排男女幼儿错时如厕。幼儿如厕过程中，教师应全程关注，帮助或指导幼儿学习脱、提裤子以及擦屁股的正确方法，提醒幼儿不在厕所内打闹、逗留，便后引导幼儿洗干净手。

延伸阅读

儿童如厕绘本精选

- 《是谁嗯嗯在我的头上》
- 《马桶的故事》
- 《憋不住，憋不住，快要憋不住了》
- 《我会用小马桶》
- 《拉便便，真舒服》
- 《我的神奇马桶》
- 《尿床了》
- 《一个人上厕所》
- 《糊糊・臭臭・便便・球球》

（六）睡眠

在托幼机构一日生活活动的环节中，睡眠是一个承上启下的环节。睡眠既可以帮助幼儿的大脑皮层细胞的功能损耗得到修复，使身体各部位得到充分的休息，促进幼儿的生长发育，也可让幼儿养精蓄锐，为下午的学习积蓄能量。在托幼机构中，睡眠环节看似最为轻松，也因此最易被教师忽视，但孩子们的睡眠安全更需要教师超强的责任心和细心来呵护。

1. 睡眠前的卫生要求

（1）环境准备。

幼儿午睡时睡眠室的光线和温度应适宜，无亮光刺眼，温度过低或过高时教师可以用开空调等方式调节。睡眠室里要保证空气清新流通，不要有过堂风。幼儿午睡的床铺需仔细检查，将有可能伤害幼儿的物品如纽扣、珠子等清除。

（2）身体准备。

幼儿午睡前不宜吃得过饱，以免孩子吃的食物还没消化直接入睡，导致食物倒流，堵塞气管发生意外；教师可组织幼儿户外散步、做手指游戏、看书等安静的活动，不可带孩子做剧烈运动，以免发生腹痛等症状；睡前不宜给孩子大量喝水，应提醒幼儿及时如厕。

（3）情绪准备。

幼儿睡前不宜情绪激动，教师不可严厉批评和恐吓幼儿，让幼儿轻松愉快地入睡。教师可播放舒缓轻柔的音乐或讲一些优美的小故事引导幼儿入睡，不可在睡前给幼儿观看或听惊险刺激的电视节目和故事等。

(4) 脱衣准备。

为培养幼儿的自理能力，教师要慢慢教会幼儿自己穿脱衣服和叠衣服。午睡时，教师可提供或安排固定位置给予幼儿放置衣物、发卡和头绳等随身物品，以保证幼儿午睡时的安全、舒适，也避免幼儿将小物品带到床上。

2. 睡眠中的卫生要求

(1) 安全巡视，仔细观察。

幼儿入睡后，教师需每15分钟巡视一次，仔细观察幼儿的动态，关注每位幼儿的睡眠状况。看看孩子的脸色、情绪、呼吸、盖被等是否正常，以及时发现某些孩子的突发疾病，做好防范准备。

延伸阅读

十大儿童睡觉绘本精选

- 《别让鸽子太晚睡!》
- 《不睡觉世界冠军》
- 《睡觉去，小怪物!》
- 《不玩够，不能上床睡觉》
- 《再过10分钟就睡觉》
- 《不要睡觉，赛莉》
- 《大家一起睡午觉》
- 《我不要睡觉》
- 《等一等再睡觉》
- 《第一次自己睡觉》

(2) 培养孩子正确的睡姿。

学前儿童睡眠的姿势一般主张向右侧卧，微曲双腿，全身自然放松。发现幼儿趴着睡、蒙头睡、跪着睡等不良睡姿，教师需及时纠正。

(3) 照顾个别差异。

睡眠过程中有的幼儿有尿床的习惯，教师要注意叫醒排尿；有的幼儿有惊厥史，教师应多加注意；有的幼儿午睡入睡迟，教师可拍一拍安抚入睡；有的幼儿习惯早醒，教师可安排起床做些安静的活动。

(4) 关注环境的动态变化。

幼儿午睡时，教师需注意环境中温度、湿度、外界干扰等动态变化，发现问题及时解决。如遇人为伤害或火灾、地震等特大灾害发生，教师要熟知预设方案，带领幼儿迅速从睡眠状态进入疏散、避灾状态。

延伸阅读

为什么儿童睡觉会打鼾?

儿童睡觉打鼾是较为常见的现象。鼾声是由于各种原因引起的上气道狭窄，呼吸时气流受阻，气流速度加快，时间延长，过强的震动会使上气道壁产生异常响声。家长应根据不同的原因和严重程度，采取不同的干预方式。

睡眠姿势不当。不当的睡姿容易导致气道不全性梗阻，呼吸时快速气流通过梗阻部位，发出鼾声。家长可以调整孩子睡眠体位，使孩子上气道保持顺畅，从而消除鼾声。

腺样体肥大。学龄前期是腺样体发育的阶段，增大的腺样体容易堵塞后鼻孔。有些孩子腺样体经常感染，进一步刺激腺样体肥大，睡眠时其周围肌肉松弛，加剧堵塞，影响呼吸，引发鼾声。家长应及时带孩子到五官科就诊，评估腺样体肥大对呼吸的影响程度，必要时施行腺样体部分切除手术。

扁桃体肥大。同腺样体肥大引起打鼾类似，要注意预防反复呼吸道感染。是否需要手术也需要到医院进行评估。

慢性鼻炎、过敏性鼻炎等鼻腔炎症。鼻腔炎症会导致孩子的鼻腔变小，睡眠时堵塞更加明显，产生鼾声。家长应根据孩子鼻炎的原因，及时采取干预措施，如抗过敏、局部冲洗、抗感染等。

上气道内外增生物。气道内外囊肿、血管瘤、息肉等增生物也容易导致气道管腔变小，睡眠时气道周围肌肉张力下降，气道进一步松弛，使管腔变小，呼吸时影响气流顺利通过，从而发出鼾声。家长应及时带孩子到医院评估，了解原因并进行治疗。

鼻中隔偏曲。鼻中隔是分开两个鼻孔的软骨和组织。有些孩子天生就有鼻中隔偏曲的问题，其中一个鼻孔较小。小鼻孔容易阻塞气流，导致呼吸困难和打鼾。

体重超重。孩子超重，脂肪组织过多，也会导致上气道变窄，呼吸时影响气流通过，产生鼾声。

资料来源：黄华飞．幼儿睡眠问题解答［J］．幼儿教育，2023（8）．

3．睡眠后的卫生要求

睡眠时间结束，托幼机构的教师和保育人员可播放舒缓的起床音乐，拉开窗帘，帮助幼儿逐渐清醒；幼儿清醒后，教师要根据幼儿年龄的大小和季节变化，鼓励幼儿自己穿衣服和整理床铺。发现个别尿床的幼儿，教师不能嘲笑和奚落，应安抚其情绪，帮助其换穿衣服，并晾晒被褥。幼儿起床后，教师要组织幼儿小便喝水，帮助幼儿梳小辫，整理衣物。

延伸阅读

穿开衫儿歌

抓住领口翻衣往背披，抓住衣袖伸手臂，

整好衣领扣好扣，穿着整齐多神气。

穿套衫儿歌

爬爬爬，爬爬爬，抓住衣边往下滑，最先露出脑袋瓜。

捏住袖口伸进去，左手右手伸出来，最后把衣边往下拉。

穿裤子儿歌

前面朝上，拉紧裤腰；

喊着口号，两脚赛跑；

两条跑道，别找错了，伸出裤腿，露出小脚；

终点到了，提裤站好；养成习惯，做乖宝宝。

第二节　托幼机构教育活动卫生

一、游戏活动的卫生保健

游戏是幼儿自主、自愿、乐意进行的一种活动，游戏的趣味性、生动性、变化性是最符合幼儿身心发展特点的，它能满足幼儿的各种需要，能防治幼儿的心理疾病，对幼儿身心健康成长具有非常重要的意义。因此，游戏是对幼儿进行全面发展教育的重要形式，是托幼机构的基本活动。托幼机构游戏活动的卫生保健应注意以下 4 点：

1. 创设安全的游戏场地

学前儿童游戏的种类多样，游戏场地应根据游戏的类型进行转移。幼儿区域游戏或教学游戏多在室内，户外游戏和体育游戏应在户外。室内区域游戏场地的创设首先应保证幼儿有足够的游戏空间，空气流通较好，采光适宜；其次教师应对室内游戏活动区进行整体规划与布置，为儿童设置稳定的游戏区域，满足儿童经常开展游戏和自由选择游戏的需要。户外游戏场地应保持清洁卫生，场地平整，设计户外游戏场地应考虑活动的动静交替和儿童的需要，具有较强的探索性，使儿童的基本运动能力得到充分锻炼。

2. 游戏内容的选择应科学合理

学前儿童游戏的内容丰富多彩，教师需根据幼儿的身心发展特点选择适宜不同年龄阶段幼儿的游戏，剔除对学前儿童具有消极影响的游戏，促进幼儿身体、智力、社会性、情绪情感等各方面的发展。

延伸阅读

真题训练

在玩棋类游戏时，下列幼儿的哪种行为表现最能反映玩具的可玩性？（　　）

A. 运用丰富的认知策略

B. 玩棋兴趣持续较长时间

C. 有丰富的肢体表现

D. 玩棋之后不易引发挫折感

资料来源：摘自 2023 年下半年幼儿园教师资格考试保教知识与能力真题。

3. 保证幼儿自由游戏的时间

在托幼机构中，游戏的种类多样，除教师为完成教学工作组织的教学游戏外，应确保幼儿每天具有充足的自由游戏时间。如每天应保证幼儿有充足的区域自选游戏的活动时间和户外自由选择游戏材料、自由玩耍探索的时间。

4. 注意幼儿游戏的安全

学前儿童年龄较小，自我保护能力不足，预判危险的意识较弱，经常在玩游戏的过程中受到伤害。教师提供幼儿的游戏材料需无安全隐患、无毒，在幼儿游戏前应检查游戏材料是否牢固，开展游戏时交代游戏的规则，提醒幼儿注意的事项，加强对幼儿游戏的观察和照顾，以防发生意外。

延伸阅读

真题训练

幼儿保育和教育工作从根本上来说是为了满足（　　）。

A. 家长的教育要求

B. 上级领导的要求

C. 小学的教育要求

D. 幼儿发展的需求

资料来源：摘自 2022 年下半年幼儿园教师资格考试保教知识与能力真题。

二、集体教学活动的卫生保健

（一）体育活动的卫生保健

发展体育运动，增强人民体质，是我国体育工作的根本方针和任务。习近平总书记高度重视儿童体育锻炼，提出体育锻炼要从小抓起。学前儿童的身体正处在发育的起步期，身体各部分比较脆弱，需要进行充分而又合理科学的户外体育活动，为幼儿日后身体的健康发展打好基础。如果托幼机构组织的体育活动违反幼儿身心发展的规律，过分追求活动的效果，不仅不能增强幼儿体质，反而可能会损害幼儿的身体健康，因而为了保证幼儿在园体育活动的安全，托幼机构教育者要做好体育活动的卫生保健工作。

1. 做好运动前的身体准备

托幼机构体育活动的组织一般由开始部分、准备部分、基本部分和结束部分构成，其中体育活动的准备部分大约在 3～6 分钟，由教师带领做全身的运动，使幼儿大脑皮层的兴奋性逐渐提高，为儿童身体各生理器官身体功能进入运动状态做好准备，同时预防幼儿体育活动时的运动创伤。做运动前，教师须关注班级幼儿的穿着情况，尽量让家长配合为幼儿穿运动、休闲的衣物，为幼儿充分舒展地运动做好准备。

延伸阅读

重视和提高热身活动的质量

首先，要做好热身活动前的准备工作。从检查幼儿的服装、鞋子到安排好生病或状态不好的幼儿与课堂常规，都是非常重要的。

其次，要合理安排热身活动时间和休息间隔。以大班为例，一般一节体育课（30 分钟）热身活动以 3～5 分钟为宜。准备活动结束与正式活动之间也应有休息间隔，一般以 2～3 分钟为宜，这段时间可以讲解或布置后面的任务。

再次，要根据幼儿实际生理特点严密控制热身活动的强度和密度。热身活动的目的是让幼儿身体各主要肌肉群、关节、韧带得到充分的伸展，调动幼儿情绪，使幼儿充分兴奋起来，所以热身活动的量需控制在中小程度，如可以用慢跑、徒手做或持轻器械做基本体操和武术动作，以及负荷量较小的游戏等热身活动。

最后，还要根据各个教学班的年龄特点与心理发展水平，设计与编排热身部分的内容和形式。热身活动的设计与编排应注意趣味性、针对性、灵活性、实效性、创新性等原则。如学习助跑跨跳，应先安排一些跨过障碍物（尽量前后腿分开）练习作为热身活动，不仅可以引导幼儿形成对跨跳的印象，还可以增强幼儿的信心，加快幼儿对动作技术的理解和掌握。

2. 体育活动内容难易适中

学前儿童体育活动的种类较多，但并不都适合幼儿，教师需了解幼儿已有水平，根据幼儿身心发展的水平和特点选择有针对性的活动内容。以跳跃为例，《3—6岁儿童学习与发展指南》明确指出具体年龄段跳跃的目标，3～4岁的幼儿能身体平稳地双脚连续向前跳，4～5岁的幼儿能助跑跨跳过一定距离或一定高度的物体，5～6岁的幼儿能连续跳绳，教师可以此为依据为学前儿童选择适宜的跳跃活动。

3. 体育活动应适量

体育活动量的大小，直接影响到幼儿身体的发育。活动量过小，对促进幼儿的身体发育没有作用；活动量过大，会造成幼儿过度疲劳。只有适宜的运动量，才能使幼儿的身体承受适宜的生理负荷，有效地增强幼儿身体器官、系统的适应性。在体育活动过程中教师根据情况组织幼儿适当休息，避免因运动量过大导致幼儿生理过度疲劳，造成运动创伤。

延伸阅读

对幼儿体育活动量进行观察与指导的方法

教师带领幼儿进行体育活动的时候，一定要做到眼观六路、耳听八方，把幼儿的一举一动都看在眼里，并及时进行指导和调整。

（1）观察幼儿的呼吸状况。若在体育运动过程中，幼儿的呼吸变得急促，但还是比较有规律的，这说明他的运动量较为合适。如果发现幼儿在体育运动过程中呼吸急促且没有规律，出现紊乱或大喘气的现象，这说明他的运动量大了。而有的幼儿身体体征没有发生任何变化，呼吸非常平稳或没有出汗，手、脚的温度也没有提升……这就需要加大他们的运动量。

（2）用搭脉的方法掌握幼儿的活动量。体育运动中的幼儿心率应为130次/分以上，最高不能超过180次/分，心率恢复时间为5分钟以内。

（3）通过面部表情、出汗情况、动作质量等观察幼儿。

4. 关注个体差异

托幼机构中有的幼儿患有疾病或体质较弱、体育能力发展较低，教师在组织体育活动时应给予适当的照顾，减轻此类孩子体育活动的任务和运动量；对精力充沛、体质较好的孩子，教师可适当增加活动量。具体情况，教师可因个体差异而定。

（二）绘画和书写活动的卫生保健

学前儿童的年龄较小，精细动作发展不完善，在进行绘画和书写活动时需要注意多个事项。

1. 工具无毒

学前儿童绘画和书写所使用的铅笔、水粉、丙烯、油画棒、纸张等材料应无毒、安全。幼儿初学写字，铅笔应粗细适宜，形状以圆形笔杆为宜，帮助幼儿更好地学习握笔。

2. 姿势正确

不良的绘画、书写习惯会导致幼儿视力下降、脊椎弯曲、斜肩、驼背等现象，影响孩子身体的健康和发展。学前儿童绘画和写字的姿势应该是肩平、背直，头正，两脚平放，小腿和大腿成直角，眼睛离桌面 1 尺距离，胸离桌子一拳距离。幼儿坐姿有弯腰、斜坐或趴坐时，教师要及时提醒。幼儿书写时的执笔方法应采用三指执笔法，初学握笔时，教师应多加观察，及时矫正不良姿势。

3. 时间不宜过长

绘画、书写活动对学前儿童的精细动作要求严格，需要手指和手腕小肌肉群的参与，学前儿童的腕骨、指骨等骨化还未完成，手部精细动作比较困难。因此，每次绘画、书写的时间不宜太长，5～10 分钟为宜。

4. 良好的卫生环境

学前儿童的绘画、书写活动的环境应在空气流通、光线明亮不刺眼的环境下进行。幼儿绘画后应及时洗手，避免将颜料弄到嘴巴和眼睛中。

延伸阅读

真题训练

下列选项中，与幼儿园保育和教育目标表述不符的是（　　）。

A. 培养正确运用感官和运用语言交往的基本能力

B. 培养幼儿初步感受美和表现美的情趣和能力

C. 训练幼儿的体育运动技能

D. 促进幼儿身体正常发育和机能的协调发展

资料来源：摘自 2020 年下半年幼儿园教师资格考试保教知识与能力真题。

（三）阅读活动的卫生保健

学前儿童的眼睛尚处于发育阶段，儿童的阅读活动应注意培养幼儿的用眼习惯。一是限制幼儿阅读活动的用眼时间，每次以 20 分钟为宜，一般不超过 30 分钟；二是应纠正幼儿看书的距离，学前儿童的眼睛晶状体弹性高，书本放得离眼很近也能看清，但经常近距离看书容易导致睫状肌疲劳，引发近视，所以幼儿看书需保持正确的坐姿，眼睛离书本的距离一般以 1 尺为宜；三是幼儿阅读后，应让儿童学习向远处眺望，缓解眼部肌肉疲劳；四是保证幼儿良好的阅读环境，学前儿童阅读的图书应安全无毒、色彩鲜艳、图案清晰，阅读的房间应光线充足、柔和，提醒幼儿不能在强光和光线阴暗处看书。

（四）唱歌活动的卫生保健

唱歌是幼儿音乐启蒙的重要手段，学前儿童喜爱唱歌，托幼机构在组织幼儿唱歌活动时应该注意以下几个问题：

1. 环境适宜

学前儿童唱歌时须张嘴呼吸，吸气较快，空气经过鼻腔的时间较短。如果空气较污浊或温度较低，容易引发呼吸系统的疾病。因此幼儿唱歌的环境要求无尘、空气新鲜，温度适宜。

2. 姿势正确

幼儿站着唱歌时身体要挺拔、不驼背、不含胸，双手自然地下垂；坐着唱歌时要坐正、挺胸，双脚不要交叉，双手自然地放在腿上。头部要正，脖子不要伸长或歪斜。

3. 保护幼儿嗓子

学前儿童的喉腔、声门下狭窄，用嗓不当容易因感染引起喉部充血水肿，造成呼吸困难。学前儿童唱歌时须注意选择适合幼儿音域的歌曲，小班幼儿音域一般为 c1～a1，中班幼儿音域为 c1～b1，大班幼儿音域为 c1～c2；引导幼儿用自然、优美的声音唱歌，避免扯嗓喊叫；唱歌时间不宜过长，4～5 分钟为宜，当节日排练歌唱节目或幼儿嗓子有发炎的情况时应注意让幼儿休息。

延伸阅读

真题训练

教师在组织中班幼儿歌唱活动中，合理的做法是（　　）。

A. 要求幼儿用胸腹式联合呼吸法唱歌

B. 鼓励幼儿用最响亮的声音唱歌

C. 鼓励幼儿唱八度以上音域的歌曲

D. 要求幼儿用自然声音唱歌

资料来源：摘自 2018 年上半年幼儿园教师资格考试保教知识与能力真题。

三、户外活动的卫生保健

（一）注意季节、气候的变化

托幼机构体育活动的组织应根据季节、气候的变化进行调整。如夏季气温较高，体育活动的运动量要适量降低，选择早晨或上午进行体育活动较为适宜，要注意及时补充幼儿水分，以防中暑脱水。春秋季节温度适宜，教师可适当增加幼儿运动的次数，增强幼儿抵抗力。遇到雾霾等重污染天气，不宜带幼儿在户外活动，可在室内开展体育活动。

延伸阅读

如何让室内体育活动趣味十足

椅子、桌子的新玩法

钻洞寻宝（小班）：将三张桌子按宽度连接摆放，在桌子下面放好塑料地垫，并撒下“宝贝”（用纸片等玩具做宝贝）；引导幼儿利用桌下空间，双腿跪地爬过障碍物，进行钻山洞练习。在钻的过程中，幼儿至少要捡到 4 个宝贝，锻炼幼儿身体的协调能力。

过草地（中班）：将五张桌子并在一起，幼儿依次从一端爬上桌子，滚动到最后一张桌子上以后从桌上下来，走回到起点。练习在物体上滚动，磨炼幼儿的勇敢精神，锻炼身体的协调能力。

跳水运动员（大班）：准备好一张桌子，一块大而厚的垫子以及自制的标尺。在幼儿爬到桌子上站稳后，教师让幼儿向垫子上跳。可以先蹲着跳下，再试着站着跳。练习从高处向下跳，发展幼儿身体的平衡能力。

抢椅子（小班）：让六名幼儿为一小组，将比幼儿数目少一的椅子摆成圆圈，在音乐中开始围绕圆圈向同一个方向跑步。音乐停，幼儿则开始抢椅子坐，未抢到椅子的幼儿离开场地，然后减少椅子继续游戏，最后留在场地的幼儿为胜。培养幼儿的敏锐能力及游戏规则意识。

雪中送炭（中班）：将椅子两两相对摆成一条约 3 米长的小路，并间隔半米左右摆上一个障碍物（纸盒）；装有水的瓶子若干。第一个幼儿手持装有水的塑料瓶子，迈过障碍物，平稳走过小路，到目的地后放下水瓶，迅速跑回。其他幼儿依次进行游戏。提高幼儿的平衡能力。

我是小红军（大班）：间隔 50 厘米均匀地摆放两排椅子，椅子间横拴若干条挂有铃铛的皮筋，并在皮筋下面的通道上放好棉垫。在引导幼儿讨论过“封锁线”的方法后，练习匍匐爬行动作，体验蹬腿、伸腿的动作要领。全体幼儿分组游戏，并强调游戏规则：不碰响小铃，防止敌人听见。培养幼儿的团队合作精神。

资料来源：王霞．如何让室内体育活动趣味十足［N］．中国教育报，2014-04-13（2）.

（二）注重体育活动场地的卫生条件

《幼儿园工作规程》规定，幼儿一日在园户外活动时间不得少于 2 小时。因此，学前儿童体育活动的场地应充足，户外体育场地的位置、运动器械、设备的大小、种类应符合幼儿身体的发育特点，户外活动的场地、运动器材和玩具要经常进行安全检查、保养、清洁，让幼儿有一个安全、卫生的运动环境。

（三）提醒幼儿加强自我保护

学前儿童自我保护意识较差，在户外活动过程中对危险的预料不足，因此，教师应提前向幼儿说明户外活动的规则，教给幼儿躲避危险的方法。教师在幼儿户外活动过程中应认真巡视，避免幼儿发生意外事故。

（四）关注幼儿在活动中的表现

教师在幼儿活动中应注意观察儿童面色、精神状态、呼吸、出汗量和儿童对锻炼的反应，若有不良反应要及时采取措施或停止锻炼；加强幼儿活动中的保护，避免伤害。活动后注意观察儿童的精神、食欲、睡眠等状况。

四、社会实践活动的卫生保健

托幼机构是社会的一部分，不能脱离社会独立存在。教师可根据教学内容，从托幼机构所处的社会环境中挖掘社会资源，带领幼儿开展社会实践活动，参观、学习社会实践基地，帮助幼儿了解更多领域的专业知识与技能。在组织幼儿外出进行社会实践活动时卫生保育需注意以下几点：

（一）结合课程，因地制宜

托幼机构的社会实践活动应根据园（所）课程实施的情况，结合社区资源和周边社会环境资源，有目的地选择适宜幼儿参观学习的实践单位。教师在活动前应科学制订社会实践活动的目标，根据幼儿的认知水平和实际发展状况，与课程相结合，兼顾多方面内容，使活动目标与幼儿的发展及活动的内容相匹配。

（二）家园共育，安全防范

开展社会实践活动前，托幼机构需与幼儿家长提前沟通，商量具体事宜，做好家园共育。可请家长为幼儿穿宽松、舒适、适宜外出的衣服和鞋子，准备好适量的食物与水。托幼机构和教师应做好充分准备，商讨安全预案，备好常见药物，预防意外事故，对社会实践活动的各个环节的安全防范措施做到层层落实，对车辆的安全、幼儿的交通安全谨慎对待。活动前班级教师要加强对幼儿的安全教育，增强幼儿安全防范意识和自我保护能力。活动中教师应经常清点幼儿人数，防止幼儿走失。

（三）关注天气，灵活应对

托幼机构社会实践活动尽量在天气晴好、空气优良的情况下开展，因此相关教师应及时关注天气的变化，有阴雨、雾霾、大风天气时及时取消实践活动。若为外出实践活动，教师可根据天气的温度变化，及时为幼儿添加衣物，补充食物与水分。

延伸阅读

家长带孩子外出应注意的事项

（1）出门前的准备工作：出门前在孩子口袋里塞张写有家长联系方式的小纸条；为孩

子备好食物和温水；多备件孩子的衣服和隔汗巾，防止天气过热或过冷；包内多备纸巾与湿巾，勤给孩子擦汗与擦手。

（2）灌输安全常识：家长平时或出门前都要给孩子说些安全常识，比如走路要靠右、红灯停绿灯行、走人行道、过马路走斑马线、背熟爸爸妈妈的电话号码防止走丢、不能跟陌生人走，等等。

（3）在外时应注意：春秋季是幼儿传染病高发期，家长尽量不要带幼儿到人群聚集处，以免传染疾病；远离高处、水边等容易发生危险的地方，抱孩子时远离商场围栏、扶梯两边；照顾孩子时务必专心，不要分心，眼睛要时刻盯着孩子，不要玩手机或者与别人聊天而忽视看管孩子；走路时要抓住孩子的手腕，让孩子在内侧走，叮嘱孩子要牢牢地跟着自己，不能随意走开。

促进反思与行动的活动

1. 以某幼儿园为例，分析该园一日生活制度制定的合理性。

2. 根据幼儿洗手、进餐、睡眠的卫生保育要求，设计开展幼儿洗手、进餐、睡眠等具体的教育活动，帮助幼儿在各环节养成良好的卫生习惯。

3. 结合《3—6 岁儿童学习与发展指南》中健康领域的发展目标，设计一个幼儿体育活动的热身环节。

4. 结合教育见习，根据《幼儿园保育教育质量评估指南》对见习幼儿园的保育活动和教育活动进行评析，并提出科学合理的建议和意见。

拓展阅读

1. 刘国雄．儿童发展［M］．北京：科学出版社，2017.

2. 夏艺珊．幼儿园一日生活组织与指导［M］．北京：中国轻工业出版社，2017.

3. 陶宏．幼儿体育教学活动实践手册［M］．上海：华东师范大学出版社，2017.

4. 刘焱．儿童游戏通论［M］．北京：北京师范大学出版社，2004.

5. 李季湄，冯晓霞．《3—6 岁儿童学习与发展指南》解读［M］．北京：人民教育出版社，2013.

6. 华爱华．《幼儿园保育教育质量评估指南》的实践要义［J］．江苏教育研究，2023（9）.

第九章

托幼机构环境卫生

本章导读

本章介绍托幼机构心理环境与物质环境的构成，并明确介绍机构场地、房舍以及常用设备的各项卫生要求，了解为学前儿童创设一个遵循儿童身心发展规律、符合儿童身心发展水平和特点，又能使儿童健康、愉悦地生活、游戏、学习的物质环境，是儿童健康成长的物质保障。

学习目标

1. 理解托幼机构心理环境及物质环境的构成。
2. 基本掌握心理社会环境的创设要求。
3. 基本掌握托幼机构场地、屋舍的卫生要求。
4. 掌握托幼机构常用设备卫生要求。

第一节　托幼机构心理环境卫生

托幼机构的心理环境卫生主要体现在托幼机构的氛围和人际关系等方面，它虽然是无形的，但是却实实在在地影响着学前儿童的身心健康发展。可以说，托幼机构的心理环境卫生是比托幼机构的物质环境更为复杂的环境，它与有关的各层次、各种类的生态系统之间的关系更为密切，直接影响着学前儿童认知、情感及个性的发展，和学前儿童社会适应性行为的形成紧密相关。创设健康的托幼机构心理卫生环境，有利于学前儿童产生和形成社会所期望的健康行为和生活方式。

一、托幼机构内部的心理社会环境

作为一个小生态系统，托幼机构直接地影响着学前儿童的身心发育和行为。托幼机构内的心理社会环境应充满温暖与和谐，对学前儿童始终寄予期望和热忱，能尊重学前儿童的兴趣、需要和愿望，托幼机构内的人际关系应该是和谐与协调的。

（一）良好的师幼关系

在托幼机构中，学前儿童与教师的关系是最基本的人际关系之一。学前儿童与教师之间关系不融洽，甚至关系紧张，会成为引起学前儿童心理失调的重要原因①。教师在托幼机构中处于保教工作的第一线，整天都要接触和处理各种带有情绪色彩的事件，如学前儿童的哭闹和捣乱、依赖和要求、撒娇和任性、惧怕和退缩，这一切不可避免地会引起教师的心理紧张，产生厌倦和烦恼。同时，教师也生活在社会之中，社会生活的紧张、人际关系的矛盾都会通过各种途径影响教师的心理状态。教师整日与学前儿童在一起生活和活动，教师的言行和情绪每时每刻都会对学前儿童产生影响。因此，教师必须具备良好的心理调适能力。实践表明，教师心理失调和有心理障碍必然会导致师幼关系失调，而心理失调或有心理障碍的教师同样会对学前儿童身体健康构成危害。在托幼机构内建立良好的师幼关系，创设有益于学前儿童心理健康的心理社会环境，应充分注意以下各个方面的问题：

1. 教师应满足学前儿童合理需要

教师要能够满足学前儿童的各种合理需要，体谅和容忍学前儿童的无意过失并进行正向引导，与学前儿童共享成功的快乐。学前儿童的行为受动机驱使，而动机是建立在需要之上的。在较低层次的生理的、安全的需要得到满足后，学前儿童会对爱、尊重、独立自主等有进一步的追求。满足学前儿童的各种需要，特别是满足高层次的需要有益于学前儿童健康人格的建构。动机的冲突在学前儿童中经常发生，有时还会发生挫折，让学前儿童在生活中经历动机冲突和体验挫折，能磨炼幼儿的意志，提升学习处理挫折的技能。教师应具有高度稳定和健康的情绪，对学前儿童充满爱，对幼儿教育事业充满爱，在任何情况下都能自觉地将个人的不良情绪排除在与学前儿童接触的过程之外，每时每刻都能满足和接受学前儿童的合理需要，理解和容忍学前儿童的一些行为，帮助学前儿童学会克服困难、应对挫折和解决问题的技能。

2. 教师对待学前儿童的态度应是民主的

教师对待学前儿童的态度应是民主的，应善于疏导而不是压制，要允许学前儿童充分表达自己的想法和建议，不要以权威式的命令要求学前儿童，不要只注重给予学前儿童各种行为规范的限制，而要注重能常以合作的讨论方式与学前儿童进行交流。

---

① 朱家雄，汪乃铭，戈柔．学前儿童卫生学（修订版）[M]．上海：华东师范大学出版社，2006：165.

如果用专制权威式的方法压制学前儿童，尽管他们表面上会服从，但是内心情绪却是对立的，有的学前儿童会由此而变得冷漠无情或胆小谨慎，或用幻想表达心中的积郁；有的学前儿童则会表现出攻击性和破坏性。教师应给予学前儿童自由、自主和安全感，使他们在学习自我控制的过程中消耗较少的情绪能量。教师也应避免采用放任自流的方式，不对学前儿童的行为加以限制，这样会使学前儿童养成以自我为中心的观念和行为，在生活中会表现得十分任性。自由而不放纵、指导而不支配的民主的教养方式和教学态度能使学前儿童感到自己被视为独立的有个性的人，进而感受到尊重。以这种方式教养的幼儿有较强的社会适应能力，能待人友善、与人合作，能自我接纳和自我控制。

3. 教师应对学前儿童表现出种种支持性行为

给予学前儿童支持、认可、赞同和接纳会在人际关系中形成积极的气氛。教师的支持性行为首先表现在教师对学前儿童的可接近性方面。例如，教师应经常主动参与学前儿童的活动，在与他们交谈时态度是亲切的、耐心的，使学前儿童愿意和喜欢与教师接触。其次，教师的支持性行为表现为教师在学前儿童的眼里是可靠的、稳定的，而不是无所适从的；教师对学前儿童的评价是公正的、合理的和恰如其分的，而不是带有偏心的嘲笑、责骂或变相体罚。最后，教师的支持性行为还表现为在教师组织教育活动时是有目的、有计划的，而不是随意的。但教育活动又应该是富有弹性的，即可根据学前儿童的兴趣和需要加以调整，这样，学前儿童与教师的行为就有可能达到高度的契合。

4. 教师应以平等的地位参与学前儿童的活动

教师应像儿童的伙伴一样平等参与儿童的活动，并以自己的行动影响环境，给学前儿童以安全感和信任感。例如，教师与学前儿童交谈时，须缩短两者之间的水平和垂直距离，如蹲下来与儿童说话，保持视线的接触。教师在教学活动时如使用椅子，椅子的高度应尽可能与学前儿童的椅子高度相近。另外，教师还应经常轻轻抚摸学前儿童的头部、肩部或背部。托幼机构内的学前儿童对教师有着很大的依赖性，教师的眼神、手势、体态和动作都会引起他们相应的反应，让学前儿童感受到温暖和关爱。

5. 教师要为学前儿童提供发挥创造力的机会

教师要为学前儿童提供发挥创造力的机会，激发他们的好奇心，鼓励他们提出问题和想法，使他们感受到自己有所作为。教师也要善于发现和认识学前儿童的创造性表现，对他们的创造性行为做出反应。

幼儿期是富有创造力的时期，创造力是一种最能丰富和超越一般成就的能力，但是也是最容易受到压抑和挫伤的能力。学前儿童创造力的充分表现和发挥有益于健康人格的建构。教师在组织和安排教育活动时，要为幼儿创造性的发挥提供机会。

6. 教师为学前儿童提供的活动应考虑其年龄特征和个体差异

教师应使托幼机构的各项活动适合学前儿童的年龄特征和个体差异，促进学前儿童在不同的发展水平上得到提高。在托幼机构的保育、教育过程中，应留有余地让每个幼儿都能根据自己的能力和兴趣，按照自己的选择和步伐进行学习。因此，托幼机构要有统一的教育、教学目标，而具体目标的设立又不必整齐划一。教育的艺术在于掌握一定的紧张度，而对每个学前儿童而言，都有一个能够达到的但又需要经过一定努力才能达到的目标，并使学前儿童能够经常体验达到目标、获取成功的快乐，这种紧张度的教育对学前儿童的健康成长最为有效。

托幼机构中的保育人员和学前儿童接触频繁，关系密切，他们的心理素质、情绪状态、言行举止对托幼机构创设有益于学前儿童心理健康的心理社会环境影响很大。要加强对托幼机构保育人员的教育培训，普及心理健康知识，使保育人员掌握在工作中调适不良情绪的方法，热爱保育工作，热爱学前儿童，在做好保育工作的同时争做学前儿童的知心人、好朋友。

（二）友好的同伴关系

在托幼机构中，学前儿童除了与教师和保育人员交往以外，还要与同伴交往。而且随着年龄的增长、认知能力的提高、活动范围的扩大，学前儿童与同伴交往的机会和时间就会与日俱增，同伴关系对学前儿童身心发展的作用也就越大。

学前儿童的个性特征与其被同伴接受或拒绝有关联。被同伴接受的学前儿童常是比较友好、外向、热情、乐于助人和与人合作的；被同伴拒绝的学前儿童有些是因为其缺少社会能力，对同伴不友好或认知能力、活动能力过差，但也有相当一部分是由于这些儿童本身具有较强的攻击性和破坏性而在学前儿童的相互交往中失去伙伴。

行为可能有特别重要的作用。学前儿童大多数攻击性行为是指向其他儿童的，而不是指向成人的；同样，学前儿童的亲社会行为如同情、帮助、合作、共享等也主要是指向其他儿童的。研究表明，在托幼机构中，学前儿童的攻击性行为会被强化。学前儿童的攻击性行为绝大部分是背着教师进行的，而教师常因看不到儿童的这类行为无法加以否定和阻止，因此，受到攻击的学前儿童常常被迫退缩或逃避，而攻击他人的儿童的行为由此得到强化并持续。另外，学前儿童经常从其他儿童那里看到各种攻击性行为，也容易对这些行为进行模仿。同理，学前儿童的亲社会行为也会因为同伴关系的强化或模仿而得以增加。

在托幼机构中，教师要善于利用集体活动的机会，帮助学前儿童建立友好的同伴关系。例如，组织学前儿童一起执行大家共同的主张；让每一个儿童都有同样的机会承担托幼机构各项儿童力所能及的自我服务和为他人服务的工作；安排一些集体活动，鼓励缺乏交往技能或性格内向、行为退缩的学前儿童积极参加；让儿童学习集体生活中的各种礼貌用语。在托幼机构的各项活动中，要让学前儿童逐渐摆脱以自我为中心的想法，逐渐认识到看问题不仅要从自己的立场出发，也要考虑到他人的立场和观点，乐意关心和帮助别人。要创造尽可能多的机会，让每个学前儿童在集体中承担工作，在承担各种角色中增强能力、自信心和责任感，让自己融入集体中。教师要注意观察每个儿童与其同伴之间的关系，鼓励有自信心的、善于与人交往的儿童与胆怯退缩的或者过分孤僻的儿童交朋友，当发现某些学前儿童不能很好地与人相处时，要找出其中的原因，帮助他们与人友好相处。

二、托幼机构与家庭、社区等心理环境卫生

团结协作远比单独行动效率更高，尤其是在学龄前阶段的教育实践中更是如此。托幼机构内的心理环境卫生不可能游离于社会其他各层次、各类的生态环境的影响而单独存在，其他各层次、各类的生态环境必然会以各种方式作用于托幼机构。因此，在创设托幼机构内健康的心理社会环境的同时，必须注意到如何影响并进而改善其他各类生态环境，使其对托幼机构内健康的心理社会环境的创设发挥积极推动作用。

（一）家庭的心理积极氛围

学前儿童最早、最深刻的经历和体验发生在家庭中。家庭对学前儿童身心健康影响最大。作为另一个直接影响学前儿童身心发育和行为的小生态系统，家庭对托幼机构健康的心理社会环境的创设所发挥的作用是非常大的。宽松、和谐的家庭气氛会使学前儿童养成种种期望的态度和行为，从而有效地改善托幼机构的心理社会环境。家庭能满足学前儿童对衣、食、住、行的基本需要，但更为重要的是，健康的家庭气氛能满足安全、爱与归属、尊重、成就感等较为高级的需要。

家庭气氛取决于家庭成员在家庭中的角色和地位、家长的教养态度、家长的人格特征以及家长与子女的关系等。此外，家庭存在于一个更大的生态体系中，因此家庭气氛还受特定历史时期内特定文化的准则、价值观和期望等的影响。

生活在现代社会中的人们，由于生活和工作节奏快，休息时间较少，心理上常会产生压力感、失落感、抑郁感，这种状况影响着家长，并通过家长影响他们的子女。例如，心理紧张会引起家长情绪和工作能力的变化，这些变化特别是异常的变化，必然通过各种途径“感染”子女；由于家长忙于工作或社会交往，与子女的交往减少，特别是独生子女家庭或居住独门独户公寓的家庭，学前儿童与他人交往的机会更少；家长对子女期望过高，不少学前儿童从小就要承受来自各方面的竞争压力，使儿童的天性受到压抑。

家庭气氛的宽松和协调并不意味着没有任何矛盾和冲突。让学前儿童适当地体验挫折是必要的，因为这些亲身体验可以培养他们适应和处理困境与挫折的能力。只是给予的这类体验不要过分，否则易使学前儿童产生情绪的波动和攻击性行为。民主的、宽容的和接受的家庭气氛有益于解决家庭关系中的矛盾和问题，使学前儿童形成较强的社会适应能力，能友善待人、与人合作、自我接纳和较好地控制自己。学前儿童的这些心理品质和特征是营造托幼机构健康的心理社会环境的基本保证和条件。

（二）托幼机构与家庭教育一致性

学前儿童在比较长的一段时间里同时参与托幼机构与家庭的生活和活动。因此，托幼机构与家庭的相互关系对学前儿童来说也是一种影响身心发育的行为的生态环境。托幼机构与家庭相互联系、密切配合，在教育的要求和方式上尽可能一致，会更加有益于学前儿童行为的统一和人格的完整。

相反，如果托幼机构与家庭在教育要求和方法等方面相互脱节，甚至各行其道，教育的作用就会彼此牵制或者相互抵消。这样不仅可能使学前儿童无所适从，还有可能损害学前儿童行为的统一性和人格的完整性。

（三）社会文化环境

托幼机构的心理社会环境的创设离不开社会文化环境，这是因为小生态环境与大生态环境是同源的，是受其制约的。社会应当创造和谐安全的文化环境，从制定法律到提供各项社会服务，为托幼机构创设健康的心理社会环境提供保障和创造条件。

例如，社会提供的大众传播媒介对于托幼机构的心理社会环境的创设具有举足轻重的影响作用，社会应对各种面向学前儿童的读物、音像材料、广播、影视以及其他各种传播媒介进行严格审查，防止有害幼儿身心健康的内容掺杂在内。

托幼机构所在的社会环境对托幼机构创建健康的心理社会环境具有直接的作用。社区文明程度的高低、治安状况的优劣，都对学前儿童行为习惯的养成、安全感的确立有很大的影响。如果托幼机构门口摊位乱设，到处是出售不良读物、不洁食品、有伤害性玩具的商贩，学前儿童很难不受侵害，必然会对托幼机构创建健康的心理社会环境构成反作用。托幼机构应密切同社区的联系与合作，争取社区各方面对托幼机构的关心与支持，在社区环境治理时要重点搞好学校和托幼机构周边环境的整治，确保托幼机构周边环境洁、齐、美。托幼机构还应在社区群众中宣传婴幼儿教育的知识，支持社区开展有益的社会主义精神文明建设活动和文化教育活动，以争取社区支持和参与托幼机构的建设。

第二节　托幼机构建筑卫生

托幼机构的选址、场地、建筑和各种设备，是幼儿进行各种活动和游戏的外界客观环境条件。适宜的园址和场地，通风良好、光线充足的活动室和舒适的睡眠室，符合儿童身材的桌椅和其他家具、教具等，能提高儿童的学习能力，陶冶儿童的情操，保护儿童的安全，是促进儿童身心全面发展的重要条件。包括我国在内的许多国家都对学校建筑和设备制定了符合本国国情的卫生标准和要求，以确保学校的建筑和设备等外部环境能有益于儿童的身心发展。

卫生学、生理学、心理学、建筑学、美学等学科都为制定合乎卫生要求的学校建筑和设备提供了理论依据。当今，人们在探讨学校建筑和设备的卫生标准和要求时，也开始借助于人类功效学（ergonomics）这一门学科的研究，为园（所）用房各部分的规格、桌椅和家具的功能和尺寸等等的标准化和有效性提供了十分有价值的依据①。

一、托幼机构地址及园地布局卫生

托幼机构物质环境的创设以及卫生要求，除了参照执行我国颁布的《托儿所、幼儿园建筑设计规范》外，还可参考《民用建筑设计统一标准》以及国家和专业部门颁布的有关设计标准、规范和规定。托幼机构的规模不宜过大，一般以6～9个班为宜，每班人数为20～30人。托幼机构规模过大，在教育和卫生方面都不易管理，特别是在发生传染病时难以控制。

（一）地址选择符合卫生要求

托幼机构地址的选择应充分考虑到周边环境、自身发展以及家长需要等方面的因素，应符合以下要求：

1. 环境安全、安静

托幼机构应设在周围环境卫生安全，距离居民区适中的地方，环境要清洁、安静而幽美。尽可能避开使空气污染的来源，如医院、农药厂、化工厂、屠宰场等传染病菌和污染空气的地方，还要远离剧院、闹市区、交通干线等人群密集、环境嘈杂的地方。在托幼机构建筑与同侧人行道沿的距离不足80米时应采取有效的隔音措施。

2. 空气清新，阳光充足

托幼机构应选择在阳光充足、空气流通、环境优美或周围有绿化地带的地方，这样不仅能保证托幼机构空气清新，而且也有利于托幼机构开展相应的户外活动。

托幼机构的主体建筑与四周的建筑要保持一定的距离，在东、南这两个方向，距离不得小于最高建筑物的2倍；在西、北这两个方向，距离不得小于最高建筑物的1.5倍，如此一来，不仅不会遮挡阳光，还有助于绿化。应避免托幼机构处于高层建筑的缝隙之中。

3. 地势适宜，面积充足

托幼机构要找场地平坦、干燥、排水通畅、有良好水资源的地方。托幼机构是公共设施的一种，所以地址的选择与城市规划有关，应配合城市规划，保证足够的用地面积，并要考虑将来的发展，可从城市规划文件中查到有关商业区、工业区、交通设施等目前及将来的分布，预测其对托幼机构构成的影响。托幼机构的面积应符合《托儿所、幼儿园建筑设计规范》中的相关规定，以保证有必需的建筑场地及绿化面积，并为托幼机构设置户外

① 郦燕君．学前儿童卫生保健［M］．北京：高等教育出版社，2007.

设施及开展各种户外活动提供条件。

托幼机构地址的选择还应该考虑到当地的人口数、人口密度、人口构成以及服务半径等。根据我国城市规划暂行定额和规定草案，在规划城市幼儿园时，幼儿园适龄儿童的参考指数为该地区总人口的10%左右，每所幼儿园的服务半径是根据学前儿童身体特点和生活教育上的需要而确定的，宜为300米。

4. 社会条件便利

托幼机构选址应尽量考虑到可利用的社会条件，邻近的社会公共设施如图书馆、博物馆、动物园、植物园、超市等一切可作为学前儿童学习的场所，同时也考虑到家长接送的需要。

(二) 园地布局的卫生要求

托幼机构屋舍根据功能应分为三大类。

(1) 生活用房，包括活动室、寝室、卫生间（含厕所、盥洗室、淋浴间）、衣帽贮藏室、功能活动室等。全日制托儿所、幼儿园的活动室与寝室宜合并设置。

(2) 服务用房，包括医务保健室、隔离室、晨检室（厅）、教职工办公室、会议室、值班室（包括收发室）、教职工卫生间等。寄宿制幼儿园加设保育人员值宿室。

(3) 供应用房，包括厨房、消毒室、烧水间、洗衣房及库房等。

1. 托幼机构屋舍配置的卫生要求

(1) 符合学前儿童特点，各室的配置应以学前儿童为中心，要有利于学前儿童各项活动的顺利开展，确保为学前儿童一日生活的正常进行提供便利条件。

(2) 能有效控制传染病在机构内蔓延或流行。各班应有一套单独使用的房间，组成单独的单元，主要包括活动室、寝室、卫生间及贮藏室。

(3) 应有安全防范措施，如防火、用电安全、防止外伤等方面。

2. 防火安全措施

(1) 注意防火。托幼机构的儿童生活用房中，1、2级耐火等级的建筑不应设在4层及以上，3级耐火等级的建筑不应设在3层及以上；4级耐火等级的建筑不应超过1层。平屋顶可作为安全避难的户外活动场地，但应有防护设施。各功能区域都要设置消防设施。

(2) 用电安全，设置带地孔的、安全紧闭的、安全高度不低于1.8米的单元插座。防止外伤，室内避免明显突出的物件，墙角、窗台、暖气罩、窗口竖边等棱角部位应做成圆角，1.3米以下的墙面以及地面不应粗糙，而宜采用光滑且易清洁的材料。平屋顶可作为室外游戏场地，但要有防护措施，阳台及屋顶平台的护栏净高不应低于1.3米。儿童经常出入的门应在距地面0.6米处加设儿童专用的拉手，且无棱角，触感良好。不应装易碎玻璃，不应设置门槛和弹簧门。楼梯两侧都应安装儿童扶手，扶手高度宜为0.6米。

(3) 设置安全通道。应设有安全疏散通道，疏散通道中不应设有台阶，不应使用转门、弹簧门、推拉门。在寒冷地区设置室外安全疏散楼梯，应有防滑措施。

二、托幼机构环境绿化的要求

托幼机构的环境绿化不仅能起到吸附灰尘、杀灭细菌、制造氧气、调节气候、遮阳、防止太阳光反射等作用，为儿童创造卫生、优美的环境；而且可以作为隔离的明显标志，有利于对儿童的组织管理和安全防护。另外，它还是很重要的教育资源，能起到稳定儿童情绪、消除疲劳、保护儿童视力、陶冶儿童性情、引发儿童好奇和兴趣，促进儿童身心健康发展的作用。因此，托幼机构应有充分的绿化面积，其理想标准应达到全园总面积的40％～50％。

托幼机构的绿化应根据建筑布局进行规划，合理配置树木，选择合适的花草，建造优美的花坛、花台等景观。在建筑物四周、道路两旁、各种场地边缘，科学地种植各种树木、栽培花卉。树木高低与建筑物大小比例要相称，并注意疏密相间、灵活自然。如活动操场四周临街的地方，应多种茂密的常青树，构成绿化保护带，以防风沙和减少噪声。在儿童活动场地，可以考虑种植大树遮阴，使孩子们在炎热夏天也可以在树荫下活动。场地周围可以种植四季开花的花草，用来点缀场地环境。建筑物的周围，可种植花色丰富的低矮灌木丛、绿篱做隔离带，但要低于窗子。

托幼机构的绿化应充分考虑本地的气候特点，种植适宜的花草树木。切忌种植与本地水土不相适宜的名贵花草树木。同时托幼机构应保证一定的绿草地，选择耐踩踏的绿草。四季常青的树有龙柏、女贞、罗汉松、石楠、棕榈树、黄杨、雪柏等。春季开花的有桃花、梨花、山茶、牡丹、迎春、蔷薇、白玉兰、杜鹃、紫荆、海棠花、红叶李等，夏季开花的有栀子花、石榴、绣球、美人蕉、广玉兰等，秋季开花的有秋菊、丝兰、紫薇、桂花、茉莉等，冬天开花的则有蜡梅、天竹等。只要选择适当的品种，搭配合理，就可以使托幼机构内春季有花、夏季有荫、秋季有果、冬季有青，一年四季都生机勃勃。要注意的是，绿化严禁种植飞絮多、病虫害多、多刺、有臭味、有毒汁、有毒果的树种以及会引起过敏反应的树木，以免引起师生不良反应，诱发事故。

托幼机构的绿化最好考虑到教育、教学的需要，最好在各种植物上标示名称、产地、用途等，以增加托幼机构的教育资源。

三、托幼机构各室配置的卫生要求

托幼机构各室配置主要指活动室、寝室、卫生间等以班级为单位设置的房舍。各室均要求面积符合标准，保证满足学前儿童对活动空间的需求，通风良好，光照充足。当然，因各室的功能不同，在安全上的要求也有所侧重和强调。

1. 活动室

活动室是学前儿童生活、活动的主要场所，在儿童用房中应以活动室为主，围绕活动室配置盥洗室、厕所、挂衣室、贮藏室和寝室等。为保证学前儿童在活动区内能正常地开展各项活动，活动室应有足够的活动面积和空气容量，并有空间存放家具和玩具。

为了保持室内有充足的光线和日照，活动室的窗应朝南，不应向北或向西。活动室窗的面积以室内地面面积的 1/4～1/2 为宜，窗高（由地面至窗上缘高）不低于 2.8 米。为了使儿童能在室内向外远眺，窗台距地面的高度应为 50～60 厘米。活动室的室内净高不低于 3 米，这样可使每个儿童得到一定的空气容积。还应使朝南一面的窗尽可能敞开，考虑活动室窗应选择平滑、透明度大的玻璃。窗台的高度应主要考虑与儿童较矮身高相适应，应保证儿童水平视线不受实体阻隔，在心理上避免产生封闭感。窗扇的开启方式尤其应给予足够的重视，因为活动时稍不注意，就容易使儿童撞头造成危险，因此在距地面 1.3 米以内不得设有平开窗扇，最好采用推拉式窗扇，开启方便、安全可靠，窗户上应设有遮蔽强烈光线的窗帘。

活动室应设双扇平开门，门净宽不应小于 1.2 米，门扇要向外开且不要有门槛，并经常畅通无阻，以避免意外事件的发生。材料应采用较为坚固的木质门，双面均宜平滑，设有儿童专用拉手。

活动室室内装修，应考虑儿童使用特点，富有童趣，保证安全、易于清洁。活动室的天花板、墙壁和书桌椅宜采用反射率高的浅色调，如白色墙面和黄色的地板，要保暖、富有弹性，最好是木地板。不应采用水泥和水磨石地面，那样触感太硬、缺少弹性，易使儿童摔伤，冬季对儿童腿部保暖也不利。墙面用乙烯基材料、可洗性墙纸、油漆涂料做其表面较为合适。瓷砖用在这里也较合适，它不仅感觉干净、舒适，也是儿童绘画、做贴纸的好场所，墙窗之下可做成壁橱，放置日常生活用品或活动用品。应在墙壁上装置黑板、夹板或绒布板，供儿童涂写装饰或展示作品。黑板后可以放置小型用具，使墙壁空间得以充分利用。

活动室的地面应铺地板，以便保温、防潮和清洁。

2. 寝室

托幼机构应设有学前儿童专用的寝室，净高不低于 3 米，为了避免儿童卧床时的紧密接触，减少飞沫感染的机会，方便教师和儿童在床间行走，床头间距应为 0.5 米，两行窗距应为 0.9 米。

寝室的墙面色调应用淡色，窗户上应配置颜色比较深、质地比较柔软的较厚的窗帘，地面最好铺设木地板。寝室要注意防潮，尽量开窗通风，即使在寒冷的冬天也应每天定时开窗。被褥应经常清洗曝晒，并根据气候及时更换。寝室内应安装紫外线杀菌灯，以便于经常进行室内的空气消毒，尤其是在传染病流行的时期，其作用更为明显。

儿童在寝室睡觉时，应避免穿堂风或让风直接吹到儿童身上，儿童起床后，应将被子掀开通风透气 10 分钟以后再叠整齐。

3. 卫生间

卫生间每班一间，使用面积 15 平方米左右，内设大小便槽、盥洗池和淋浴池。

为方便儿童的生活，卫生间应邻近活动室和寝室，厕所和盥洗池应分间或分隔，并应有直接的自然通风，无论采用沟槽式还是坐便式大便器，都应有 1.2 米高的架空隔板，并架设儿童扶手。每个厕位的平面尺寸为 0.7 米×0.8 米（宽×深），坐式便器高度宜为 0.25～0.3 米，每个班应保证有大便器 6 个、小便器（沟槽）4 位，保教人员的厕所最好是集中设置，如果设在班级内，应分隔设置。

盥洗池应当适合儿童使用，一般高度为 0.5～0.55 米，宽度宜为 0.4～0.45 米。水龙头的间距宜为 0.55～0.6 米，每班水龙头至少有 6 个。

炎热地区幼儿生活单元内宜设冲凉浴室。热水洗浴宜集中设置，集中浴室的使用面积一般为 20～40 平方米。凡分设于班内的，应为独立的浴室。

卫生间应有独立的专门的污水池，用于冲洗抹布、墩布或者倒污水。

4. 厨房

因厨房是进行主副食加工的主要场所，不可避免地会产生油、烟、气体和噪声，故应将厨房和生活用房分开单独设置，但又不宜太远。

厨房可分为主副食加工间，一般是 30～45 平方米，主食间 10～15 平方米，副食间 10～15平方米，冷藏室 4～8 平方米，配餐间 10～18 平方米；如果厨房内设有主副食品加工机械时，应注意适当增加主副食加工间的使用面积。

厨房内应有各种必备的烹调设备，洗切食物、储藏生熟食物和洗刷食具的设备以及防蝇、防鼠、防蚊、防蟑螂的卫生保证设备。

5. 保健室、隔离室和晨检室（厅）

为便于保健医生开展园内的卫生保健工作，全园应设保健室一间，其使用面积按托幼机构规模大小，一般为 14～18 平方米。保健室内应有盥洗设备和简单的医疗器械及常用药品。

隔离室供隔离传染病患儿及临时观察治疗患儿所用，故出入口要远离活动室，其使用面积一般为 10～16 平方米，设有 1～3 张床位，并有专用的盥洗用具和独立厕所。

保健室和隔离室宜相邻设置，与儿童生活用房应有适当距离，晨检室（厅）应设在建筑物的主出入处。

6. 走廊和楼梯

托幼机构的走廊应该宽敞畅通，地面无凸起的结构，保持平整，便于儿童无障碍进出。楼梯应分别为成人和儿童设置高低两层扶手，护栏之间的距离不可过宽，楼梯不要过于狭窄，台阶的倾斜度不可过大，台阶不可有棱角，要低些，有一定的进深，保证儿童上下楼尤其下楼时的安全。

第三节 托幼机构设备及用具卫生

一、活动室设备卫生要求

（一）通风和采暖

季节和天气的变化影响着室内的气温、气湿和气流，而儿童的身体调节机能不够完善，需要在室内得到必要的新鲜空气，在适宜的微小气候中生活和活动，故托幼机构必须有科学合理的通风、采暖设备。

1. 通风

通风的目的是通过空气的流动，排出室内的污浊空气，输入室外的新鲜空气，调节室内的温度、湿度和气流。托幼机构内的学前儿童在集体环境中生活和活动，随着时间的延长，活动室或寝室内的空气会变得浑浊，一氧化碳、水蒸气以及重离子的数量增加，室温上升，降尘量增加，细菌污染的可能性增大，会出现有机杂质、氨、硫化氢等物质。当空气中的二氧化碳的浓度超过 0.1%时，空气的化学成分和物理性质就会发生较大的变化，会使学前儿童感到不适、注意力不集中、精神不振、容易疲劳，甚至产生头痛、头晕等症状。因此，室内空气中的二氧化碳含量以不超过 0.1%为宜。为防止因气温的骤然变化而引发疾病，保证身体健康，儿童应时刻处于有新鲜空气的环境中。

通风的形式可以分为自然通风和人工通风两种。自然通风是由于风力和室内外温差的大小，引起空气的流动，风力和室内外温差越大，气流速度就越快。托幼机构生活用房应有良好的自然通风，建筑物的墙壁气孔、天花板、地板、门窗的缝隙等均能通风。但据测定，在室内外温差为 1℃时，1 平方米的墙壁每小时仅能通过 0.25 立方米的空气。在门窗关闭的室内，仅靠建筑物的孔隙所流入的空气是不够的。为了使室内的空气符合卫生学的要求，必须通过每天多次开窗换气来确保儿童室内活动时空气新鲜。为了加强自然通风可采取以下措施：

（1）应根据季节和气候的变化制定合理的开窗换气制度。平时尽可能开窗通风，在寒冷季节，当儿童去户外活动时，室内应及时开窗通风换气；在温暖和炎热的季节而又无大风时，活动室等学前儿童主要用房应尽可能打开所有的窗户。一般风速和温差越大，室内每次换气所需要时间越短。每次开窗时间以 10～15 分钟为宜。

（2）活动室和寝室设气窗，其总面积不应低于地面面积的 1/60。如果室内有合理的供暖和通风小窗设备时，即使在寒冷的季节也可整日打开小窗，这样能够在保持一定室温的前提下，使室内具有良好的空气条件。

在自然通风的情况下，室内气温仍然达到30℃时，应采用人工通风，即利用动力设备（如电扇、空调、排风扇等）使室内外空气得以交换，弥补自然通风的不足。厨房与卫生间应安装排风扇，活动室和寝室也应安装风扇或空调，如使用空调，温度适宜应设置在22℃左右。

此外，托幼机构的厨房、卫生间等均应设置独立的通风系统。

2. 采暖

严寒季节，既要保持室内空气新鲜，又要维持室内一定的气温。因此托幼机构在注意通风换气的同时，还必须考虑合理的采暖方式。

（1）集中式采暖。

集中式采暖包括热水式采暖和蒸汽式采暖。

热水式采暖，经加热的水温不超过95℃，散热片表面温度不高于70℃，当停止供热时，散热片中的热水逐渐冷却，室内温度波动较小，儿童活动室内以集中的热水式采暖为宜。蒸汽式采暖时散热片表面温度较高，容易引起儿童烫伤，并由于有机尘埃的燃烧而产生臭味，当停止供气时，散热片会很快冷却，室温波动较大。集中式采暖所用的散热片应平滑，以便清扫。如果托幼机构经济条件许可，可采用效果较好的空调设备取暖。

（2）局部式采暖。

如北方的火墙和地炕、其他地区常用的火炉等都是较好的局部采暖方式，烧炕在室外时要防止墙面和地面漏烟，以免烟和灰尘进入室内。用火炉采暖时一定要安装烟筒，以便排烟，防止一氧化碳中毒，炉周围应安放隔热板或栏杆，防止儿童烫伤。

托幼机构冬季采暖应使儿童在室内生活和活动时感到舒适，活动室和寝室的气温以16～18℃为宜，相对湿度为40％～60％，最理想是50％，风速不超过0.3米/秒，如果儿童年龄较小，室内气温可略微调高。室内温度应尽量保持均匀，水平面各点的气温差及垂直各点（足部和头部）的气温差最好不超过2℃，昼夜气温差不应超过6℃。

（二）采光和人工照明

采光又称自然采光，是指以太阳光线为光源，保证室内生活和活动的条件。人工照明，是指用人工光源获得照明的方法。采光和人工照明的目的是形成良好的视觉环境，保证安全和卫生，提高学前儿童的生活和学习效率。一般来说，活动室要充分利用自然采光，并配备一定的人工照明设备。

1. 采光

活动室内自然采光的卫生要求是桌面和黑板面有足够的照度，自然光分布均匀，避免眩光的作用，形成柔和、舒适的生活与学习环境。综合地评价活动室的采光情况，一般用采光系数来表示。采光系数是指室内工作面一点的光照度与同时间开阔天空散射光的水平照度的比值。一般要求离窗最远的桌面上的采光系数不低于1%～1.5%。为了保证窗下桌面光线的照度，窗下缘应与儿童桌面平齐，平均高度为50～60厘米。

影响采光的原因有：

(1) 太阳光的强弱。

(2) 窗地面积比：窗洞口面积与室内地面面积之比称为窗地面积比。正常儿童用房的窗地面积比值应为1/5。

(3) 室深系数：窗上缘距地面高与室深之比称为室深系数。单侧采光时，室深系数不应小于122，或投射角（室内桌面一点到窗侧所引的水平线与该点到窗上缘之间的夹角）不小于20～22度。窗上缘尽可能高些，有利于加大室深系数。

(4) 室外遮挡物：室外的建筑物、围墙或高大树木等遮挡物，对室内的采光影响很大。一般来说，对面建筑物至活动室之间的距离最好不小于该建筑物高度的两倍，活动室附近不用种植高大树木或安置大型运动器械。

(5) 窗玻璃的清洁度：普通玻璃的遮光率为10%左右，而被尘埃污染的玻璃的遮光率可达20%以上。

(6) 墙壁家具及天花板的色调：墙壁应刷成白色，家具及天花板为淡色，因为颜色越浅，光反射率越高。

(7) 活动室朝向：我国大部分地区的建筑物以南向（或南向偏东、偏西）为宜，托幼机构主体建筑物不应采用东西朝向，最好采用南北向的双侧采光。南外廊北活动室时，应以北向窗为主要采光面，教师应将小黑板、黏绒板等置于室内东面，以便儿童活动时，大部分桌面能形成左侧采光。

2. 人工照明

人工照明可以弥补自然采光的不足。采光条件较好的活动室，白天一般不需要人工照明，但在冬季、阴雨天或室外有遮挡物时，白天也需要开照明灯。

总的来说，人工照明应保证桌面及小黑板面有足够的照度，且照度分布均匀，不产生阴影，没有或尽量减少眩光作用，在儿童视野内看不到强烈的发光体（如裸露的灯泡），安全可靠，并有良好的空气条件（不因人工照明而使室内气温过度增高或者使空气受到污染）。一般灯与灯之间的距离为2米，灯与墙、桌面之间的距离也是2米。为保证室内最低限度的照度以及光线的柔和舒适，利用人工照明应注意以下几方面问题：

(1) 工作面照度的大小对儿童的视觉功能以及活动效率有直接影响：照度的大小决定于灯的数量、功率及种类。如果暂时无法改变室内照度不足的情况，就应缩短儿童活动时间，增加休息次数，以防视觉疲劳过度。

(2) 为形成良好的视觉环境，室内照度应均匀：照度的均匀度与灯的数量、悬挂高度、布置方式等有关。一般来说，均匀度是随灯的悬挂高度的升高而加大的，但要注意桌面的照度会因悬挂高度的增加而降低。

（3）减轻或消除室内眩光：眩光分直接眩光和反射眩光。前者是指在观察物体的方向或接近这一方向的发光体而引起的眩光，后者是由视野内的定向反射表面反射的高亮度影像所产生。眩光会形成视觉范围内的不舒适，极易造成视觉疲劳。降低光源亮度或降低视野范围内的亮度对比，以及在视野范围内尽量减少形成眩光的光源面积或光源尽量避开视野，都可以减轻或消除室内眩光。

二、日常用具卫生要求

托幼机构的日常用具的基本卫生要求是适合学前儿童身心发育特点，安全耐用，有良好的感官性状，不会对学前儿童的身心健康带来损害。

（一）家具卫生

托幼机构的家具在材料性质、款式、大小等方面都应符合学前儿童身心发展特点，以便儿童使用时感到舒适，杜绝导致外伤等各种隐患，在配备时可以考虑科学性、实用性、审美性、安全性等。

1. 科学性

室内家具主要有桌椅、柜、床等，应以各年龄段幼儿的平均身高、坐高、视高为基数，设计适合的高度；同时应照顾幼儿的个别差异，将桌椅分若干档次，以利于各个幼儿的生长发育。每班应准备三种不同尺寸桌椅，儿童身高相差 10 厘米以内的，可以使用同一尺寸的桌椅。

托幼机构的桌椅，供学前儿童在进餐、饮水、游戏和学习时使用。

儿童桌的特点是常将两张或多张桌子组合在一起，供若干学前儿童围坐，或者数名儿童共用一桌。在一日活动中，根据不同的生活或活动环节的需要，桌子的布置形式会经常发生变化。儿童椅的特点是一人一把，根据需要经常搬动。

桌椅的各部分大小都有其卫生学依据，即桌椅的尺寸是根据学前儿童的身高及身体各部分的比例等因素确定的。桌椅的尺寸和结构应能使学前儿童在最舒适的坐姿下进行各种活动。桌椅不适可能会导致学前儿童坐姿不正确，坐姿不正确是造成孩子视力缺陷及脊柱发育不良的主要原因之一，对孩子身体健康发育十分有害，孩子的身体正处在发育阶段，经常弓着腰，脊柱就会弯曲，渐渐变成驼背，那时候再想调整，恐怕为时已晚。幼儿初学写字时，手上没有力度。许多幼儿握笔时，手很容易久握住笔尖处，将笔尖直戳纸面，这样写出来的数字不仅不好看，而且使得幼儿在书写时看不清所写的数字，容易影响幼儿的视力。

良好的坐姿应该是：脊柱正直，活动时头部不过分前倾，不耸肩，不歪头，两肩之间的连线与桌缘平行，前胸不受压迫，大腿水平，两足着地，保持一个均衡稳定而又不易增加疲劳程度的体位，使血液循环流畅，呼吸自如，下肢的神经干不受压迫。

合乎儿童身材大小的桌椅能使学前儿童保持良好的坐姿，减少疲劳程度，预防姿势性脊柱弯曲，有利于保护视力；不符合卫生要求的桌椅会使学前儿童坐姿不良，肌肉持续紧张，疲劳程度增加（见图 9-1）。

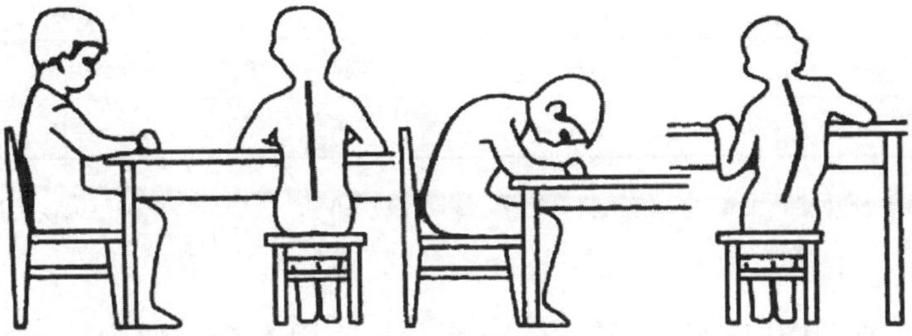

图 9-1　儿童桌椅高度与坐姿

资料来源：朱家雄，汪乃铭，戈柔．学前儿童卫生学（修订版）[M]．上海：华东师范大学出版社，2006：179.

因此托幼机构选择桌椅应该合乎卫生学要求，基本尺寸如表 9-1 所示。此外，托幼机构儿童桌椅应为木制品或电木制品，椅面和靠背面不加软垫，桌椅外露部分要削圆、无毛刺。每把椅子的重量不应该超过 2kg。椅靠背稍向后倾斜，从水平面算起约呈 96 度为佳。

表 9-1　学前儿童桌椅各型号的标准身高与身高范围　　单位：cm

桌椅型号	标准身高	身高范围	桌面高	座面高
幼 1 号	120.0	≥113	52	29
幼 2 号	112.5	105～119	49	27
幼 3 号	105.0	98～112	46	25
幼 4 号	97.5	90～104	43	23
幼 5 号	90.0	83～97	40	21
幼 6 号	82.5	75～89	37	19

资料来源：《学校课桌椅功能尺寸及技术要求》（GB/T 3976—2014）。

保教人员应懂得合理管理和正确使用桌椅，充分发挥桌椅卫生的效能。学前儿童正处于身体发育较快的时期，因此，为学前儿童配置桌椅应是动态的，应为儿童身体的发育和成长留有余地，经常根据儿童的生长发育的状况做相应的调整。由于同一年龄段学前儿童在身高上存在着较大的个别差异，一个班级的桌椅尺寸不应强调整齐划一，应根据不同身高情况为儿童配置相适应的桌椅。保教人员还应教育儿童养成保持正确坐姿的良好习惯，要求儿童在就座时胸前有 3～5 厘米的自由距离，这样既能避免桌子挤压胸部，又能很好地利用椅靠背。

床具的选择也十分重要，由于学前期骨盆增长速度较快，而且骨质较软，为保证幼儿骨骼正常发育，床具要选择软硬适度以及透气性好的，床具大小应适应儿童的身体长度，避免因床具不适导致的骨骼发育变形。床具尺寸选择可参照表 9－2。

表 9－2 幼儿园寝室床具尺寸

单位：cm

班别	长	宽	高
小班	120	60	30
中班	130	65	35
大班	140	70	40

资料来源：朱家雄，汪乃铭，戈柔．学前儿童卫生学（修订版）[M]．上海：华东师范大学出版社，2006.

2．实用性

家具的重量及造型应以幼儿容易取、容易拿、使用安全方便为原则，做到物尽其用，发挥家具的最大效能；同时要注意家具大小适中，摆放布局合理。桌椅可灵活组合，小床要安全，方便幼儿上下床，便于整理被褥。

一些托幼机构将床垫直接铺在地板上供儿童午睡，这样不仅可以节约空间，而且由儿童自己动手操作铺好床铺是一种游戏活动，还可以培养儿童的生活自理能力，但要注意的是垫子高度应与地面保持一定距离，避免寒气、湿气侵入儿童身体。同时铺床垫时要注意地板卫生。为避免小朋友间互相影响午睡质量，可以分块铺设床垫以减少影响。

3．审美性

幼儿喜欢形象可爱、色彩柔和舒适的家具，所以托幼机构家具的样式和颜色对室内光线和儿童的心理会产生一定影响，应选择设计独特、搭配合理、色彩和谐的样式以吸引幼儿，例如桌子靠背设计成动物形状，床栏杆上喷上卡通动物等都是很受幼儿欢迎的设计策略；从光学和心理学角度考虑，应选用反射率高，能给人带来舒适、宁静、安定感觉的颜色，如米白、木本色等，但不宜用白色，白色反射率太高，易伤眼睛同时极易污染，不便于清洁。

4．安全性

美国学者研究发现，在 2008 年，全美与玩具有关的安全事故导致了 23.5 万儿童受伤，其中 35%为 5 岁以下的儿童。骑行类玩具导致的伤害较大，常常需要急救处理。还有一些典型的伤害是由接触不合适的玩具引起的，比如吸入气球、被玩具箱的盖子砸伤或夹伤、被射击玩具伤害、被玩具上面的绳子或者是弹簧勒伤等等。由此可见，在使用玩具前进行仔细的安全性及年龄适宜性检查是非常必要的。托幼机构的家具与幼儿朝夕相处，家具本身的安全性尤为重要。木器家具表层的油漆一定要无毒无味；家具的转角处要做成圆的，防止棱角伤人，家具表面要光滑，无木刺、钉子及裂缝；厨柜的重心、结构应固定牢固，小床有安全护栏杆，同时各个家具要便于清洁、消毒。

（二）玩教具卫生

1．玩具

玩具是儿童开展游戏的物质基础，伴随着儿童从小到大（见表 9－3）。为儿童所选择的玩具，除了要符合不同年龄儿童的特点外，还要符合卫生要求。符合卫生要求的玩具，对儿童身体、智力、情绪、情感和人格的健康发育具有积极作用。

表 9-3 适用于各年龄段儿童的玩具

年龄	玩具
6 个月以上	捏的玩具、色彩丰富的可移动的玩具、大幅的人脸图或简单的图案、打不碎的镜子
6 个月至 1 岁	摇篮、不易撕坏的书、鼓、操作性玩具、可以发出声音的玩具
1 岁至 18 个月	堆高玩具、球、大积木、打击玩具、推拉式玩具、书、简单的拼图玩具、简短的故事或者音乐光盘
18 个月至 3 岁	大积木、蜡笔、拼图玩具、玩具卡车、洋娃娃、戏剧表演的玩具、音乐器材、室外攀爬用具、沙箱、玩沙玩具、玩水玩具
3 岁至 5 岁	戏剧表演的玩具、木偶、玩具小屋、绘画材料、黑板、三轮车、自行车、球、剪剪画画一类的简单游戏、书、简单的积木游戏

资料来源：罗伯逊．儿童早期教育中的安全、营养与健康：第 5 版［M］．刘馨，等译．北京：北京师范大学出版社，2018.

（1）玩具的质地。

玩具的质地有木材、金属、塑料、橡胶、纸张、棉布、皮革等。塑料、橡胶玩具，便于清洗消毒，且不易污染、轻巧安全，是较理想的玩具。木材、金属的玩具也比较好，如积木、小卡车、小动物玩具等。用棉布或皮革制成的小娃娃、小动物等容易污染，又不易消毒，因此应选择那些有外衣且能穿脱的，以便清洗。陶瓷玻璃制的工艺品玩具容易破碎，只宜观赏或装饰。

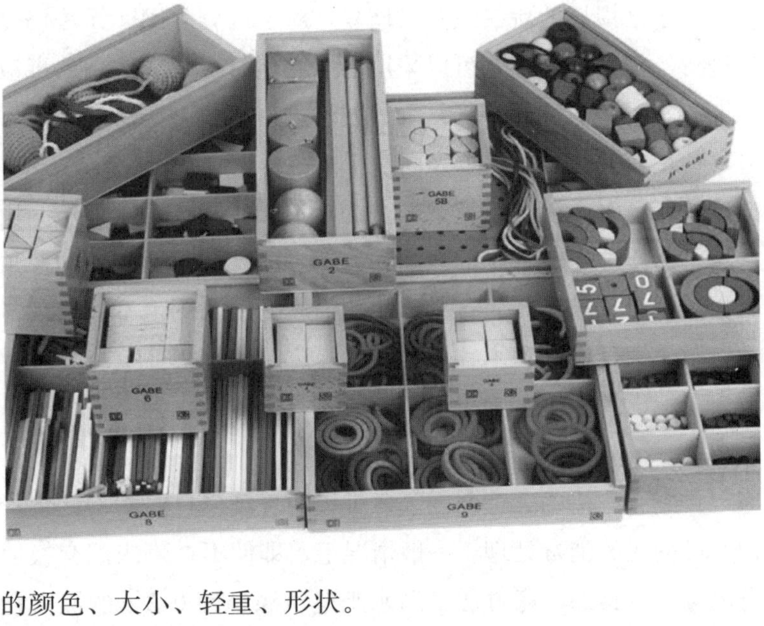

（2）玩具的颜色、大小、轻重、形状。

玩具颜色要鲜艳，但玩具表面涂料含有的砷、铅、汞或者其他有毒物质必须低于卫生标准，最好是在有颜色的外层上涂刷 2～3 层透明漆，以形成比较安全牢固的保护薄膜，同时，涂的颜料要求无毒无味、不褪色、易于消毒，且与消毒液不起化学反应，不溶于唾液和水。

玩具的大小与轻重应适合儿童。过小的玩具容易导致异物入体，如整套组合玩具中的那些细小零件、小棋子等，不适合学前儿童玩耍，以免误入口中，而过重的玩具又容易造成砸伤。

玩具的表面应光滑，没有锐利的边和角，以免造成儿童外伤。

（3）玩具本身的功能。

玩具本身的功能应对儿童有一定的吸引力，能引发儿童良好的情绪和情感感受，并具有较好的教育价值，而不应选购那些对儿童身心产生伤害的玩具。如不应选购那些容易引起儿童视觉、听觉、触觉不安的，看似可怕、声响很大的玩具；直接用嘴吹的，容易传染疾病的小喇叭、口琴、哨子等玩具；有碍于儿童身心健康发展、容易使儿童造成身体上的伤害的手铐、刀枪等玩具。

儿童玩具应对学前儿童的心理健康有良好的促进作用，能让学前儿童产生想玩、爱玩的兴趣和愿望。但塑料袋、薄质织物袋不能当玩具，以防儿童将其套在头上，口鼻被裹紧而造成意外窒息。在外形和功能上带有恐怖色彩的易引起学前儿童视觉、听觉或触觉不安的玩具以及具有赌博、迷信色彩的玩具，都不宜给学前儿童玩。

（4）玩具的管理和使用。

玩具应有规定的存放场所。要指导儿童正确使用玩具并培养儿童爱护玩具、保持玩具清洁的良好习惯，对于已损坏的玩具应及时修复，对于过分陈旧、无法修复的玩具，应报废处理。玩具应进行经常性的消毒，可以采用温水肥皂清洗，或使用消毒液清洗，也可以根据玩具材料的性质，采用蒸煮或日光暴晒等方法进行消毒。托幼机构增添的玩具都应经过消毒处理后方可使用，儿童玩过后要及时洗手。

托幼机构选用的玩具对学前儿童应是安全的，不会使儿童发生外伤。玩具形状应是无锐利的棱角或锯齿，其质地应有一定的强度和韧性，不易折断形成新的棱角。木制玩具的表面应平滑，无尖刺、无裂纹。金属玩具即使在损坏的情况下也不应出现锋利的缺口，不能有任何外露的钉子、螺丝等。积木、积塑、拼板、串珠、摆件等玩具不宜过小，以免学前儿童误吞或放入鼻孔、耳道中。为了适合学前儿童的体力，大型积木应是空心的，每块积木的重量不宜超过 2kg。

托幼机构对玩具应有严格的管理制度。各班级的玩具应只限本班使用，在班级之间进行交换时，必须经过彻底的消毒处理。一般情况下，即使不在班级间交换使用玩具，对玩具也应经常进行消毒。玩具的消毒方法有温水肥皂洗涤、用 0.2%的漂白粉溶液浸泡，这两种方法都要用清水反复漂洗冲净。最为有效而又不损坏玩具的消毒方法是用紫外线照射。

儿童经常开展玩沙、玩水的游戏。给学前儿童提供的沙子和黏土要放置于专用的玩沙箱内，或有专用沙坑。沙子要定期更换，或清洗晒干后给儿童使用。嬉水池内的水要经常更换。要加强托幼机构的戏水池、游泳池卫生管理，严格按照国家游泳池池水管理的有关规定进行卫生监督，防止皮肤病等的交叉感染。儿童玩沙、玩水结束后要及时洗手。

2. 书籍

书籍的内容健康积极向上，趣味性强且蕴含知识性，能吸引儿童，引起儿童良好的感知觉和情绪情感，能产生想读书、爱读书的兴趣和愿望，对学前儿童的心理健康有良好的促进作用。

儿童的书籍常以图画为主，并配以必要的文字说明，书籍中的图画和文字对于眼睛来说都是视觉刺激物，它们反映在视网膜上的图像清晰与否，首先决定于图画和文字的大小，其次决定于图画、文字与背景的颜色。图画、文字过小会使视觉紧张，眼睛会很快疲劳，因此书籍中的图画要形象生动、线条清晰、颜色鲜明、大小合适，书籍中的文字要大而清晰可见，且年龄越小，字应越大，排版要便于阅读，图画、文字、符号等与纸张、颜色之间要有鲜明的对比，同时色调柔和、色彩协调，避免对儿童视觉造成过度刺激，所用的纸张要洁白光滑、不反光、不耀眼，并且要有一定厚度，避免印刷的字体透过字的背面。

托幼机构要注意培养儿童看书的良好卫生行为和习惯，如保持眼书距离，不在光线暗或阳光耀眼的地方读书，不用唾液沾湿手指去翻阅书籍，要爱护图书，看过的图书要合好并放回原来的位置，等等。

3. 文具

儿童的文具，包括蜡笔、水彩笔、油画棒、铅笔、练习纸、书包等。练习纸的纸张要致密，比较结实。铅笔、蜡笔、绘画用的色彩笔等文具，都不应含有有毒色素或其他有毒物质，笔杆上的颜料表面应有一层不易脱落、不溶于水、不溶于唾液的透明漆膜。要教给儿童正确使用文具的方法，培养儿童使用文具的良好习惯，如正确握笔，不咬铅笔、蜡笔，不在手上或其他部位乱涂乱画，用完彩笔要及时盖好并送回原来的地方，等等。

儿童的书包主要是用来装一些换洗的衣物，一般不宜超过儿童体重的1/10，最好是使用双肩背包。

4. 黑板

托幼机构使用的黑板最好是可移动的磁性黑板，磁性黑板平整、无裂缝、不反光、使用方便卫生，在使用黑板时，要注意字体、符号、贴绒教具等的颜色与黑板颜色之间的反差以及避免反光，以便儿童能看清楚。

5. 多媒体设备

电视作为托幼机构最常用的多媒体设备，其节目生动活泼、丰富多彩、形式新颖直观，对儿童有很大的吸引力。看电视既能扩大儿童的视野，丰富儿童的生活，又有利于儿童智力的发展。然而，无选择地长时间看电视，对儿童的身心会产生不利的影响。首先，长时间看电视会影响儿童的视力，儿童的眼睛发育不完全，眼球的调节功能比成人差，容易导致近视、斜视。其次，长时间坐着看电视，内脏受挤压，血液循环不畅，身体容易疲劳，尤其是吃完饭后马上坐着看电视，会影响胃内食物的消化，同时还会减少儿童的户外活动时间，减少身体能量的消耗，容易导致肥胖。再次，长时间看电视，若不注意坐的姿势，脊柱容易弯曲变形。最后，电视内容还会影响儿童的行为，如暴力电视节目与各年龄阶段儿童的进攻行为和反社会行为有关，而且看暴力电视节目越多，攻击性行为越多，良好的或有利于他人的行为越少。

为此，儿童看电视必须精选电视节目的内容，让儿童享受娱乐并获得有益的知识经验。教师应与儿童一起看电视并讨论所看的内容，而且要掌握儿童看电视的时间，一般每周 1～2 次为宜，3～4 岁每次不得超过 15 分钟，5～6 岁每次不得超过 30 分钟。白天看电视时，如果室内光线较亮，为了减轻视觉疲劳，须拉上遮光窗帘；应避免屏幕强光刺激眼睛，降低眼睛的调节功能而导致近视。电视机放置的高度，应与儿童坐下的视线平行，最前排距电视机不得小于 2 米，最后一排不得超过 5 米，而且要注意控制电视机的音量，音量太大或太小都不宜。

（三）体育设备卫生

学前儿童体育锻炼以斗争动作为主，故体育器械设备大多为平衡设备、攀登设备、跳跃设备及投掷设备。儿童体育用具按运动的性能可分为摆动类、攀登类、旋转类、滑引类和颠簸类五类，其中有中大型体育器械，如滑梯、攀登架、秋千、滚筒、荡船、摇马、平衡板等，也有小型体育用具，如木马、皮球、沙包、呼啦圈、哑铃等。

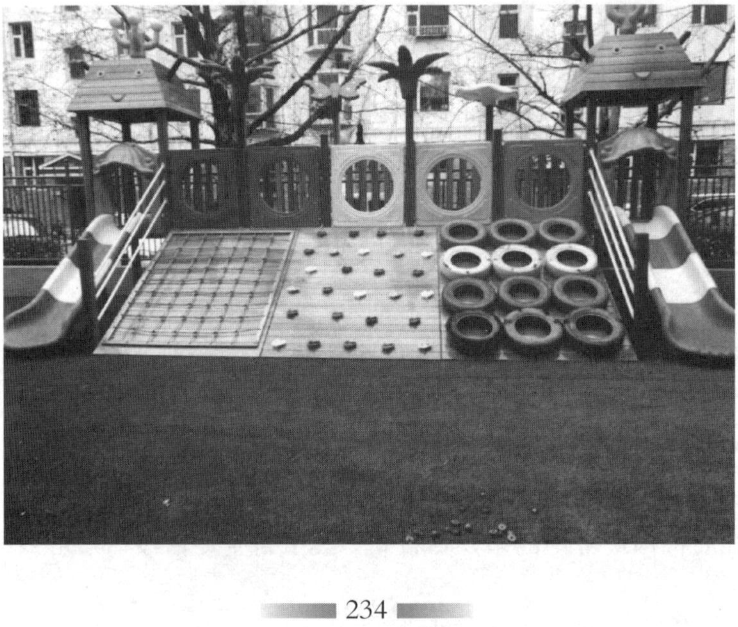

体育用具要符合学前儿童的身心特点，能促进学前儿童身体素质的发展，促进学前儿童动作的平衡性、协调性及灵敏性，各种体育器械要坚固、耐用、平滑安全，体育用具要简单、轻巧、美观并容易修理和保养。大型体育器械一般应放置在草坪上，部分大型体育器械（如攀登类器械），下面应设有沙坑或软垫，以防儿童摔伤。

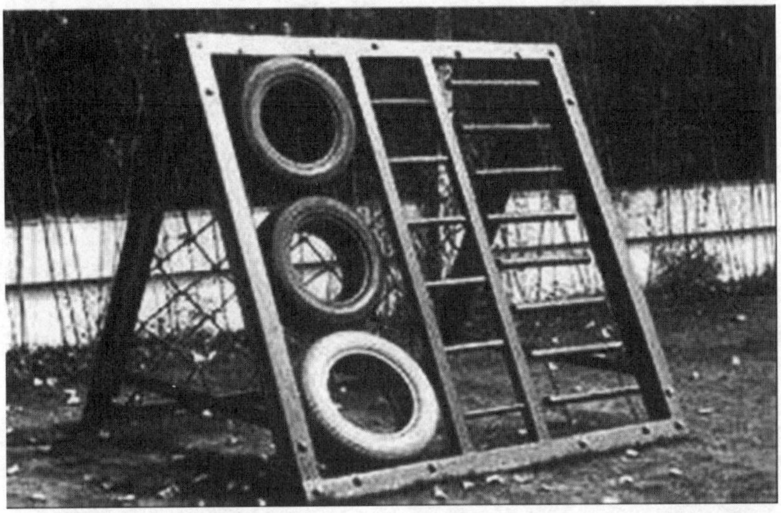

体育用具要有专人定期检修，尤其是关键部位，应加强安全和清洁管理，若出现破损、脱落、生锈等现象时，应立即停止使用并及时处理，在儿童每次使用体育用具以前，要仔细检查，在儿童进行体育活动时，保教人员应加强指导，防止意外事故的发生。学前儿童体育活动场地以草地或泥地为宜，必须清洁平坦，不得留任何会给儿童带来损伤的异物，如玻璃、较大石块、碎砖、木桩等，场地内也不宜留有积水。

延伸阅读

如何预防吞咽及窒息危害

玩具是造成吞咽窒息的常见隐患，也是造成憋闷窒息的最主要隐患之一。对小婴儿来说，吞咽及窒息是主要的安全隐患，因为他们喜欢用嘴巴来吞食玩具、食物以及一些小的物体。咀嚼以及控制环境能力的发展，可致使他们处于危险之中。2009 年，全美大约有 530 万件玩具或其他儿童产品因存在窒息风险而下架。

确保小玩具和其他物品足够大而不能放入嘴巴中，对于预防窒息是非常重要的。作为消费者，我们应考虑食品和小物品是否存在窒息风险，购买玩具时不能想当然地认为它就是安全的。对 5 岁儿童安全的玩具，对 2 岁的儿童却可能存在危险。美国消费品安全委员会制定了一项有关小部件的安全标准，禁止制造商向 3 岁以下儿童销售带有小部件的玩具。

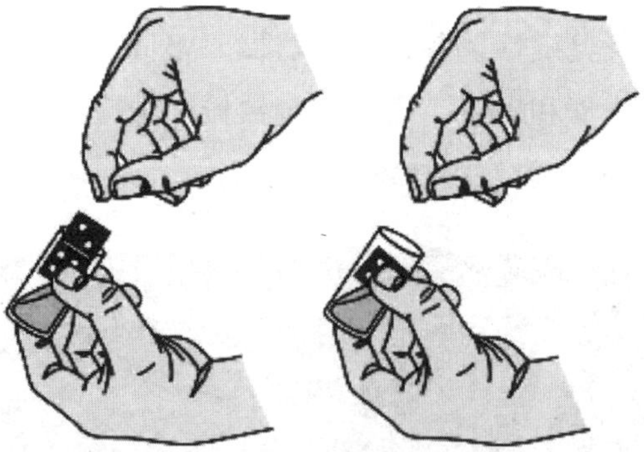

通过　　失败

可能造成婴儿窒息的物品

玩具：

- 玻璃球
- 气球
- 衣服上的珠子
- 塑料袋
- 娃娃安抚奶嘴
- 直径小于 3.8 厘米的玩具
- 游戏硬币和筹码
- 棋子
- 没有气孔的玩具箱
- 玩具上长到可以缠绕儿童脖子的绳子

食物：

- 热狗
- 方块奶酪
- 葡萄
- 口香糖
- 棒棒糖
- 胡萝卜、芹菜和各种生硬蔬菜
- 花生、其他坚果、葵花籽和南瓜籽
- 爆米花
- 棉花糖
- 橄榄和圣女果
- 杏和葡萄干类的干果

- 一汤勺的花生酱
- 硬糖果、糖豆、太妃糖和止咳片
- 西瓜子

小物体：

- 别针和安全别针
- 牙签
- 大头针
- 珠宝
- 硬币
- 蜡笔
- 纽扣电池
- 钉子
- 各种铅笔、钢笔和橡皮
- 订书钉
- 安抚奶嘴上破损或松弛的奶头
- 一些杯子状的物品，例如喷壶盖、量杯和小碗

如何预防儿童早期教育环境中的窒息问题

- 清除玩具上松散的部件
- 用测窒息工具来测试小玩具。在投放不确定的玩具之前坚持进行此项测试
- 儿童和成人不要佩戴悬挂式饰品，如项链和耳环
- 检查玩具、游戏用品和美术用品中的破损部件并处理掉
- 定期发布玩具消费品安全警示，报纸和杂志会登载这类信息

另外：

- 教育儿童不要嘴里含着东西奔跑
- 教育儿童认真咀嚼，不要在吃东西时玩耍
- 教育儿童不要将尿布、别针、牙签和钉子放在嘴里
- 绝不要依赖婴儿奶瓶
- 绝不要使用泡沫塑料杯子——儿童喜欢咀嚼它们
- 不要将电池外露的玩具、手表、计算器、问候卡片或者遥控器等由电池供给电源的物品放在环境中

资料来源：罗伯逊．儿童早期教育中的安全、营养与健康：第5版［M］．刘馨，等译．北京：北京师范大学出版社，2018.

延伸阅读

托儿所、幼儿园建筑设计规范

（2019 年版）

1　总则

1.0.1　为保证托儿所、幼儿园建筑设计质量，使建筑设计满足适用、安全、卫生、经济、美观等方面的基本要求，制定本规范。

1.0.2　本规范适用于新建、扩建、改建托儿所、幼儿园和相同功能的建筑设计。

1.0.3　托儿所、幼儿园的规模应符合表 1.0.3－1 的规定，托儿所、幼儿园的每班人数应符合表 1.0.3－2 的规定。

表 1.0.3－1　托儿所、幼儿园的规模

规模	托儿所（班）	幼儿园（班）
小型	1～3	1～4
中型	4～7	5～8
大型	8～10	9～12

表 1.0.3－2　托儿所、幼儿园的每班人数

名称	班别	人数（人）
托儿所	乳儿班（6 月～12 月）	10 人以下
	托小班（12 月～24 月）	15 人以下
	托大班（24 月～36 月）	20 人以下
幼儿园	小班（3 岁～4 岁）	20～25
	中班（4 岁～5 岁）	26～30
	大班（5 岁～6 岁）	31～35

1.0.4　托儿所、幼儿园的建筑设计应遵循下列原则：

1　满足使用功能要求，有益于婴幼儿健康成长；

2　保证婴幼儿、教师及工作人员的环境安全，并具备防灾能力；

3　符合节约土地、能源，环境保护的基本方针。

1.0.5　托儿所、幼儿园建筑设计除应符合本规范外，尚应符合国家现行有关标准的规定。

2　术语

2.0.1　托儿所 nursery

用于哺育和培育 3 周岁以下婴幼儿使用的场所。

2.0.2　幼儿园 kindergarten

对3周岁～6周岁的幼儿进行集中保育、教育的学前使用场所。

2.0.3　全日制幼儿园 full-time kindergarten

幼儿仅白天在园内生活的幼儿园。

2.0.4　寄宿制幼儿园 boarding kindergarten

幼儿昼夜均在园内生活的幼儿园。

2.0.5　生活用房 living room

供婴幼儿班级生活和多功能活动的空间。

2.0.6　生活单元 unit of living room

供婴幼儿班级独立生活的空间。

2.0.7　活动室 play chamber；activity room

幼儿生活单元中供幼儿进行各种室内日常活动的空间。

2.0.8　寝室 bedroom

幼儿生活单元中供幼儿睡眠的空间。

2.0.9　多功能活动室 multi-functional room

供全园婴幼儿共同进行文艺、体育、家长集会等多功能活动的空间。

2.0.10　喂奶室 nursing room

供母亲直接哺乳的空间。

2.0.11　晨检室（厅）morning inspection room

供婴幼儿入园时进行健康检查的空间。

2.0.12　保健观察室 health-care and observation room

供病儿进行临时隔离、观察、治疗的空间。

2.0.13　服务管理用房 service room

供对外联系，对内为婴幼儿保健和教育服务管理的空间。

2.0.14　供应用房 supply room

供托儿所、幼儿园人员饮食、饮水、洗衣等后勤服务使用的空间。

3　基地和总平面

3.1　基地

3.1.1　托儿所、幼儿园建设基地的选择应符合当地总体规划和国家现行有关标准的要求。

3.1.2　托儿所、幼儿园的基地应符合下列规定：

1　应建设在日照充足、交通方便、场地平整、干燥、排水通畅、环境优美、基础设施完善的地段；

2　不应置于易发生自然地质灾害的地段；

3　与易发生危险的建筑物、仓库、储罐、可燃物品和材料堆场等之间的距离应符合国家现行有关标准的规定；

4　不应与大型公共娱乐场所、商场、批发市场等人流密集的场所相毗邻；

5　应远离各种污染源，并应符合国家现行有关卫生、防护标准的要求；

6　园内不应有高压输电线，燃气、输油管道主干道等穿过。

3.1.3　托儿所、幼儿园的服务半径宜为300m。

3.2　总平面

3.2.1　托儿所、幼儿园的总平面设计应包括总平面布置、竖向设计和管网综合等设计。总平面布置应包括建筑物、室外活动场地、绿化、道路布置等内容，设计应功能分区合理、方便管理、朝向适宜、日照充足，创造符合幼儿生理、心理特点的环境空间。

3.2.2　四个班及以上的托儿所、幼儿园建筑应独立设置。三个班及以下时，可与居住、养老、教育、办公建筑合建，但应符合下列规定：

1　合建的既有建筑应经有关部门验收合格，符合抗震、防火等安全方面的规定，其基地应符合本规范第3.1.2条规定；

2　应设独立的疏散楼梯和安全出口；

3　出入口处应设置人员安全集散和车辆停靠的空间；

4　应设独立的室外活动场地，场地周围应采取隔离措施；

5　建筑出入口及室外活动场地范围内应采取防止物体坠落措施。

3.2.3　托儿所、幼儿园应设室外活动场地，并应符合下列规定：

1　幼儿园每班应设专用室外活动场地，人均面积不应小于2m^2。各班活动场地之间宜采取分隔措施。

2　幼儿园应设全园共用活动场地，人均面积不应小于2m^2。

托儿所室外活动场地人均面积不应小于3m^2。

城市人口密集地区改、扩建的托儿所，设置室外活动场地确有困难时，室外活动场地人均面积不应小于2m^2。

3　地面应平整、防滑、无障碍、无尖锐突出物，并宜采用软质地坪。

4　共用活动场地应设置游戏器具、沙坑、30m跑道等，宜设戏水池，储水深度不应超过0.30m。游戏器具下地面及周围应设软质铺装。宜设洗手池、洗脚池。

5　室外活动场地应有1/2以上的面积在标准建筑日照阴影线之外。

3.2.4　托儿所、幼儿园场地内绿地率不应小于30%，宜设置集中绿化用地。绿地内不应种植有毒、带刺、有飞絮、病虫害多、有刺激性的植物。

3.2.5　托儿所、幼儿园在供应区内宜设杂物院，并应与其他部分相隔离。杂物院应有单独的对外出入口。

3.2.6　托儿所、幼儿园基地周围应设围护设施，围护设施应安全、美观，并应防止幼儿穿过和攀爬。在出入口处应设大门和警卫室，警卫室对外应有良好的视野。

3.2.7　托儿所、幼儿园出入口不应直接设置在城市干道一侧；其出入口应设置供车辆和人员停留的场地，且不应影响城市道路交通。

3.2.8　托儿所、幼儿园的活动室、寝室及具有相同功能的区域，应布置在当地最好朝向，冬至日底层满窗日照不应小于3h。

需要获得冬季日照的婴幼儿生活用房窗洞开口面积不应小于该房间面积的20%。

3.2.9　夏热冬冷、夏热冬暖地区的幼儿生活用房不宜朝西向；当不可避免时，应采取遮阳措施。

4　建筑设计

4.1　一般规定

4.1.1　托儿所、幼儿园建筑应由生活用房、服务管理用房和供应用房等部分组成。

4.1.2　托儿所、幼儿园建筑宜按生活单元组合方法进行设计，各班生活单元应保持使用的相对独立性。

4.1.3　托儿所、幼儿园中的生活用房不应设置在地下室或半地下室。

幼儿园生活用房应布置在三层及以下。

托儿所生活用房应布置在首层。当布置在首层确有困难时，可将托大班布置在二层，其人数不应超过60人，并应符合有关防火安全疏散的规定。

4.1.4　托儿所、幼儿园的建筑造型和室内设计应符合幼儿的心理和生理特点。

4.1.5　托儿所、幼儿园建筑窗的设计应符合下列规定：

1　活动室、多功能活动室的窗台面距地面高度不宜大于0.60m；

2　当窗台面距楼地面高度低于0.90m时，应采取防护措施，防护高度应从可踏部位顶面起算，不应低于0.90m；

3　窗距离楼地面的高度小于或等于1.80m的部分，不应设内悬窗和内平开窗扇；

4　外窗开启扇均应设纱窗。

4.1.6　活动室、寝室、多功能活动室等幼儿使用的房间应设双扇平开门，门净宽不应小于1.20m。

4.1.7　严寒地区托儿所、幼儿园建筑的外门应设门斗，寒冷地区宜设门斗。

4.1.8　幼儿出入的门应符合下列规定：

1　当使用玻璃材料时，应采用安全玻璃；

2　距离地面0.60m处宜加设幼儿专用拉手；

3　门的双面均应平滑、无棱角；

4　门下不应设门槛；平开门距离楼地面 1.20m 以下部分应设防止夹手设施；

5　不应设置旋转门、弹簧门、推拉门，不宜设金属门；

6　生活用房开向疏散走道的门均应向人员疏散方向开启，开启的门扇不应妨碍走道疏散通行；

7　门上应设观察窗，观察窗应安装安全玻璃。

4.1.9　托儿所、幼儿园的外廊、室内回廊、内天井、阳台、上人屋面、平台、看台及室外楼梯等临空处应设置防护栏杆，栏杆应以坚固、耐久的材料制作。防护栏杆的高度应从可踏部位顶面起算，且净高不应小于 1.30m。防护栏杆必须采用防止幼儿攀登和穿过的构造，当采用垂直杆件做栏杆时，其杆件净距离不应大于 0.09m。

4.1.10　距离地面高度 1.30m 以下，婴幼儿经常接触的室内外墙面，宜采用光滑易清洁的材料；墙角、窗台、暖气罩、窗口竖边等阳角处应做成圆角。

4.1.11　楼梯、扶手和踏步等应符合下列规定：

1　楼梯间应有直接的天然采光和自然通风；

2　楼梯除设成人扶手外，应在梯段两侧设幼儿扶手，其高度宜为 0.60m；

3　供幼儿使用的楼梯踏步高度宜为 0.13m，宽度宜为 0.26m；

4　严寒地区不应设置室外楼梯；

5　幼儿使用的楼梯不应采用扇形、螺旋形踏步；

6　楼梯踏步面应采用防滑材料，踏步踢面不应漏空，踏步面应做明显警示标识；

7　楼梯间在首层应直通室外。

4.1.12　幼儿使用的楼梯，当楼梯井净宽度大于 0.11m 时，必须采取防止幼儿攀滑措施。楼梯栏杆应采取不易攀爬的构造，当采用垂直杆件做栏杆时，其杆件净距不应大于 0.09m。

4.1.13　幼儿经常通行和安全疏散的走道不应设有台阶，当有高差时，应设置防滑坡道，其坡度不应大于 1∶12。疏散走道的墙面距地面 2m 以下不应设有壁柱、管道、消火栓箱、灭火器、广告牌等突出物。

4.1.14　托儿所、幼儿园建筑走廊最小净宽不应小于表 4.1.14 的规定。

表 4.1.14　走廊最小净宽度（m）

房间名称	走廊布置	
	中间走廊	单面走廊或外廊
生活用房	2.4	1.8
服务、供应用房	1.5	1.3

4.1.15　建筑室外出入口应设雨篷，雨篷挑出长度宜超过首级踏步 0.50m 以上。

4.1.16　出入口台阶高度超过 0.30m，并侧面临空时，应设置防护设施，防护设施净高不应低于 1.05m。

4.1.17　托儿所睡眠区、活动区，幼儿园活动室、寝室，多功能活动室的室内最小净高不应低于表 4.1.17 的规定。

表 4.1.17　室内最小净高（m）

房间名称	最小净高
托儿所睡眠区、活动区	2.8
幼儿园活动室、寝室	3.0
多功能活动室	3.9

注：改、扩建的托儿所睡眠区和活动区室内净高不应小于 2.6m。

厨房、卫生间、试验室、医务室等使用水的房间不应设置在婴幼儿生活用房的上方。

城市居住区按规划要求应按需配套设置托儿所。当托儿所独立设置有困难时，可联合建设。

4.1.18　托儿所、幼儿园建筑防火设计应符合现行国家标准《建筑设计防火规范》GB 50016 的规定。

4.2　托儿所生活用房

4.2.1　托儿所生活用房应由乳儿班、托小班、托大班组成，各班应为独立使用的生活单元。宜设公共活动空间。

4.2.2　托大班生活用房的使用面积及要求宜与幼儿园生活用房相同。

4.2.3　乳儿班应包括睡眠区、活动区、配餐区、清洁区、储藏区等，各区最小使用面积应符合表 4.2.3 的规定。

表 4.2.3　乳儿班各区最小使用面积（m^2）

各区名称	最小使用面积
睡眠区	30
活动区	15
配餐区	6
清洁区	6
储藏区	4

托小班应包括睡眠区、活动区、配餐区、清洁区、卫生间、储藏区等，各区最小使用面积应符合表 4.2.3A 的规定。

表 4.2.3A　托小班各区最小使用面积（m^2）

各区名称	最小使用面积
睡眠区	35
活动区	35
配餐区	6
清洁区	6
卫生间	8
储藏区	4

注：睡眠区与活动区合用时，其使用面积不应小于 50m^2。

乳儿班和托小班宜设喂奶室，使用面积不宜小于 10m^2，并应符合下列规定：

1　应邻近婴幼儿生活空间；

2　应设置开向疏散走道的门；

3　应设尿布台、洗手池，宜设成人厕所。

乳儿班和托小班生活单元各功能分区之间宜采取分隔措施，并应互相通视。

乳儿班和托小班活动区地面应做暖性、软质面层；距地 1.20m 的墙面应做软质面层。

4.2.4　托儿所和幼儿园合建时，托儿所应单独分区，并应设独立安全出入口，室外活动场地宜分开。

4.2.5　乳儿班和托小班生活单元各功能分区应符合下列规定：

1　睡眠区应布置供每个婴幼儿使用的床位，不应布置双层床，床位四周不宜贴靠外墙；

2　配餐区应临近对外出入口，并设有调理台、洗涤池、洗手池、储藏柜等，应设加热设施，宜设通风或排烟设施；

3　清洁区应设淋浴、尿布台、洗涤池、洗手池、污水池、成人厕位等设施；

4　成人厕位应与幼儿卫生间隔离。

托小班卫生间内应设适合幼儿使用的卫生器具，坐便器高度宜为 0.25m 以下。每班至少设 2 个大便器、2 个小便器，便器之间应设隔断；每班至少设 3 个适合幼儿使用的洗手池，高度宜为 0.40m～0.45m，宽度宜为 0.35m～0.40m。

4.2.6　托儿所生活用房除应符合以上条款外，尚应符合本规范第 4.3.4 条、第 4.3.6 条、第 4.3.7 条、第 4.3.8 条、第 4.3.14 条、第 4.3.15 条、第 4.3.16 条的规定。

4.3　幼儿园生活用房

4.3.1　幼儿园的生活用房应由幼儿生活单元、公共活动空间和多功能活动室组成。公共活动空间可根据需要设置。

4.3.2　幼儿生活单元应设置活动室、寝室、卫生间、衣帽储藏间等基本空间。

4.3.3 幼儿园生活单元房间的最小使用面积不应小于表4.3.3的规定，当活动室与寝室合用时，其房间最小使用面积不应小于105m²。

表4.3.3 幼儿生活单元房间的最小使用面积（m²）

房间名称		房间最小使用面积
活动室		70
寝室		60
卫生间	厕所	12
	盥洗室	8
衣帽储藏间		9

4.3.4 单侧采光的活动室进深不宜大于6.60m。

4.3.5 设置的阳台或室外活动平台不应影响生活用房的日照。

4.3.6 同一个班的活动室与寝室应设置在同一楼层内。

4.3.7 活动室、寝室、多功能活动室等幼儿使用的房间应做暖性、有弹性的地面，儿童使用的通道地面应采用防滑材料。

4.3.8 活动室、多功能活动室等室内墙面应具有展示教材、作品和空间布置的条件。

4.3.9 寝室应保证每一幼儿设置一张床铺的空间，不应布置双层床。床位侧面或端部距外墙距离不应小于0.60m。

4.3.10 卫生间应由厕所、盥洗室组成，并宜分间或分隔设置。无外窗的卫生间，应设置防止回流的机械通风设施。

4.3.11 每班卫生间的卫生设备数量不应少于表4.3.11的规定，且女厕大便器不应少于4个，男厕大便器不应少于2个。

表4.3.11 每班卫生间卫生设备的最少数量

污水池（个）	大便器（个）	小便器（个或位）	盥洗台（水龙头，个）
1	6	4	6

4.3.12 卫生间应临近活动室或寝室，且开门不宜直对寝室或活动室。盥洗室与厕所之间应有良好的视线贯通。

4.3.13 卫生间所有设施的配置、形式、尺寸均应符合幼儿人体尺度和卫生防疫的要求。卫生洁具布置应符合下列规定：

1 盥洗池距地面的高度宜为0.50m～0.55m，宽度宜为0.40m～0.45m，水龙头的间距宜为0.55m～0.60m；

2 大便器宜采用蹲式便器，大便器或小便器之间均应设隔板，隔板处应加设幼儿扶手。厕位的平面尺寸不应小于0.70m×0.80m（宽×深），坐式便器的高度宜为0.25m～0.30m。

4.3.14　厕所、盥洗室、淋浴室地面不应设台阶，地面应防滑和易于清洗。

4.3.15　夏热冬冷和夏热冬暖地区，托儿所、幼儿园建筑的幼儿生活单元内宜设淋浴室；寄宿制幼儿生活单元内应设置淋浴室，并应独立设置。

4.3.16　封闭的衣帽储藏室宜设通风设施。

4.3.17　应设多功能活动室，位置宜临近生活单元，其使用面积宜每人 0.65m^2，且不应小于 90m^2。单独设置时宜与主体建筑用连廊连通，连廊应做雨篷，严寒和寒冷地区应做封闭连廊。

4.4　服务管理用房

4.4.1　服务管理用房宜包括晨检室（厅）、保健观察室、教师值班室、警卫室、储藏室、园长室、所长室、财务室、教师办公室、会议室、教具制作室等房间。各房间的最小使用面积宜符合表 4.4.1 的规定。

表 4.4.1　服务管理用房各房间的最小使用面积（m^2）

房间名称	规模		
	小型	中型	大型
晨检室（厅）	10	10	15
保健观察室	12	12	15
教师值班室	10	10	10
警卫室	10	10	10
储藏室	15	18	24
园长室、所长室	15	15	18
财务室	15	15	18
教师办公室	18	18	24
会议室	24	24	30
教具制作室	18	18	24

注：1　晨检室（厅）可设置在门厅内；
2　寄宿制幼儿园应设置教师值班室；
3　房间可以合用，合用的房间面积可适当减少。

4.4.2　托儿所、幼儿园建筑应设门厅，门厅内应设置晨检室和收发室，宜设置展示区、婴幼儿和成年人使用的洗手池、婴幼儿车存储等空间，宜设卫生间。

4.4.3　晨检室（厅）应设在建筑物的主入口处，并应靠近保健观察室。

4.4.4　保健观察室设置应符合下列规定：

1　应设有一张幼儿床的空间；

2　应与幼儿生活用房有适当的距离，并应与幼儿活动路线分开；

3　宜设单独出入口；

4 应设给水、排水设施；

5 应设独立的厕所，厕所内应设幼儿专用蹲位和洗手盆。

4.4.5 教职工的卫生间、淋浴室应单独设置，不应与幼儿合用。

4.5 供应用房

4.5.1 供应用房宜包括厨房、消毒室、洗衣间、开水间、车库等房间，厨房应自成一区，并与婴幼儿生活用房应有一定距离。

4.5.2 厨房应按工艺流程合理布局，并应符合国家现行有关卫生标准和现行行业标准《饮食建筑设计规范》JGJ 64 的规定。

厨房使用面积宜每人 0.40m^2，且不应小于 12m^2。

4.5.3 厨房加工间室内净高不应低于 3.00m。

4.5.4 厨房室内墙面、隔断及各种工作台、水池等设施的表面应采用无毒、无污染、光滑和易清洁的材料；墙面阴角宜做弧形；地面应防滑，并应设排水设施。

4.5.5 当托儿所、幼儿园建筑为二层及以上时，应设提升食梯。食梯呼叫按钮距地面高度应大于 1.70m。

4.5.6 寄宿制托儿所、幼儿园建筑应设置集中洗衣房。

4.5.7 托儿所、幼儿园建筑应设玩具、图书、衣被等物品专用消毒间。

4.5.8 当托儿所、幼儿园场地内设汽车库时，汽车库应与儿童活动区域分开，应设置单独的车道和出入口，并应符合现行行业标准《车库建筑设计规范》JGJ 100 和现行国家标准《汽车库、修车库、停车场设计防火规范》GB 50067 的规定。

5 室内环境

5.1 采光

5.1.1 托儿所、幼儿园的生活用房、服务管理用房和供应用房中的厨房等均应有直接天然采光，其采光系数标准值和窗地面积比应符合表 5.1.1 的规定。

表 5.1.1 采光系数标准值和窗地面积比

采光等级	场所名称	采光系数标准值（%）	窗地面积比
Ⅲ	活动室、寝室	3.0	1/5
	多功能活动室	3.0	1/5
	办公室、保健观察室	3.0	1/5
	睡眠区、活动区	3.0	1/5
Ⅴ	卫生间	1.0	1/10
	楼梯间、走廊	1.0	1/10

5.1.2 托儿所、幼儿园建筑采光应符合现行国家标准《建筑采光设计标准》GB 50033 的有关规定。

5.2 隔声、噪声控制

5.2.1 托儿所、幼儿园建筑室内允许噪声级应符合表5.2.1的规定。

表5.2.1 室内允许噪声级

房间名称	允许噪声级（A声级，dB）
生活单元、保健观察室	≤45
多功能活动室、办公室	≤50

5.2.2 托儿所、幼儿园建筑主要房间的空气声隔声标准应符合表5.2.2的规定。

表5.2.2 空气声隔声标准

房间名称	空气声隔声标准（计权隔声量）(dB)	楼板撞击声隔声单值评价量(dB)
生活单元、办公室、保健观察室与相邻房间之间	≥50	≤65
多功能活动室与相邻房间之间	≥45	≤75

5.2.3 托儿所、幼儿园建筑的环境噪声应符合现行国家标准《民用建筑隔声设计规范》GB 50118的有关规定。

5.3 空气质量

5.3.1 托儿所、幼儿园的室内空气质量应符合现行国家标准《室内空气质量标准》GB/T 18883的有关规定。

5.3.2 托儿所、幼儿园的幼儿用房应有良好的自然通风，其通风口面积不应小于房间地板面积的1/20。夏热冬冷、严寒和寒冷地区的幼儿用房应采取有效的通风设施。

5.3.3 托儿所、幼儿园建筑使用的建筑材料、装修材料和室内设施应符合现行国家标准《民用建筑工程室内环境污染控制规范》GB 50325的有关规定。

6 建筑设备

6.1 给水排水

6.1.1 托儿所、幼儿园建筑应设置给水排水系统，且设备选型和系统配置应适合幼儿需要。用水量标准、系统选择和水质应符合国家现行标准《建筑给水排水设计规范》GB 50015、《生活饮用水卫生标准》GB 5749、《饮用净水水质标准》CJ 94和《建筑给水排水及采暖工程施工质量验收规范》GB 50242的规定。

6.1.2 托儿所、幼儿园建筑给水系统的引入管上应设置水表。水表宜设置在室内便于抄表位置；在夏热冬冷地区及严寒地区，当水表设置于室外时，应采取可靠的防冻胀破坏措施。供水总进口管道上可设置紫外线消毒设备。

6.1.3 托儿所、幼儿园建筑给水系统的压力应满足给水用水点配水器具的最低工作压力要求。当压力不能满足要求时，应设置系统增压给水设备，并应符合下列规定：

1 当设有二次供水设施时，供水设施不应对水质产生污染；

2 当设置水箱时，应设置消毒设备，并宜采用紫外线消毒方式；

3 加压水泵应选用低噪声节能型产品，加压泵组及泵房应采取减振防噪措施；

消防水池、各种供水机房、各种换热机房及变配电房间等不得与婴幼儿生活单元贴邻设置。

6.1.4 托儿所、幼儿园建筑给水系统入户管的给水压力不应大于0.35MPa；当水压大于0.35MPa时，应设置减压设施。

6.1.5 托儿所、幼儿园建筑宜设置集中热水供应系统，也可采用分散制备热水或预留安装热水供应设施的条件。当设置集中热水供应系统时，应采用混合水箱单管供应定温热水系统。当采用太阳能、空气源热泵等制备热水时，热水温度低于60℃的系统应设置辅助加热设施。

6.1.6 盥洗室、淋浴室、厕所、公共洗衣房应设置地漏，其水封深度不得小于50mm，洗衣机排水应设置专用地漏或洗衣机排水存水弯。

6.1.7 便池宜设置感应冲洗装置。

6.1.8 托儿所、幼儿园建筑内单独设置的清扫间、消毒间应配备给水和排水设施。

6.1.9 托儿所、幼儿园建筑厨房的含油污水，应经除油装置处理后再排入户外污水管道。

6.1.10 消火栓系统、自动喷水灭火系统及气体系统灭火设计等，应符合国家现行有关防火标准的规定。当设置消火栓灭火设施时，消防立管阀门布置应避免幼儿碰撞，并应将消火栓箱暗装设置。单独配置的灭火器箱应设置在不妨碍通行处。

6.1.11 托儿所、幼儿园建筑应设置饮用水开水炉，宜采用电开水炉。开水炉应设置在专用房间内，并应设置防止幼儿接触的保护措施。

6.1.12 绿地可设置洒水栓，运动场地应设置排水设施。

托儿所、幼儿园不应设置中水系统。

托儿所、幼儿园不应设置管道直饮水系统。

6.2 供暖通风和空气调节

6.2.1 具备条件的托儿所、幼儿园建筑的供暖系统宜纳入区域集中供热管网，具备利用可再生能源条件且技术经济合理时，应优先利用可再生能源为供暖热源。当符合现行国家标准《民用建筑供暖通风与空气调节设计规范》GB 50736的规定时，可采用电供暖方式。

6.2.2 采用低温地面辐射供暖方式时，地面表面温度不应超过28℃。热水地面辐射供暖系统供水温度宜采用35℃～45℃，不应大于60℃；供回水温差不宜大于10℃，且不宜小于5℃。

6.2.3　严寒与寒冷地区应设置集中供暖设施，并宜采用热水集中供暖系统；夏热冬冷地区宜设置集中供暖设施；对于其他区域，冬季有较高室温要求的房间宜设置单元式供暖装置。

6.2.4　用于供暖系统总体调节和检修的设施，应设置于幼儿活动室和寝室之外。

6.2.5　当采用散热器供暖时，散热器应暗装。

6.2.6　当采用电采暖时，应有可靠的安全防护措施。

6.2.7　供暖系统应设置热计量装置，并应在末端供暖设施设置恒温控制阀进行室温调控。

6.2.8　乡村托儿所、幼儿园建筑宜就地取材，采用可靠的能源形式供暖，并应保障环境安全。

6.2.9　托儿所、幼儿园房间的供暖设计温度宜符合表6.2.9的规定。

表6.2.9　托儿所、幼儿园房间的供暖设计温度

房间名称	室内设计温度（℃）
活动室、寝室、保健观察室、晨检室（厅）、办公室	20
睡眠区、活动区、喂奶室	24
盥洗室、厕所	22
门厅、走廊、楼梯间、厨房	16
洗衣房	18
淋浴室、更衣室	25

6.2.10　托儿所、幼儿园建筑与其他建筑共用集中供暖热源时，宜设置过渡季供暖设施。

6.2.11　托儿所、幼儿园建筑通风设计应符合表6.2.11－1、表6.2.11－2规定。

表6.2.11－1　房间的换气次数

房间名称	换气次数（次/h）
活动室、寝室、睡眠区、活动区、喂奶室	3～5
卫生间	10
多功能活动室	3～5

表6.2.11－2　人员所需最小新风量

房间名称	新风量［m^3/（h·人）］
活动室、寝室、活动区、睡眠区	30
保健观察室	38
多功能活动室	30

6.2.12　公共淋浴室、无外窗卫生间等，应设置带防止回流措施的机械排风装置。

6.2.13　对于夏热冬暖地区、夏热冬冷地区的托儿所、幼儿园建筑，当夏季依靠开窗不能实现基本热舒适要求，且幼儿活动室、寝室等房间不设置空调设施时，每间幼儿活动室、寝室等房间宜安装具有防护网且可变风向的吸顶式电风扇。

6.2.14　最热月平均室外气温大于和等于25℃地区的托儿所、幼儿园建筑，宜设置空调设备或预留安装空调设备的条件，并应符合下列规定：

1　空调房间室内设计参数应符合表6.2.14的规定：

表6.2.14　空调房间室内设计参数

参数		冬季	夏季
温度（℃）	活动室、寝室、保健观察室、晨检室(厅)、办公室	20	25
	睡眠区、活动区、喂奶室	24	25
风速（v）(m/s)		$0.10 \leqslant v \leqslant 0.20$	$0.15 \leqslant v \leqslant 0.30$
相对湿度（%）		30～60	40～60

2　当采用集中空调系统或集中新风系统时，应设置空气净化消毒装置和供风管系统清洗、消毒用的可开闭窗口。

3　当采用分散空调方式时，应设置保证室内新风量满足国家现行卫生标准的装置。

6.2.15　设置非集中空调设备的托儿所、幼儿园建筑，应对空调室外机的位置统一设计。空调设备的冷凝水应有组织排放。空调室外机应安装在室外地面或通道地面2.00m以上，且幼儿无法接触的位置。

6.3　建筑电气

6.3.1　托儿所、幼儿园的婴幼儿用房宜采用细管径直管形三基色荧光灯，配用电子镇流器，也可采用防频闪性能好的其他节能光源，不宜采用裸管荧光灯灯具；保健观察室、办公室等可采用细管径直管形三基色荧光灯，配用电子镇流器或节能型电感镇流器，或采用LED等其他节能光源。睡眠区、活动区、喂奶室应采用漫光型灯具，光源应采用防频闪性能好的节能光源。寄宿制幼儿园的寝室宜设置夜间巡视照明设施。

6.3.2　托儿所、幼儿园的婴幼儿用房宜设置紫外线杀菌灯，也可采用安全型移动式紫外线杀菌消毒设备。

6.3.3　托儿所、幼儿园的紫外线杀菌灯的控制装置应单独设置，并应采取防误开措施。

6.3.4　托儿所、幼儿园的房间照明标准值应符合表6.3.4的规定。

表 6.3.4 房间照明标准值

房间或场所	参考平面及其高度	照度标准值（lx）	UGR	R_a
活动室	地面	300	19	80
多功能活动室	地面	300	19	
寝室、睡眠区、活动区	0.5m 水平面	100	19	
办公室、会议室	0.75m 水平面	300	19	
厨房	台面	200	—	
门厅、走道	地面	150	—	
喂奶室	0.5m 水平面	150	19	

6.3.5 托儿所、幼儿园的房间内应设置插座，且位置和数量根据需要确定。活动室插座不应少于四组，寝室插座不应少于两组。插座应采用安全型，安装高度不应低于1.80m。插座回路与照明回路应分开设置，插座回路应设置剩余电流动作保护，其额定动作电流不应大于30mA。

6.3.6 幼儿活动场所不宜安装配电箱、控制箱等电气装置；当不能避免时，应采取安全措施，装置底部距地面高度不得低于1.80m。

6.3.7 托儿所、幼儿园安全技术防范系统的设置应符合下列规定：

1 园区大门、建筑物出入口、楼梯间、走廊、厨房等应设置视频安防监控系统；

2 周界宜设置入侵报警系统、电子巡查系统；

3 财务室应设置入侵报警系统；建筑物出入口、楼梯间、厨房、配电间等处宜设置入侵报警系统；园区大门、厨房宜设置出入口控制系统。

6.3.8 大、中型托儿所、幼儿园建筑应设置电话系统、计算机网络系统、广播系统，并宜设置有线电视系统、教学多媒体设施。小型托儿所、幼儿园建筑应设置电话系统、计算机网络系统，宜设置广播系统、有线电视系统。

6.3.9 托儿所、幼儿园建筑的应急照明设计、火灾自动报警系统设计、防雷与接地设计、供配电系统设计、安防设计等，应符合国家现行有关标准的规定。

资料来源：中华人民共和国住房和城乡建设部．托儿所、幼儿园建筑设计规范（2019 年版）．北京：中国建筑工业出版社，2019.

促进反思与行动的活动

1. 托幼机构的心理环境与物质环境主要包括哪些方面？
2. 创设有益于学前儿童心理健康的心理社会环境，在师幼关系方面应注意哪些问题？
3. 托幼机构各室配置的卫生原则是什么？

4. 活动室采光与哪些因素有关？如何评价活动室采光状况？

5. 活动室通风和采暖的主要形式有哪些？简述其具体的卫生要求。

6. 学前儿童书籍和文具的选择应注意什么？

7. 托幼机构选用玩教具的卫生要求是什么？

拓展阅读

1. 董旭花，韩冰川，张海豫．幼儿园户外环境创设与活动指导［M］．北京：中国轻工业出版社，2018.

2. 宋克，贾建国．全领域育心：幼儿园心理健康教育环境创设［M］．广州：广东教育出版社，2022.

3. 科特尼克．儿童学习空间设计［M］．潘潇潇，译．桂林：广西师范大学出版社，2017.

4. 沃尔什．幼儿园户外游戏环境创设［M］．侯莉敏，等译．北京：中国轻工业出版社，2022.

5. 杨枫．幼儿园教育环境创设与玩教具制作［M］．2 版．北京：高等教育出版社，2013.

第四篇

学前儿童的安全保障

第十章

托幼机构的安全与管理

本章导读

托幼机构安全教育一直是我们关心的问题，加强幼儿的安全教育刻不容缓，我们要加强托幼机构的安全教育，同时也要将安全教育落到实处。“安全教育重在防患”，提前防御是必不可少的，我们经常在电视或者网络上看到很多因疏忽而导致幼儿伤亡的惨案，在震惊年幼的生命受到摧残的同时，我们应该做好防范，居安思危。安全无小事，安全也从来不是小事，需要托幼机构、家庭以及社会各个方面的共同努力。我们要时时刻刻牢记安全第一，树立安全意识，才能真正做好安全教育工作，防患于未然。

学习目标

1. 掌握托幼机构安全管理制度及措施。
2. 重点掌握学前儿童安全教育的内容及要求。
3. 熟悉幼儿安全教育的方法与途径。
4. 在实践中将安全教育落到实处，真正做到防患于未然。

第一节　托幼机构安全管理制度及措施

托幼机构安全管理无小事。托幼机构安全管理是托幼机构管理的一个重要部分，家长都盼望自己的孩子能高高兴兴来校、平平安安回家。因此，托幼机构应建立一些必要的安全管理制度，做到防患于未然。

（一）门卫制度

门卫制度可谓把握了托幼机构安全的入口关。很多案例表明，托幼机构发生危险一般都是在家长接孩子的时候，因此一定要确认是孩子的家长来接，家长接孩子最好固定，有其他事情的时候要和教师沟通好，一旦发生意外，要保护好现场，及时报告给园长和派出所。

延伸阅读

××幼儿园幼儿接送制度

1. 接送时间：07:30—08:00 送幼儿入园，家长必须亲手将幼儿交给老师。08:00—08:10 由值班老师带领幼儿进入教室。08:10 后，家长须电话通知老师到前门接幼儿。16:50—17:40 幼儿离园，家长接到幼儿后，应立即离园，不能在园内逗留。

2. 家长要注意穿着、言行举止，为幼儿树立榜样。家长的摩托车、自行车不得进入幼儿园，汽车要停放有序，所有车辆的停放不能妨碍门前交通。

3. 幼儿园实行接送卡制度，无卡者禁止入园。一般由 3 个以内固定的家庭成员轮流接送幼儿。若家长临时有事，要委托他人接幼儿，须事先与老师电话沟通，老师核实委托人身份后，方可亲手将幼儿交到他手中。保安人员应阻止陌生人入园。

4. 老师和家长都要教育幼儿不跟陌生人离园，亦不独自离园。

5. 家长须中途接幼儿离园时，要提前打电话联系老师。老师带幼儿到园门前，核实家长身份后，亲手将幼儿交到家长手中，家长不得入内。

（二）消防安全教育

认识玩火的危害；学习火灾的简单自救方法，如用湿毛巾捂住口鼻并在烟雾下低姿前行，马上逃离现场；进行火灾疏散演习和报警训练，熟悉幼儿园的各个通道，在教师的指挥下快速安全地离开火灾现场；参观消防队和消防车，了解消防车和灭火器的作用。对幼儿可以定期开展消防安全演习，在日常生活中注重对幼儿的教育，可以教给幼儿一些儿歌。如：

面对火灾我不怕

面对火灾不要怕，先把心情定下来。
如果火苗烧得小，想法把它消灭掉。
如果火苗烧得大，赶紧拨打 119。
千万不要跳下楼，千万不要躲衣柜。

如果实在逃不掉，躲到阳台再喊叫。

（三）用电安全

要注意将电源插头用布或者塑料包装起来，不要让小朋友直接接触到电源，同时要告诉小朋友人走灯关，教师也要记得管理好电器用品，危险品要远离幼儿。

（四）托幼机构饭菜留验和记录制度

托幼机构每日每餐的饭菜必须留样查看，每餐前取每样食品不少于100g留样，留样食品应按品种分别盛放于清洗消毒后的密闭专用容器内，必须在冷藏条件下保存48小时以上，如发生意外时可以知晓原因，对于幼儿安全也是一个保障。

延伸阅读

幼儿园食物中毒案例的启示

某幼儿园200多名幼儿突然出现发烧、呕吐、肚子痛等症状，患儿被紧急送往附近医院救治，卫生部门认定这是一起幼儿集体食物中毒事件。由于治疗及时有效，患儿全部脱险。

该事件引起社会各界强烈反响，因为食物中毒事件中幼儿数量较多，情况复杂紧急。事件发生后，调查人员对刀具、炊具进行采样检测，发现中毒由痢疾杆菌引起，是食堂工作人员在制作食品过程中不注意卫生造成的。

为了避免类似事件的发生，食品加工过程必须注意：保持厨房整体环境尤其是各种用具的干净卫生，注意食堂工作人员个人卫生，生熟食品及用具要分开，熟食品腐烂变质或者在高温下保存时间较长时不能让幼儿食用。

（五）大型集体活动安全制度

托幼机构经常有一些大型的户外活动，场地的安全尤为重要，幼儿活动的穿着也很重要，一定要适合幼儿做运动，穿着舒适。

（六）安全工作奖惩制度、事故责任追究制度

可以对安全工作做得好的班级颁发证书和奖金，并请获奖班级的教师进行全校的讲座，同时颁发流动红旗。

第二节　托幼机构的环境安全

环境安全是保证学前儿童安全、减少意外伤害发生的重要前提。托幼机构的环境安全包括室内安全和室外安全两大部分，进一步细化可分为建筑安全、设备安全、用品安全、

玩具安全、角色区安全等。

（一）室内安全

1. 地面安全

活动室、寝室最好用木质地板做地面，盥洗室、卫生间地面要注意防滑，地面的水要及时擦干，物品要随时收拾整齐，以防幼儿磕碰摔伤；儿童出入的门应向外开，门锁安装在幼儿够不着的地方；室内不得有任何有毒的动植物。

2. 家具和设备安全

室内家具不得有尖角、外露的钉子、插栓、螺栓等，暖气要加防护罩；窗户、阳台应有栏杆；3 岁以内儿童的床必须有床栏，以防坠床；钢琴、书架、储物柜紧靠墙放置，以防翻倒出现砸伤；电器设备应放置在安全处，电源插座要有安全插头并安装在 1.8 米以上，电线应采用暗线；家具的尺寸大小应符合儿童身高，给幼儿提供可自助自理的环境，如高低合适的洗手池、镜子、毛巾架、水杯架、自己的储物柜等。

3. 空间和器具布局安全

室内布局要合理，玩具、游戏器具要分类摆放；教室/活动室按功能进行分区，如阅读区、角色区等，让儿童有足够的活动空间；角色区应根据游戏内容、空间制定游戏活动规则，限定每次/每项活动的参加人数，并用儿童能理解的方式将规则标示出，如贴上允许进入人数的小脚印数；保证游戏材料的充足，减少幼儿间的冲突。

4. 物品摆放安全

开水、热汤、热饭等应放置在幼儿不能触摸到的地方，其中幼儿所用的热水不得超过 45℃；为儿童添饭、添汤时不要在儿童面前和头上方传递，以免烫伤；药品、洗涤剂、消毒剂应放在儿童难以取到的地方或锁在柜子里。

5. 玩具和活动材料安全

玩具、活动材料等不能带锯齿状，不能带尖利的边角，材质要无毒、环保；玩具应易于清洗、质地良好、耐用、性能稳定，且不易燃；定期清洗玩具，破旧的玩具要及时修理和更换；玩具架和图书架要高矮适宜、稳固，便于幼儿自己取放；对 3 岁以下的婴幼儿不宜提供直径小于 2.5 厘米的玩具，如珠子、扣子、棋子、玻璃球等。

6. 通信联络安全

每个班级最好有一部电话，将紧急状况时要使用的急救、火警、派出所、医院、园长办公室、医务室等电话号码张贴在电话旁；班级教师要掌握班上幼儿的家庭地址、父母的工作单位及联系电话等。

（二）室外安全

1. 托幼机构选址和建筑设施安全

（1）托幼机构应选择在环境清洁安静、空气新鲜的地方，要远离污水、废气、毒气、臭气和烟尘等污染源；也不可与垃圾场、高压供电线、变电站等易于给儿童造成危险的设施相伴为邻。

（2）托幼机构的地址应选择在靠近居民区的地方，以便于家长接送；大门不要直接面向主要交通干道，避免噪声、尘埃和危险。

（3）托幼机构的自然环境要优美，邻近绿化带；与其他建筑物尤其是高层建筑物要保持一定的距离，以确保日照充分；地势要平坦干燥，土壤透气渗水，方向朝南。

（4）托幼机构要远离公路、铁路、池塘和交通拥堵地段。

（5）幼儿园或游戏场所要有围墙，防止幼儿擅自离园。

（6）楼梯栏杆要牢固，楼梯扶手和台阶的高度要适宜儿童。

（7）大型玻璃门窗要有明显的标志提醒儿童，以防撞伤。

（8）托幼机构内的布局应保证儿童顺利到达自己所在的班级，不应有任何障碍；医务室应设置在大门口，便于晨检和患病幼儿的隔离；食堂、教师办公室等附属房舍应单独设置，与主体分开，避免干扰、影响儿童的生活。

2. 活动场地和大型设施安全

（1）户外活动场地要有足够的空间，地面要平整、防滑，场所不能有碎玻璃片、罐头盒、碎石等能伤害幼儿的东西。

（2）大型玩具设施（秋千、滑梯、跷跷板、攀登架等）安装稳固，要定期检查和维修，避免螺丝钉松脱，不得有尖角、外露的钉子、插栓、螺栓等，滑梯表面要光滑，幼儿下落触地的地面应松软（沙地、草地或塑胶地）。

（3）秋千周围用白线标示，提示幼儿秋千摆动的安全位置。

3. 应急器械和通道安全要求

托幼机构要配备一定数量的灭火器和急救器械并放在明显位置，要求每个工作人员都会使用；园内设明确的安全通道和安全标志，禁止在通道上堆放物品，以保持通道畅通无阻；工作人员要熟悉园内意外疏散路线，并经常进行演习。

第三节　托幼机构的安全教育

一、安全教育的对象与任务

（一）安全教育的对象

幼儿自我保护和安全防范能力差，家长和教师的安全防范意识薄弱，有些托幼机构安全制度不健全、管理不善，有些托幼机构设施设备、消防安全方面存在安全隐患，这些都是托幼机构常见的安全问题产生的原因。

无论是幼儿、教师还是家长，解决这些问题的关键还是要树立好安全意识，防患于未然才是最重要的。

（二）安全教育的任务

1. 创设安全环境，预防事故发生

（1）保证园（所）内环境安全。首先，执行严格的托幼机构保卫措施，无关人员一律不准出入园（所）内。其次，规范接送制度，确保幼儿安全入园（所），平安到家。最后，要定期检修托幼机构设施，要特别关注托幼机构的建筑，设施要符合幼儿的年龄特点和安全需要。如大型玩具的螺丝是否脱落，栏杆是否过低、松动，玩教具的材料是否安全无害，活动场地是否太滑、太坚硬，大型玩具下有没有铺设保护垫或地胶板，建筑物是否有锋利的棱角，花盆是否放在了容易坠落的地方，等等。一切可能潜在的安全隐患，必须及时排除，以保证园（所）内环境安全。

（2）做好卫生保健工作。严格执行托幼机构各项卫生保健工作制度，每天坚持做好清洁消毒、通风工作。托幼机构专职保健医生把好每天晨检第一关，检查幼儿的健康情况，预防传染病的发生，发现幼儿携带小刀、大头针、剪刀等危险品要及时收缴，要说服幼儿不要带瓜子、果冻等食品入园（所），减少事故隐患。

（3）创设贴有安全标志的环境。利用一些生动有趣的图片，对幼儿进行生动、直观、形象的安全教育提示。如在所有电器插座旁贴上“小心触电”的安全标志，在易摔跟头的厕所台阶旁挂上“当心滑倒”的标志等，时刻提醒幼儿注意安全；在喝水处贴上几个小脚印，提醒幼儿不要拥挤，注意安全。

2. 加强安全知识教育，提高幼儿安全意识

（1）上好安全知识课。

利用故事、儿歌、情境表演、绘本故事等幼儿感兴趣的形式达到教育目的。幼儿教材中有一些安全知识内容，如小班的“红灯停、绿灯行、走路要走斑马线”、中班的“不玩火、不动电、不拿尖东西”、大班的“认标志、讲安全”等都是很好的安全知识内容。可以给幼儿讲一些绘本故事，如《汤姆走丢了》《不要随便跟陌生人走》《水边的安全》《我不跟你走》等，还可以将安全教育内容融入游戏之中，使幼儿在轻松、愉快的气氛中树立安全意识，锻炼幼儿处理应急情况的能力，提高幼儿的自我保护能力。

（2）精选案例，进行安全教育。

近年来发生的一些托幼机构小孩烫伤、摔伤等令人痛心的案例，都在警示我们，安全教育刻不容缓。对安全方面的教育，不仅要在集体活动中进行集中教学，还应经常给幼儿讲述发生在我们身边的有关安全方面的真实案例，加强幼儿的安全意识。从幼儿的日常生活入手，选择贴近幼儿生活和年龄特点的内容和现象作为课题，让孩子们通过听教师讲述案例，了解现实社会的真实一面，提高警惕并树立安全意识，学会自我保护，具备应对突

发事件的能力。

(3) 安全演习与安全教育相结合。

安全演习以最直接的方式，让孩子处在一种类似于真实的情境中，让孩子在演习活动中感受危险，感受情况的紧急甚至是内心的害怕，感受排除危难的必要性，体验自我营救的多种途径。在一些幼儿园开展的消防演习活动中，幼儿学会了一些逃生的方法以及自救技能，如匍匐前进、用湿毛巾捂住口鼻等。在地震演习中，幼儿学会了在灾难来临时如何保护自己，知道发生地震时先躲进卫生间，震感停后，立刻从安全通道逃至空旷的地方。通过演习，孩子们在战胜困难的过程中积累了经验，以后遇到相似的困难情况时，就会采用有效的方法来应对，而不至于在真正遇到危险的时候束手无策。

二、托幼机构安全教育的内容及要求

(一) 安全信息教育

安全信息教育是指让幼儿掌握一些基本的安全信息，如熟记自己和父母的姓名、家庭住址、父母电话、父母工作单位以及所在托幼机构名称，认识生活中常见的安全标志。

(二) 交通安全教育

1. 学习交通规则，认识交通标志

学习基本的交通规则，知道“红灯停、绿灯行、黄灯亮时等一等”；知道行人要走人行道并靠右行走；行人不能横穿马路，过马路要走人行横道线，不在马路上打闹玩耍和逗留（踢球、玩滑板车）。认识交通标志，如斑马线、红绿灯等，知道这些交通标志的意义和作用。

2. 乘车安全

引导幼儿知道在乘坐公共交通工具时应先下后上；站立时抓好扶手；不随意将头和手臂伸出窗外；尊老爱幼，主动给老人让座。在乘坐私家车时不坐副驾驶座位，要系好安全带或坐在婴幼儿安全座椅中。

(三) 生活安全教育

幼儿安全教育的内容与幼儿的生活息息相关。幼儿生活中涉及的安全教育内容是复杂、细致的，同时又是非常琐碎的。教师和家长要做有心人，尽可能地周全考虑，细致部署，确保幼儿的身心免受伤害。

1. 生活细节安全

幼儿的年龄越小，所要面对的危险因素就越多。教师和家长应从小处着手，从细节入手，结合幼儿一日生活的各个环节，耐心细致地对幼儿进行全面的安全教育。例如，来幼儿园不能随身携带小刀、剪子等锐利的器具和纽扣、豆粒等小物品；幼儿着装要舒适安全，尽量不要穿有带子的衣服，不佩戴首饰和复杂的发饰；上下楼梯靠右行走，不拥挤，不从楼梯扶手上往下滑；喝开水、吃热饭时知道先用嘴吹一吹；在盥洗室不要打闹；不将纽扣、豆粒等小物品放入耳鼻口中；等等。卫生间要有标识，能让幼儿知道去卫生间应该注意防滑。

2. 上下楼梯安全

幼儿上下楼梯要注意安全，教师和家长可以在楼梯旁贴上一些小标志作为提醒，如"小心脚下"。

3. 防烫伤教育

小儿歌：

烫伤了怎么办

小朋友，被烫伤，不要慌。
面积大，冷水冲，涂膏药。
烫得重，送医院，莫犹豫。
小朋友，要牢记，要牢记。
一冲洗，二护送，莫忘记。

（四）活动安全教育

谈到活动安全教育就不得不谈及托幼机构玩具器械的安全教育。我们在组织幼儿玩户外大型器械玩具时，首先要教会幼儿正确的玩法。例如，玩攀登架时要双手抓牢，双脚踩稳；荡秋千时要坐稳，双手抓紧绳子；玩滑梯时严禁头朝下滑行，不能沿着滑梯逆向爬行，要等到前面的小朋友起身后再下滑，不能在滑梯上长时间逗留或爬出栏杆；玩跷跷板时双手要抓紧扶手，脚下用力要稳；等等。其次强调纪律保障，教育幼儿在玩耍时要有秩序，不争抢、不拥挤，发扬先人后己的精神。

（五）防拐骗教育

在日常生活中，教师或家长可借助故事、电视、电影等媒介给幼儿讲解社会上出现的拐骗现象和应对方法。教育幼儿外出游玩购物时要紧跟父母，不能自己随便跑动，一旦走散应站在原地不动，等待父母寻找，也可以在保证交通安全的情况下站在醒目的地方，同时向警察、保安或穿制服的工作人员寻求帮助；遇到紧急情况大声呼救。

下面介绍几种常见的拐骗方法：

（1）物质诱骗法：骗子利用幼儿的好奇心和自控力差的特点，用玩具或食物等幼儿喜欢的物品来诱惑达到拐骗的目的。

（2）寻求帮助法：骗子通常利用幼儿天真善良、乐于助人的个性，用问路、请求帮忙拿东西等方式达到拐骗幼儿的目的。

（3）利用权威法：骗子通过各种手段获取幼儿的基本信息，骗取幼儿和教师的信任，冒充家人进行拐骗。

教师可以把这些常见的拐骗手段介绍给幼儿，让幼儿提高警惕，以防上当受骗。

三、幼儿安全教育的方法与途径

（一）幼儿安全教育的方法

1. 随机教育法

教师要把握时机，对日常生活中经常会发生的一些与幼儿有关的安全事故进行分析。随机教育法是利用日常生活中的一些偶发事件随机地对幼儿进行安全教育的一种方法。安全教育不是一朝一夕的事情，意外往往发生在我们没有意识到会发生的那一时刻。因此，安全教育应渗透在幼儿的一日生活之中，教师要注重在日常生活中对幼儿进行安全教育。例如，自由活动时，有的幼儿拿着小棍往电源插座孔里插，教师发现后就应该及时制止幼儿的这种行为，并借此机会对幼儿进行用电安全常识方面的教育。再如，上下楼梯时发现幼儿相互打闹、追逐时要及时制止，以防出现踩踏事故，告诉幼儿这样做的严重后果。

2. 游戏体验法

游戏是托幼机构实施教育的主要手段，游戏体验法也是进行安全教育的有效方法。幼儿安全教育的根本是将安全知识转化为安全行为。

3. 情境表演法

情境表演法是将生活中经常出现的安全事故或安全隐患作为情境表演的内容，以现场表演的方式呈现出来，通过观看表演或幼儿亲自表演的方式对幼儿进行自我保护和安全自救等方面的训练。例如，在情境表演《你知道怎么办吗?》中，教师可以结合本班幼儿的实际情况，创设相应的场景：你一个人在家时，有陌生人敲门怎么办？在公园里走丢了怎么办？在游戏时摔伤了腿怎么办？等等。

4. 行为练习法

行为练习法顾名思义就是引导幼儿在日常生活中通过一系列具体的行为和动作的反复练习，以不断强化养成良好的生活习惯和行为习惯，防患于未然，达到安全教育的目的，如地震演习、防火演习等。

5. 实地参观法

如参观消防队，让幼儿近距离观看消防员的日常演练，聆听消防员讲解消防器材的种类和使用范围，认识各种安全疏散标志，了解发生火灾时如何报警、如何逃生自救等消防知识。实地参观学习，可以激发幼儿学习安全知识的兴趣，拓宽幼儿的安全知识视野，掌握安全防范技能。

（二）幼儿安全教育的途径

1. 专门的安全教育课程

在开展专门的安全教育课程时，需要特别注意的是，课程只是进行安全教育的一个载体，应注重实际的内容，而不能流于形式；同时，为了最大限度地调动幼儿参与课程的积极性和主动性，教师在设计课程时一定要考虑幼儿的年龄特点。

2. 渗透的安全教育活动

（1）渗透在日常生活中的安全教育。

幼儿一日生活的各个环节都是安全教育的载体。在幼儿的成长过程中，养成教育作为一种非常重要也是非常有效的教育方法，被广大教育者所认可。

（2）渗透在游戏活动中的安全教育。

教师可以将安全教育的内容有机地渗透在游戏活动中，将现实生活中的实景融入游戏的情境中很容易被幼儿所感知和接受。寓教于乐的游戏形式可以很好地调动幼儿的主观能动性，使其在轻松愉悦的游戏氛围中学习安全知识，培养安全意识，获得安全防护技能。例如，在音乐游戏《迷路的小花鸭》中教会幼儿如何防走失，万一走失如何脱险自救等方法。

（3）渗透在各领域活动中的安全教育。

托幼机构的活动中也蕴含着丰富的安全教育资源。各领域中安全教育内容的渗透是向幼儿进行安全教育的辅助手段和必要途径。

如语言领域的故事教学，《小兔乖乖》通过三只小兔用智慧和勇敢战胜大灰狼的故事情节，让幼儿知道一个人在家时要提高警惕，不能随随便便给陌生人开门。

（4）渗透在环境中的安全教育。

托幼机构是幼儿最熟悉也是接触最多的生活和活动的环境，通过合理的环境创设，引导幼儿利用蕴藏在环境中的教育资源，学习安全知识，提高安全意识，不失为托幼机构实施安全教育的理想途径。例如，用有趣的漫画、形象的图片或直观的符号制作活动室的墙饰，宣传栏里设置安全教育专栏，用幼儿看得懂的简单文字和直观的照片宣传安全知识。

3. 安全演习

对学前儿童来说，仅仅说教是不行的，因为他们听后很快就会忘记，很难留下深刻的印象，所以要定期举行全园安全演习，通过各种行之有效的方法使幼儿学习实际的防危保安的本领，教会幼儿防触电、防火、防走失、防拐骗等自我保护的技能，从而强化幼儿的安全意识，提高幼儿自我保护能力，防止各种事故的发生。

孩子受保护越多就越容易出差错，因为突发的、难以预料的事很多。因此，有意识地让学前儿童得到适当的锻炼、磨砺是很有必要的。幼儿的自我保护能力在某种程度上有赖于他们运动能力的发展。幼儿的运动能力，尤其是身体动作的协调性、灵活性，唯有靠充分的体育活动才能得到很好的发展。

应尽量带着幼儿参加户外活动，引导幼儿加强身体锻炼，根据不同体质安排锻炼内容，如跑步、拍球、跳绳和做操等。这样不仅可以丰富学前儿童的户外活动经验，提升其运动能力，也有利于增强学前儿童的应变能力。

托幼机构的安全演习是以事先制定好的安全事故应急预案为依据，对实际应对突发安全事件应急救援过程的模拟练习。

4. 建构安全教育的“托幼机构、家庭、社会”一体化

当前许多家庭只注重对幼儿物质需要的满足，却忽视了日常生活教育。父母包办一切，让幼儿养尊处优，从而导致其任性霸道，能力低下，生活经验极度缺乏。这对幼儿的成长极其不利。培养幼儿良好的生活行为习惯，不断丰富其生活经验，使之主动避开危险，是幼儿自我保护教育的重要内容。家庭和托幼机构要充分认识到不良行为习惯对幼儿的危害，双方要相互配合、加强沟通，不断优化家庭和社会的安全生活环境，从源头上预防意外伤害事故的发生。

在对幼儿进行安全教育的过程中，托幼机构、家庭和社会都会对其产生重大的影响。托幼机构必须发动家庭和社会的力量，建构幼儿安全教育的“托幼机构、家庭、社会”一体化，以实现幼儿安全教育的整合。

学前儿童的安全关系到每个家庭，不仅仅只是托幼机构的工作任务，更需要全社会共同关注，共同努力。所以托幼机构应该充分利用自己在幼儿教育中的主导地位和优势，与交管部门、消防部门、街道等共同建立幼儿安全启蒙教育基地，充分发掘、利用其教育资源，通过讲座、演习、参观等形式，一方面可以教给非专业成人和孩子切实可行的安全防范措施，提升他们的自我防范能力和自我保护能力，另一方面也可以引起社会相关部门乃至全社会对儿童安全的高度重视，调动全社会的力量，不断建立健全法制，提高全民安全法律素质，努力营造关爱生命、重视儿童安全的良好社会氛围，共同预防和减少学前儿童各类安全事故的发生。

电视、报纸、杂志等新闻媒体经常报道儿童遭遇诱骗而发生悲剧的案件，父母要正确引导孩子阅读、观看这类新闻，和孩子一起点评事件发生的原因，帮助他们分析处理事件的方法。应当结合案件教育孩子从小知道身体属于自己，身体的某些部分应被衣服所覆盖，自己有权拒绝别人对其亲吻、触摸；在没有大人陪同的情况下，不与陌生人说话，不吃、不拿陌生人的东西。告诉孩子，在受到坏人威胁的情况下，为了保护自己，可以不遵守一些行为规则和禁令，在紧急情况下，他们可以大叫、大闹、踢人、咬人，甚至打碎东西。让孩子熟悉、掌握一些日常生活中应对不测事件的信息，例如熟记火警和急救的电话号码、父母的电话号码和工作单位、家庭住址等，同时还可以假设一些可能遇到的受伤害情况，启发和教育孩子掌握正确的应对方法，可以与孩子之间进行问答游戏，在寓教于乐中使孩子牢记日常自救常识。

促进反思与行动的活动

1. 怎样预防学前儿童意外事故的发生？

2. 托幼机构的环境安全有哪些？

3. 托幼机构应该进行哪方面的安全教育？

4. 幼儿安全教育的途径和方法有哪些？

5. 托幼机构的安全教育的任务和对象有哪些？

拓展阅读

1. 何怡芝．学前教育中的幼儿食品安全管理探讨：评《基础营养与食品安全（第 2 版）》[J]. 食品安全质量检测学报，2023，14（17）.

2. 郝俊，薛烨，陶志琼．基于实证干预研究的幼儿园安全教育课程有效性探讨：以我国西部城乡对比为例［J]. 全球教育展望，2023，52（5）.

3. 贾艳秋．幼儿安全意识和自我保护能力的培养［J]. 学前教育研究，2022（11）.

4. 冯雅静．学前教育中的幼儿食品安全问题探究：评《餐饮食品安全》[J]. 中国油脂，2022，47（10）.

5. 吴露珍．食品营养的搭配对幼儿体育训练反馈影响研究：评《0～6 岁婴幼儿食品安全指南》[J]. 中国酿造，2021，40（6）.

6. 黎革霞．安全预控体系下的农村幼儿园学生安全教育模式［J]. 核农学报，2021，35（2）.

7. 徐芳．幼儿运动习惯养成思考：书评《饮食安全与健康》［J]. 肉类研究，2020，34（11）.

8. 刘勇军，彭华．幼儿遗落校车安全事故预警技术研究与系统设计［J]. 河南理工大学学报（自然科学版），2020，39（2）.

第十一章

学前儿童的意外伤害与急救

本章导读

党的二十大报告明确提出要推进健康中国建设。妇女儿童健康状况是反映民族昌盛和国家强盛的重要指标。对于托幼机构的工作来说，保障儿童生命健康不仅是工作的首位，也是深入贯彻党的二十大精神的必然要求。在我国，意外伤害已然成为危及学前儿童生命健康的首要因素。托幼机构为幼儿的成长提供一个安全可靠的环境，是托幼机构日常工作的重中之重。儿童意外伤害具有突发性和意外性的特点，保教人员除了对幼儿开展安全教育，还需要树立良好的安全责任意识，提高警惕，关注幼儿日常生活中的方方面面，做到防患于未然。与此同时，保教人员还应当了解一些意外伤害的知识，掌握急救处理方法以及突发事件应急处理的方法，为学前儿童健康成长保驾护航。

学习目标

1. 了解学前儿童意外伤害的现状及特点。
2. 熟悉学前儿童易发生意外伤害的原因及影响因素。
3. 掌握学前儿童意外伤害的预防措施。
4. 掌握学前儿童意外伤害的急救措施。
5. 掌握处理托幼机构突发事件的措施。

第一节　学前儿童意外伤害概述

安全是幼儿各项发展的保障。《幼儿园教育指导纲要（试行）》明确指出，保障幼儿的生命安全和促进幼儿健康成长是幼儿园工作的重中之重。在当下，学前儿童生活环境中依然有很多不安全因素，幼儿又受制于自身特殊的生理与心理特点，导致学前儿童意外伤害事件高频率发生，并且经常造成严重后果。因此，防止意外伤害的发生，保障幼儿的生命和健康是幼儿园保健工作的重点。

一、学前儿童意外伤害的现状及特点

（一）学前儿童意外伤害的现状

意外伤害是指由外部因素导致的一种突然发生、并非出自人的本意的，且非疾病造成的使身体受到伤害的客观事件①。随着社会的进步和医学的发展，威胁儿童生命健康的因素也有所变化，营养性疾病及感染性疾病已逐渐得到控制，而意外伤害的发生率却逐渐上升。学前儿童意外伤害种类多样，根据中国2018年伤害监测系统报告的0～5岁儿童伤害病例统计，0～5岁儿童伤害病例中，跌倒/坠落病例占比最高（56.76%），构成比第2～6位的伤害类型分别为钝器伤（9.80%）、动物伤（7.81%）、刀/锐器伤（6.02%）、道路交通伤（5.59%）、烧烫伤（5.26%）；前6位伤害原因占该人群全部伤害病例的91.24%②，如图11-1所示。

年龄/岁	人数	跌倒/坠落	钝器伤	动物伤	刀/锐器伤	道路交通伤	烧烫伤
0	2 769	1 685{60.85}	318{11.48}	100{3.61}	103{3.72}	83{3.00}	195{7.04}
1	17 543	10 045{57.26}	1 550{8.84}	1 060{6.04}	928{5.29}	596{3.40}	1 655{9.43}
2	15 903	8 858{55.70}	1 594{10.02}	1 243{7.82}	895{5.63}	748{4.70}	979{5.78}
3	14 458	8 107{56.07}	1 457{10.08}	1 159{8.02}	903{6.25}	953{6.59}	566{3.91}
4	12 207	7 046{57.72}	1 208{9.90}	1 038{8.50}	796{6.52}	859{7.04}	340{2.79}
5	11 475	6 461{56.76}	1 162{10.13}	1 206{10.51}	849{7.40}	921{8.03}	237{2.07}
合计	74 355	42 202{56.76}	7 289{9.80}	5 806{7.81}	4 474{6.02}	4 160{5.59}	3 912{5.26}

年龄/岁	人数	窒息/悬吊	中毒	溺水	火器伤	性侵犯	其他	不清楚
0	2 769	25{0.90}	20{0.72}	2{0.07}	103{3.72}	0	152{5.49}	85{3.07}
1	17 543	238{1.36}	166{0.95}	44{0.25}	928{5.29}	0	857{4.89}	387{2.21}
2	15 903	238{1.50}	157{0.99}	26{0.16}	895{5.63}	1{0.01}	898{5.65}	312{1.96}
3	14 458	160{1.11}	119{0.82}	21{0.15}	903{6.25}	1{0.01}	712{4.99}	283{1.96}
4	12 207	113{0.93}	66{0.54}	15{0.12}	796{6.52}	0	472{3.87}	247{2.02}
5	11 475	77{0.67}	33{0.29}	11{0.10}	849{7.40}	1{0.01}	320{2.79}	187{1.63}
合计	74 355	851{1.14}	561{0.75}	119{0.16}	4 474{6.02}	3{0.00}	3 420{4.60}	1 501{2.02}

注：{} 内数字为构成比/%。

图11-1　中国2018年伤害监测系统0～5岁儿童伤害病例人数及伤害原因

资料来源：耳玉亮，陆治名，汪媛，等．中国2018年伤害监测系统0～5岁儿童伤害病例特征分析［J］．中国学校卫生，2020，41（7）：971-975.

---

① 孙媛媛，吕陈灏，王卫卫，等．我国儿童意外伤害研究现状分析［J］．中国康复理论与实践，2014，20（2）：176-179.

② 耳玉亮，陆治名，汪媛，等．中国2018年伤害监测系统0～5岁儿童伤害病例特征分析［J］．中国学校卫生，2020，41（7）：971-975.

据世界卫生组织统计，世界范围内平均每天有 2 000 多名儿童死于意外伤害，数以千万计的儿童因意外伤害就医，其中部分留下终身残疾，意外伤害已成为世界各国 0～14 岁儿童的首位死因，严重威胁着儿童的健康和生命①。

对《中国卫生统计年鉴》发布的 5 岁以下儿童死亡率数据进行统计分析后发现，意外伤害是我国 5 岁以下儿童死亡的第一位原因（见图 11－2）②。根据世界卫生组织和全球疾病负担研究估计，2013 年我国 0～14 岁儿童因意外伤害死亡的有 7.4 万人，并且意外伤害致死数处于逐年迅速增长的趋势③。

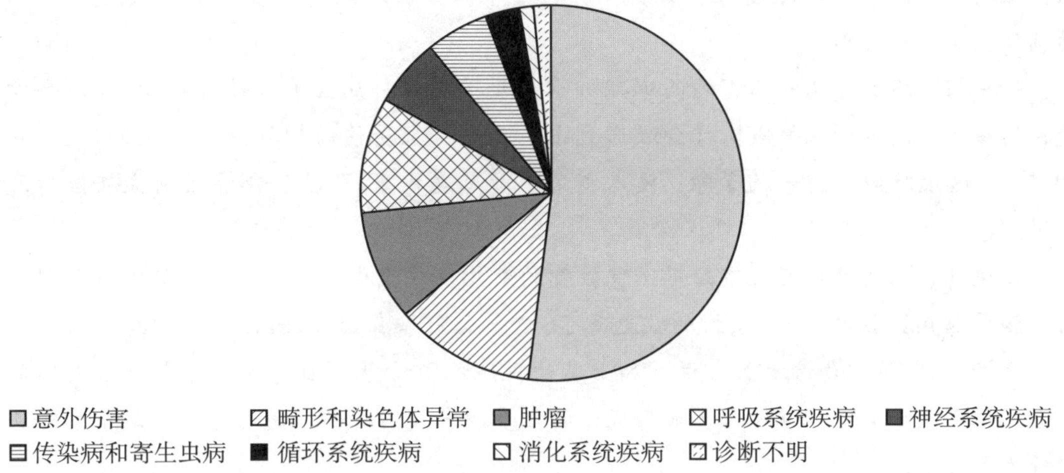

图 11－2 1～5 岁儿童主要死因别死亡率（2012 年）

已有研究资料表明，意外伤害是导致儿童死亡、致残及出现其他健康问题的首要原因，意外伤害严重影响着儿童的正常的生活、学习和身心健康，危害着儿童生存及生存质量。自 20 世纪 80 年代实行计划生育政策之后，我国主要家庭结构形式以独生子女家庭为主，意外伤害导致的儿童死亡或致残致病，不仅影响了儿童自身的健康发展，也影响了整个家庭的幸福和稳定。意外伤害在我国已成为一个重大公共卫生问题④，儿童意外伤害的高发率和高致死率、致残率消耗着大量的资源，亦为国家、社会以及家庭带来了沉重的负担。

延伸阅读

儿童意外伤害不可轻视

市妇儿医院外科病房，时不时地传来孩子痛苦的呻吟声。“孩子小小年纪就受这

① 吴康敏．我国儿童意外伤害现状及干预分析［J］．中国儿童保健杂志，2013（10）：1009－1011，1015．

②③ 张蕾丝，姚朗，李雨捷．1991～2012 年我国 5 岁以下儿童死亡率变化及死因分析［J］．中国妇幼保健，2014，29（23）：3710－3713．

④ 孙媛媛，吕陈灏，王卫卫，等．我国儿童意外伤害研究现状分析［J］．中国康复理论与实践，2014，20（2）：176－179．

罪……”烫伤病区主治医师杨医生叹气。他说，这些受伤的患儿以5岁以下为主，其中又以1～3岁为多。他曾接诊过一名出生3个月大的婴儿，被开水烫伤，面积达50%。“有个出生才几天的孩子，从沙发上掉下来，造成肋骨等多处骨折。”

这些孩子半数以上都是在家里受的伤。一名3岁男孩嗑瓜子时，不慎将瓜子呛入气管；热水袋破裂，造成一名7岁男孩臀部大面积烫伤；一名10岁男孩在家里爬高取东西时，不慎从椅子上摔下来……

孩子的年龄段不同，遭遇的意外伤害类别也有所不同。烫伤者的年龄一般都在1～2周岁之间，坠落伤、摔伤的孩子以学龄前和小学低年级为主。14岁内的学龄期儿童以运动损伤、交通意外伤为主。

每年寒暑假都是意外伤害的高峰期。市妇儿医院骨科病区平时每月收治40多个意外受伤的孩子，而一到寒暑假，就会激增到七八十个。从受伤的时段来看，主要是16点至20点。“这段时间，孩子放了学，没人看管，就容易出事。”脑外科病区副主任医师石医生说。

据统计，因意外伤害在市妇儿医院住院的患儿每年至少有1 600例，其中烫伤科、骨科、脑外科病区各占1/3。急诊的就更多了。“一天中如有50人急诊，其中有三四十人是受了意外伤。”该院急诊室医生说。加上其他医院的就诊量，因意外伤害来市区医院就诊的患儿每年至少有1.5万人次。如此庞大的数量教育我们，一定提高警惕，儿童意外伤害事件不可轻视。

（二）学前儿童意外伤害的特点

1. 学前儿童意外伤害存在年龄差异

学前儿童意外伤害发生的类型复杂多样，但是具有年龄上的差异性。大量研究资料表明，意外伤害在不同年龄的发生率有明显差异。窒息多发生于3岁以内；烫伤多发生在1～6岁；溺水多发生于3～6岁；一氧化碳中毒多发生于6～14岁；车祸随着儿童年龄增长，发生率越来越高。在非致病损伤中，婴儿多发坠落、烫伤，学龄前和学龄儿童多为碰伤和割伤。

2. 学前儿童意外伤害存在性别差异

学前儿童意外伤害的发生具有性别上的差异性。调查研究显示，男孩意外伤害发生率高于女孩，发生比例约是女孩的2倍。上海部分地区进行的儿童意外伤害调查中，男孩意外伤害发生率为65.3%，女孩为34.7%。浙江省进行的调查中，男孩意外伤害发生率为63.16%，女孩为36.84%。男女孩之间发生意外伤害之比存在很大不同，这与男孩好动、活动范围广、喜欢接触新鲜事物有关。

3. 学前儿童意外伤害存在季节分布差异

有研究资料显示，儿童意外伤害的发生随季节变换有明显差异。研究表明，夏季溺水发生明显增多，而冬季则是烫伤事故较为频发。在农村，农耕季节，口服有机磷农药患儿也明显增多。雨季车祸患儿明显多于无雨季节，但是创伤事故发生在季节上无明显差异①。

二、影响学前儿童意外伤害发生的主要因素

（一）个体因素

1. 性别因素的影响

国内外研究表明，学前儿童意外发生率存在显著的性别差异，男孩意外伤害发生率明显高于女孩，这受男孩自身特点以及教养方法的影响。男孩相对于女孩而言，普遍调皮、好动、活动范围广，在室外活动的频繁度和冒险行为都不同程度地较多。在幼儿的成长过程中，父母、教师等就将一些性别规则和性别框架传递给他们，例如要求男孩勇敢坚定、女孩乖巧文静。在这些因素的影响下，男孩更有可能被鼓励进行探索、冒险，被允许远距离独自玩耍，男孩相较于女孩更容易接触危险因素，更容易发生意外伤害事故。

2. 学前儿童生理发育的影响

学前儿童意外伤害的发生常与其生理机能发育不成熟、防范意识与能力不足有关。幼儿身体处于发育阶段，未发育完全的器官非常娇嫩，运动能力水平较低，肢体协调能力差，易发生跌撞；大脑神经发育不成熟导致对危险的来临无法做出及时并且正确的判断，当自身处在危险中时，大脑对身体动作的变化不能灵活做出相应的反应；此外，学前儿童身材矮小，目标小，容易处于成人视觉盲区而受到伤害。

3. 学前儿童心理发育的影响

（1）学前儿童意外伤害的发生与其心理特征有关。

已有研究表明，儿童行为气质、行为动机和能力都与意外损伤的发生有一定关系。美国明尼苏达州大学在对托儿所儿童进行心理研究中发现，与正常儿童相比，容易发生意外损伤的儿童，多表现情绪不稳、粗暴易冲动、大胆冒失、富有冒险心理、好奇心很强、遇事有强烈的情绪反应。此外，在对部分非致死性事故多发儿童进行的病例对照研究当中发现，儿童健康状况、学习成绩好坏、常发脾气、常与其他孩子打闹与意外伤害发生有统计学意义。同时，儿童意外伤害与神经兴奋性的研究表明，意外伤害与神经兴奋性呈正相关。这些研究证实，自身心理因素如冲动性、注意力易分散、活动较多、多动也对意外伤害的发生有显著影响。

（2）学前儿童意外伤害的发生与其认知水平、心理机能发育不成熟有关。

幼儿心理学的基本原理认为，幼儿的生长发育十分迅速但远未完善，幼儿的活动欲望强烈但自我保护意识薄弱，在活动中对危险事物不能做出正确判断，不能预见行为后果，

① 王萍．学前儿童卫生学［M］．长春：东北师范大学出版社，2012.

面临危险也不会保护自己，使他们极易陷入伤害的危险之中。多项对儿童道路交通风险的研究结果表明：无论道路交通状况怎样良好，年幼儿童仍可能缺乏应对道路状况所需的知识、技能和足够的注意力。而且，儿童的身体能力水平可能与其智力水平不成比例。例如，年幼儿童在探索世界的过程中，可能由于他们的攀爬能力与其平衡或判断能力不成比例而从高处摔落。

（二）家庭因素

1. 家庭状况

家庭状况包括家庭经济状况、家庭成员构成以及家庭文化组成。贫困家庭、单亲家庭、多子女家庭、留守及流动儿童、父母受教育程度低、家长缺乏安全知识及安全保护意识，过度保护或者对儿童监管不够、忽视孩子，不注意对儿童进行安全教育，等等，均是意外伤害的危险因素。

2008年，世界卫生组织指出，处于贫困家庭的儿童，由于缺少活动空间及设施，居住环境简陋，更容易受到意外伤害。一项对广州的3～6岁流动儿童意外伤害特点的研究表明，3～6岁流动儿童意外伤害发生率高达34.97%，在12个月中2次及以上意外伤害发生率是9.30%，高于其他地区。留守儿童和流动儿童普遍缺乏父母的关爱，获得健康教育的途径有限，因此意外伤害发生率较高。

此外，有学者从家长对幼儿安全教育的认识等方面进行研究，发现家长对幼儿安全教育的认识存在误区。还有学者指出当前家长实施安全教育存在的问题为以下三点：家长“保护”意识强，但“教育”意识淡薄，监护与教育相分离；家长安全教育知识匮乏；家长自身也缺乏安全教育技能。

2. 家庭住所环境因素

家庭住所环境不良是导致家庭意外伤害的重要原因。家庭因素包括家庭物理环境，如家居结构设置、物品的摆放、厨房、浴室等危险环境的安全措施、家庭中药品存放不当等。研究表明，0～14岁意外伤害住院儿童中51.9%的伤害是在家中发生的，而在幼童中这一比例更高。全球儿童安全网络在2009年对中国14个城市3 280个家庭开展的“儿童家居用品安全”家长认知水平和行为习惯专项调查发现：我国儿童的意外伤害有61.2%发生在家中。该调查指出，儿童集中发生意外伤害的主要原因是近80%的家长欠缺对家居用品安全的检查，而且并未意识到家居用品对儿童可能产生的危害。另外家庭存在着大量危险因素，如开放的厨房、药品的乱放等也会增大学前儿童发生意外伤害的可能性。

延伸阅读

0～3岁宝宝家庭意外伤害防范要点

（1）管理好家里的小物品和玩具，防止因吞下异物而窒息。家里越是小的东西，宝宝越是注意，而且捡起来就往嘴里放，所以，要特别注意防止3岁以下的宝宝误吞异物而引起窒息。在给3岁以下的宝宝买玩具时，建议不要买那些有零部件且能够放到嘴里的玩具，也不要买带尖头或有锋利边际的玩具，宝宝在玩气球一类的玩具时，我们也一定要格外留心，防止他把破碎的气球皮放入嘴里引起气管堵塞，宝宝的手边不要有容易造成窒息或危险的东西，如硬币、笔帽、玻璃球、纽扣等等。

(2) 管理好家里的药品，防止误食中毒。家里的药品不要到处乱放，最好是找一个有锁的橱柜并经常锁好。妈妈的化妆品不要让宝宝玩耍，卫生间、厨房里的清洁剂、消毒液，都要把盖拧紧收好，尽量放到宝宝摸不到的地方。另外，家中用于灭鼠、灭蟑螂的药物，要放在隐蔽处，最好等宝宝晚上睡觉后再放，第二天在宝宝起来活动前要收拾干净，防止宝宝误食引起中毒。

(3) 管理好刀具，防止扎伤。家里的刀、剪、针等锐器物品都要放在宝宝拿不到的地方，客厅不要放玻璃茶几和玻璃水杯，防止破碎后玻璃片扎伤宝宝。1岁多的宝宝喜欢往桌子底下钻，一定要检查桌子底下有没有露出的钉子尖，防止把头脚扎伤，要给宝宝使用儿童餐具，特别是不要让宝宝一边嘴里叼着筷子一边到处跑，防止摔倒后筷子扎伤咽喉。

(4) 管理好电器，防止电击伤。宝宝把手指或金属棍伸进电器插孔导致电击伤的事故逐渐增多。在装修的时候，电线插座要尽可能安装在比较隐蔽、宝宝摸不到的地方。超市都有卖专门用来封堵插座孔的安全绝缘盖，家里暂时不用的插孔都要用安全绝缘盖封好，尽量不要让宝宝接近微波炉、电暖气、电风扇等危险电器。

(5) 管理好火源，防止烧（烫）伤。我们要告诉宝宝火的危险和烫伤的疼痛，特别是吸烟的父亲，要把火柴、打火机都收好。燃气灶用完后要关好总闸，防止宝宝因好奇把燃气灶的开关拧开，不要让宝宝到厨房里玩，更不要抱着宝宝在厨房做饭，像热水瓶、热汤、热饭都要放到宝宝够不到的地方。

(6) 注意地板、家具、窗户，防止摔伤。像1岁以下的宝宝基本生活都在床上，地上最好铺上拼插爬行垫，防止宝宝从床上掉下来摔伤，一般1岁的宝宝以后就开始攀高，但这时他们的平衡能力又很差，容易摔倒，我们要特别注意，房间的地上不要太滑，家具要选择椭圆形边的，或者给家具的尖角加上保护套，防止宝宝摔倒时撞伤。住楼房的家庭不要让宝宝在窗台上玩，窗户的锁扣不能轻易让宝宝打开，最好是加上防护栏。

(7) 安装保护装置，防止碰撞伤。婴幼儿在家中还容易发生的意外伤害就是碰撞伤。无论是客厅、厨房、楼梯、浴室，对一个刚学会走路的宝宝来说，处处都潜藏着危机，宝宝爬上沙发却不知道如何爬下沙发，扑通一声就滚了下来，若是小小的碰伤还好，但若是不小心撞到头，那后果就不堪设想了。现在的高层楼房逐年增多，有的阳台、门窗、楼梯缺乏保护装置，儿童坠落事故增多。宝宝的好奇心都很强，喜欢爬高，有的父母没有防护意识，常常让其独自玩耍，还有的父母外出将宝宝反锁家中，宝宝由于没有家长的陪伴容易从阳台或窗口翻出造成坠落，我们一定要看管好我们的宝宝！

资料来源：[家庭安全] 宝宝怎样预防家庭意外伤害 [EB/OL]. (2018-01-12) [2023-01-01]. https://baobao.baidu.com/article/1b40e01a1f70a340198-ec8e0c6ae8496.html? lz=1.

（三）社会因素

1. 托幼机构

托幼机构为幼儿一日集体生活提供场所，创设环境。托幼机构所提供的环境不安全，易造成幼儿意外伤害事故的发生。校车、场地及器具提供不规范，场地拥堵及防护措施不到位，教职人员疏忽大意，安全知识匮乏，安全救助技能欠缺，都是导致幼儿意外伤害事故的危险因素。研究表明，2011—2016 年北京市发生儿童伤害的园（所）数分别为 390 所、420 所、335 所、329 所、311 所、325 所，发生儿童伤害的园（所）的占比为 19.65%～31.91%，其中跌伤占意外伤害发生类型的首位。其中一部分是由幼儿处于集体生活环境，托幼机构空间场地不足、看护的人员疏忽大意导致的。

2. 社会发展

随着社会飞速发展，造成儿童意外伤害事故发生的危险因素也不断增多。例如，随着各个地区的交通状况不断得到改善，车辆的不断增多与交通管理水平的落后增加了儿童意外伤害事故的发生率；同时，一些儿童公共设施以及幼儿园的体育项目设备及器材也存在诸多的安全隐患或更多的潜在意外风险。

延伸阅读

谨防户外设施对儿童造成伤害

可怕的喷泉

2018 年 5 月，福建一小区内，3 个孩子（2 男 1 女）中两个男孩是亲兄弟，分别 8 岁和 9 岁，另一个女孩是堂姐，10 岁。他们在景观喷泉池内嬉戏玩耍时，不幸触电溺水身亡。

2017 年 8 月，吉林一女孩在景观喷泉中遛狗，不幸触电身亡。

2017 年，山东济南某小区，两名 8 岁的男孩在喷水池捉鱼玩，其中一个孩子疑触电，突然倒在水中，最终抢救无效身亡。

2017 年，一小男孩在喷泉间歇时，冲进正中心，出于好奇，趴在地上往喷泉孔里看，恰好此时高压水柱喷出，小男孩脸部受重创后被冲起 2 米高，头部着地。

2013 年 8 月，山东潍坊某文化广场的喷泉突然喷出，正在喷泉口玩耍的一名 8 岁男孩被喷泉直接冲起，后自由落体，最终导致直肠破裂。

喷泉有哪些安全隐患

a. 触电

喷泉漏电伤人，究其原因，都是一些喷泉的漏电保护措施没有做到位造成的。而且，现在很多喷泉都是露天的，经过季节更替、风吹日晒之后，一些裸露在外的喷泉电线和潜水泵都会受到相应磨损，如果不进行严格的定期检修，就很容易出现漏电的情况，酿成伤亡惨剧。

b. 浅水溺水

很多家长觉得，喷泉池水浅，并没有危险。但事实是：孩子的骨骼与运动神经协调能力尚未成熟，水深只要超过 5 厘米，都有可能造成孩子溺水。

c. 水柱冲击外伤

有数据显示，一个直径不到 2 厘米的喷泉，可以喷出高约 10 米的水柱，此时水柱的冲击力超过 3 千克，在喷泉突然开启或是加压瞬间，水柱的冲击力甚至可增加十几倍以上，有人做过这样一个实验：实验人员将 10 斤左右的西瓜，放在喷泉的泉眼上，喷泉喷出的一瞬间，西瓜乘着喷泉水柱，直上 3 米高空。如果孩子被水柱击中，足以冲击身体致伤，被冲上几米高的孩子摔落下来，后果更加不敢想象。

d. 皮肤过敏

喷泉用水一般属于景观水，远不及自来水干净，并且长时间暴露在户外，循环利用，难免滋生细菌。孩子的皮肤稚嫩，抵抗力也较弱，接触喷泉水可能会引起皮肤过敏。尽量不要让孩子被喷泉水淋到。如果万一接触了喷泉水，一定要仔细洗澡。

绚丽的景观灯隐藏着危险

2015 年，一小男孩在公园玩耍，用手摸了一下公园里的地灯，手掌上立刻起来四五个大水泡。2017 年，江苏徐州一名 1 岁的女孩在广场玩耍摔倒，手按到了地灯上，烫的满手是泡。如果不是新闻，我们根本没想过地灯对孩子来说也是一个极大的安全隐患。

有人做过实验，把鸡蛋摊在地灯上，1 分钟左右就熟了！消防人员也做过测试，地灯工作 5 分钟，表面的温度就可达到 70℃以上，内部温度可达到 100℃以上，地灯温度更是能达到 196.7℃！

这是极度高温，孩子娇嫩的肌肤怎么能经受得住这样的高温？一定要让孩子远离这些看似美丽的地灯，除了会烫伤之外，还要预防漏电的风险，毕竟地灯经历风吹日晒，线路容易老化，很容易造成漏电。

资料来源：喷泉玩耍时突然身亡！广场地灯将手严重烫伤…… 这 6 个吸引孩子的地方，最危险！.（2018－07－24）［2023－01－01］. http://inews. ifeng. com/59379396/news. shtml.

三、托幼机构针对学前儿童意外伤害的预防措施

面对学前儿童意外伤害多发的严峻事实，托幼机构和保教人员应当做好前瞻性准备，从多方面入手，预防学前儿童意外伤害的发生。

（一）托幼机构的安全管理

1. 树立正确安全观，防患于未然

儿童的一天都在托幼机构中度过，教职工是与儿童相处时间最长的人。因此教职工的安全意识与责任感同儿童健康成长息息相关。树立良好的安全意识，能够促使教师更加关注儿童的日常生活状态，例如儿童饮食、就寝、排泄、盥洗的情况，儿童在班级里的活动状态、情绪状态，等等。一旦发生问题，出现异常情况，马上处理。教师要时时关心儿童的安全健康问题，做到防微杜渐，才能防患于未然，为儿童的健康成长保驾护航。

延伸阅读

细心的教师

某教师发现班级里一个幼儿的大便呈苋菜一样的颜色，但是当日幼儿可以正常参加一切活动，并未表现出其他的异常，该教师最终还是将他送往医院。经检查，该幼儿患有先天性十二指肠溃疡，引发消化道出血，送达医院时，血红蛋白只有 6 克，医院当时就发了病危通知书。由于教师的细心负责，及时救治，避免了一场不幸。

资料来源：李俊祺．幼儿园安全事故分析与完善安全预防对策研究［D］．长春：东北师范大学，2008.

2. 创设安全的环境，并定期检查

幼儿园是儿童日常生活的主要场所，为儿童提供安全的活动环境并定期检查是幼儿园的重要职责与工作。幼儿园要对园区的情况了然于胸，尤其是事故高发场地与设施要格外关注，进行安全有效的管理。在环境创设上，幼儿园要做到以下三点：第一，环境创设要合理布局，并选择安全的材料；第二，要为儿童活动提供宽阔的场地与充足的设施；第三，明确设施的安全使用范围。例如，在秋千架下用线画出秋千摇摆的安全范围，等等。

幼儿园要对场地和设施进行定期检查和维护，对园区的安全隐患进行排查，对存在不安全因素的设施及时检修和维护，确保儿童在活动中的安全。

3. 建立健全安全制度，加强管理，明确职责和作用

（1）建立制度，成立专项小组。

危机发生是无法预料的，慌乱局面下很容易耽误最佳救治时间，如何争分夺秒保护儿童的生命健康安全是解决问题的关键。因此幼儿园需要建立安全制度，提前形成应急预

案，保证在危机发生时能做到有章可循，及时应对，避免在慌乱中耽误时间。此外，还应成立应急小组，组内成员对自己的职责和作用应了然于胸，在第一时间对危机进行有效干预，避免事故扩大。

应急小组应做好随时开展以下工作的准备：事故发生前，起到警戒和预防的作用，提前做好规划工作，对可能产生的危险做好防范，避免出现受灾情况或减轻伤害；事故发生时，起到宏观调控合理布局的作用，根据已有的规划方案对人力物力进行明确具体的分派，对事故进行处理。

延伸阅读

托幼机构需要对以下情况制定应急预案

(1) 幼儿易发疾病以及当季、当地流行疾病。

(2) 严重的过敏反应。

(3) 自然灾害（地震、台风、暴风雪、雷暴天气等）。

(4) 火灾、浓烟。

(5) 危险品（农药、毒品、化学品、爆炸物）。

(6) 暴力事件（外来人员、家庭、教师、同伴）。

(7) 人质事件。

(8) 儿童走失。

(9) 公共设施中断供应（停水、停电、停煤气、停暖气）。

(10) 疏散程序、步骤。

(11) 就地避难。

资料来源：罗伯逊．儿童早期教育中的安全、营养与健康：第5版［M］．刘馨，等译．北京：北京师范大学出版社，2018.

(2) 健全已有制度，明确责任。

幼儿园应健全安全制度，明确幼儿园安全工作责任。对于幼儿园现存的制度，必须做到分工明确，将工作和责任落实到每个人身上。首先，管理者需要明确，在幼儿园中发生的问题，无论什么情况，管理者都要承担主要责任。其次，每个员工都要明确自己的岗位职责，重视安全工作。幼儿园安全工作同每个员工息息相关，要做到安全工作人人知责守责，尽责担责。

（二）托幼机构的安全教育

托幼机构要注重将儿童的安全教育工作贯穿在集体教育活动和日常生活中，注重培养儿童的安全意识，锻炼儿童自救能力。幼儿园可以在集体教育活动中，有目的、有计划、有组织地对儿童进行安全教育，增强儿童的安全意识，帮助儿童掌握自救技术；也可以通过日常生活的有效环节对幼儿及时开展安全教育，强化儿童在危机中自救的意识和能力。

延伸阅读

幼儿园消防安全教育主题活动的设计与生成

以消防安全教育这一主题为例。首先教师和孩子们可以一起讨论关于消防安全方面的孩子们感兴趣的任何内容，如消防演习有哪些步骤、怎样逃离火灾现场、有哪些消防用品等。其次，在各种游戏活动中，让孩子们亲身体验所讨论过的内容。在艺术活动中，孩子们根据录像或画册等自制一些消防用品，如灭火器、消防队员制服、灭火用的长长的水管等。制作完后，大家一起讨论这些东西各自的用途，接着教师鼓励他们将自制的消防用品用于角色扮演游戏中，同时，教师也会为他们准备大量的道具，如由一个大纸箱和四个小椅子组成的消防车、消防队员的徽章等。在角色扮演游戏中，让一些孩子表演救火队员，练习怎样使用一些灭火器材；而另一些孩子则表演逃离火灾现场的人，练习一些逃生的动作或自救技能，如学会扑灭身上的火苗、趴在地上匍匐前进等。在写作角独立写作关于这些图片的小故事，或者看图说话，给大家讲一个关于消防安全的故事。教师还可以带领孩子们参观附近的消防站，消防队员给他们做真正的消防演习、介绍一些自救技能等，了解掌握一些消防的安全知识。

资料来源：李俊祺．幼儿园安全事故分析与完善安全预防对策研究［D］．长春：东北师范大学，2008.

（三）托幼机构、家庭、社会多方合作

我们生活在社会中，社会是我们脱离不开的大环境，每个人都是其中的一分子，幼儿也同样生活在社会中，因此我们可以利用社会资源保护儿童的安全。

托幼机构可以邀请社会相关领域的专业人士来对儿童和教职工进行安全教育或开展专门的培训活动。例如，邀请消防员为儿童讲授火灾自救技巧和消防安全知识，邀请交通警察来为儿童讲解展示交通规则和秩序，邀请公安干警来为儿童介绍防拐防骗知识，等等。托幼机构也可以邀请专业的医护人员或专家教授来为教职工展开专门的急救培训等等，具体可以在现场进行急救训练，用最直观的方式提高急救培训效率和培训质量。

在利用社会资源对儿童进行教育的时候，也要保护好儿童的身心健康成长，避免社会上不良现象等对儿童身心发展产生负面影响。随着现代社会的飞速发展，现代信息技术是我们不得不关注到的“双刃剑”。现代信息技术为我们提供了大量信息便利的同时，也产生了相当数量的负面信息，因此教师、家长要承担起教育责任与义务，替儿童把好关，防止儿童受到暴力、血腥、色情、恐怖等内容的不良影响，为儿童的健康成长撑起一片蓝天。

延伸阅读

模仿《喜羊羊与灰太狼》玩“烤羊” 两男童全身被烧伤

国内多家动画制作机构和动画播出机构倡议，不制作播出含有暴力、低俗、危险情节、不文明语言的动画片。

2013 年 4 月 10 日，《扬子晚报》报道，连云港市某县一男孩模仿《喜羊羊与灰太狼》剧情，与小哥俩做“绑架烤羊”游戏，导致小哥俩被火严重烧伤。

4 月 6 日晚上，3 名不足 10 岁的男童在玩耍时，模仿起动画片中的情节，兄弟俩被另外一个孩子用绳子捆在树上，随后点燃两人脚下的杂草。哥哥全身 40%特重度烧伤，弟弟全身 80%以上特重度烧伤，“从头到脚已经没有好的地方了，而且伴有呼吸道烧伤”。

央视《新闻联播》也报道了此事，《喜羊羊与灰太狼》《熊出没》被点名，并称这两部动画片存在暴力失度、语言粗俗等问题。广东原创动力文化传播有限公司、深圳华强数字动漫有限公司对《喜羊羊与灰太狼》和《熊出没》进行全面修改，修改过的动画片再送电视台播出。此外，国家新闻出版广电总局出台了国产电视动画片内容标准，对暴力、低俗、危险情节和不文明语言等方面做出严格限制。

资料来源：http://politics.people.com.cn/n/2013/1014/c70731-23190402.html. 引用时有调整。

社会也应主动为儿童的安全保驾护航，与家庭、托幼机构合作，共同保证儿童的健康成长。例如，商场的洗手间应设立儿童洗手台、儿童便器或是母婴室；餐厅主动为儿童提供儿童专用餐椅；户外设立的防护栏要考虑到儿童的身材大小，避免儿童钻爬发生危险；等等。我国政府也对儿童的安全给予了重视，例如国家发布的《母婴安全行动计划（2018—2020 年）》和《健康儿童行动计划（2018—2020 年）》，旨在保障母婴安全和儿童健康。2018 年，国务院教育督导委员会办公室印发《关于进一步加强中小学（幼儿园）安全工作的紧急通知》，要求各地教育行政部门和学校按照国家有关工作要求，提高安全工作认识，开展隐患排查，完善工作机制，加强应急管理，做好舆情应对，强化督导检查，确保孩子们的生命安全。保障儿童的生命安全，社会也应负起责任。

家庭是儿童成长的地方，保障儿童安全是家庭无法推脱的责任。儿童的安全意识、安全行为需要形成习惯，家庭是幼儿养成安全习惯的重要场所，家庭和托幼机构的教育必须保持一致才能保证对儿童进行的安全教育具有有效性。例如，儿童在托幼机构中学习了交通规则，那么日常生活中过马路时看红绿灯、走斑马线的行为规则，需要家长有意识地与儿童共同遵守，安全教育才能行之有效。

家长在家中要对儿童做好安全教育。首先，家长要教给儿童日常安全行为规则。例如，不给陌生人开门，不能进入厨房，在家中不要玩水、玩火、玩电，等等。其次，家长要培养儿童良好的安全行为习惯。例如，吃饭不说话以免呛喉，洗完手要拧紧水龙头，用完剪刀要放回原来的地方，过马路要看红绿灯、走斑马线，等等。最后，家长还要教给儿童保护自己的方法。例如，记住爸爸妈妈的电话号码以及自己家的住址，不能让别人随意摸、亲吻自己的身体，遇到危险时要打 110 电话找警察叔叔，等等。此外，家长要有意识地让儿童独立处理一些问题和困难，让儿童能够提高对周围环境变化的应变能力，做到遇到危险不慌乱，能够从容应对。

教师做好家园沟通的桥梁。首先，教师要与家长建立良好的人际关系，与家长的沟通不仅仅局限于开家长会的时候，在日常家长接送儿童的时候，教师可以和家长说明儿童在幼儿园中不注意安全的问题或者习惯，与家长相互配合，共同对儿童进行安全教育。其次，教师还要与家长及时沟通安全教育内容，告诉家长在幼儿园教师对儿童进行了什么样的安全教育，并提示家长在家中需要注意的安全教育问题，例如教师教育儿童遵守交通规则，那么要告诉家长，请家长和幼儿一起遵守交通规则。再次，教师要指导家长进行一些安全教育，例如，为儿童选择合适的读物和电视节目，不要让儿童观看含暴力、色情、恐怖等内容的电视节目，以免儿童随意模仿其中的情节、行为，进而伤害自己与他人。最后，教师要建议家长锻炼儿童的自理能力，让儿童能够独立照顾好自己的生活，同时避免危险，例如，知道冷热，能够自己增减衣服，自己的鞋带松了可以自己系好，等等①。

第二节　学前儿童意外伤害的急救

托幼机构内的儿童一旦发生疾病或是意外事故，应立即给予急救。因此，保教人员需要掌握一定的急救方法，必要时会逆转局面，甚至挽救儿童生命。

一、学前儿童意外伤害的急救原则

（一）挽救生命

托幼机构内的儿童遭遇意外事故，特别是一些情况紧急的事故，挽救生命是急救的第一原则。

（二）防止残疾

在急救时应尽量防止并发症的出现和可能产生的后遗症，避免因抢救不当或延误急救

① 白鹭．幼儿园安全教育问题与对策研究［D］．重庆：西南大学，2009.

而造成终身残疾。

（三）减少痛苦

意外事故对儿童会造成强烈的恐惧和剧烈疼痛，若急救不及时，会加重病情，引起休克或精神损伤①。

二、学前儿童意外伤害的急救处理程序

托幼机构意外伤害的急救处理程序通常包括以下步骤：判断伤情，现场急救，启动应急预案。

具体的实施需要依情况而定，首先教师应判断伤情，若伤情严重则需要进行现场紧急救援，并迅速拨打急救电话将发生事故的幼儿送往医院，同时通知家长；如若伤情不严重，那么园内处理即可，即迅速交给保健医生处理伤情，同时通知家长。根据《未成年人保护法》第 37 条的规定，未成年人在校内、园内发生人身伤害事故的，学校、幼儿园应当立即救护，及时通知未成年人的父母及其监护人，并报告有关部门。

（一）判断伤情

托幼机构内一旦发生意外，现场的保教人员首先要保持镇静，迅速对现场情况做出判断，其中包括：发生了什么事情？为什么会发生？有多少儿童受伤？受伤情况如何，是否有生命危险？是否需要拨打 120 叫救护车？事故是否有继发性危险？等等。

幼儿出现了下述情况需要优先进行现场紧急救援：大量出血、昏迷并意识丧失、呼吸困难/骤停、心脏骤停。进行现场急救时，如多人受伤，那么优先处理伤情严重者，但是不可松懈于没有哭闹的受伤儿童，因为他很可能已经丧失知觉甚至伤情更为严重。

（二）现场急救

现场急救要遵循“抢救生命，防止残疾，减少痛苦”的原则，对出血者进行止血处理；对呼吸、心跳停止的病童实施心肺复苏术；呼吸道异物导致的呼吸困难要迅速排出异物。在进行抢救的过程中，要注意抢救时不要对病童造成二次伤害，例如对于出现骨折的情况，不可急于将断骨复原，尤其对于脊椎、颈椎、腰椎等骨折的病童，切忌随意搬动，以免断骨对其他部位甚至脊柱神经等造成伤害。在抢救过程中，动作尽量轻柔，并给予病童语言和精神上的鼓励，稳定病童情绪，缓解病童的恐惧心理。

（三）启动应急预案

常见的托幼机构应急预案程序是：（1）立即通知相关人员。（2）现场急救或紧急处理。（3）送医院并通知家长。（4）建立事故档案。（5）调查事故起因并提出改进意见。（6）针对意外伤害开展全园（所）安全教育活动并慰问受伤儿童。（7）后续追踪。

---

① 王练．学前卫生学［M］．北京：高等教育出版社，2011：3.

意外发生后，应及时启动应急预案，全园（所）上下有序参与到救援过程中。要立即通知园长和保健医生；紧接着在场人员或医生展开现场急救和处理；接下来将病童送往医院并且通知病童家长；然后园（所）对本次事故建立事故档案，以供后续事件处理及日后类似事件发生时参考；园（所）再对事故发生进行还原，了解事故发生原因，并且针对原因提出改进方案；园（所）在事故发生后要针对事故进行全园（所）的安全教育活动，并且需要对病童进行慰问；最后需要对病童后续情况以及园（所）针对该次意外开展的各项安全活动进行了解和追踪观察。

需注意，在救援过程中，需要将未受伤的儿童迅速带离现场，前往安全地带，以免现场混乱、受伤儿童增加或是引起其他儿童害怕紧张导致骚乱。

三、托幼机构常用急救技术

（一）心肺复苏术

在儿童受到意外伤害时，可能发生心脏突然停止跳动即心脏骤停。心脏骤停使血液停止流动，全身组织器官都得不到氧气和养料的供应。大脑缺氧 6 分钟，脑细胞就可能坏死，因此发生心脏骤停时要立即抢救。通常心脏骤停都伴有呼吸停止，需要同时采取人工呼吸与心脏按压进行急救，这统称为心肺复苏术。

人工呼吸与心脏按压同时进行时，如果只有 1 人操作，每按压 5 次停一下，进行人工呼吸 1 次；如果两人同时操作抢救，可以 1 人做人工呼吸，另 1 人做心脏按压，频率与单人操作相同①。

实施程序：

（1）判断伤情：急救人员首先要判断病童是否还有意识、心跳以及呼吸是否已经停止。该阶段可以用手轻推病童或大声呼喊他的名字，看其有无反应；摸颈动脉，确定血管有无搏动，或是有无鼻息；如果确认心跳与呼吸已经停止，立即拨打急救电话，当场进行抢救。

（2）实施抢救：根据情况判断，实施人工呼吸或心脏按压，或是二者同时进行。

（3）确认急救成功：实施心肺复苏术一段时间后，观察病童是否有所活动，如眼球活动或是四肢抽动；停止急救后，可以摸到颈动脉搏动，面色转红润，出现自主呼吸。此时表明心肺复苏术有效，应尽快送医院，以免发生并发症。

（二）人工呼吸

人工呼吸是当自然呼吸停止时（如在淹溺、触电、一氧化碳中毒等情况下），借助于外力使空气进入肺部，并且使肺内二氧化碳排出，维持肺部肺泡通气与氧合作用，使机体

① 林琬生．中国优生优育优教百科全书·优育卷［M］．广州：广东教育出版社，2000.

能够获得对氧的最低需要，维持体内氧化代谢过程，减轻组织缺氧现象。呼气中较高的二氧化碳含量还有兴奋呼吸中枢的作用，帮助促使自然呼吸运动恢复。

实施方法：

1. 判断有无呼吸

急救人员将耳贴近病童的口鼻，或将手放在病童鼻子附近感觉有无气息，观察病童胸部有无起伏动作。如没有呼吸，应立即拨打急救电话，实施抢救。

2. 保持呼吸道顺畅

松开病童衣领、裤带，将口鼻内的异物污物清除，让病童取仰卧位，也可一手托着病童颈部，一手将其前额向后压，使其下颌抬起，这种头部位置可使后坠的舌根抬起，保持呼吸道顺畅。

3. 实施口对口呼吸

救助者一只手捏住病童的鼻孔，另一只手托起下颌，使病童的头尽量后仰；嘴紧贴嘴成密封状，缓慢吹气，直至胸部隆起。每次吹完一口气，嘴离开，观察病童胸部回落情况。吹气量大小以吹完气后病童的胸腹部略有起伏来判定，吹气频率为每 3～4 秒实施 1 次。救助者需要反复吹气，直至伤者恢复自主呼吸，或是救援医生到达。需注意，若吹气后不见胸部隆起，要迅速查明原因，调整动作，进行有效的急救；在操作的同时，要注意病童是否出现了自主呼吸，若已有微弱且时有时停的自主呼吸，人工呼吸的节律要与自主呼吸一致，否则会再度造成呼吸停止（见图 11－3）。

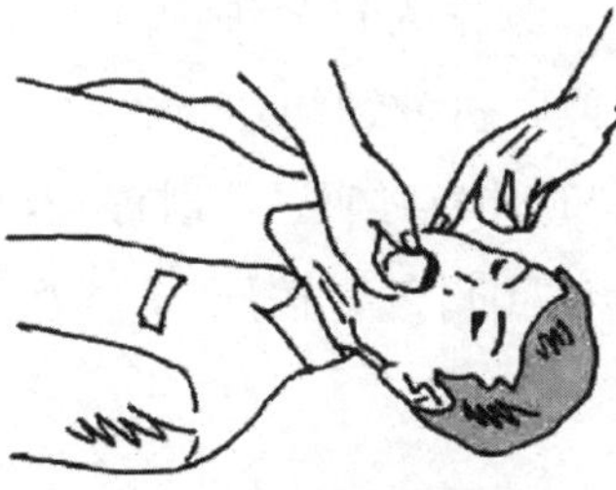

(a) 清理口腔阻塞

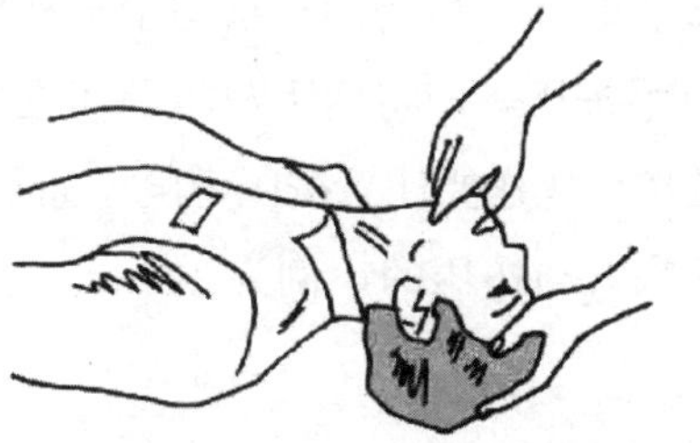

(b) 鼻孔朝天头后仰

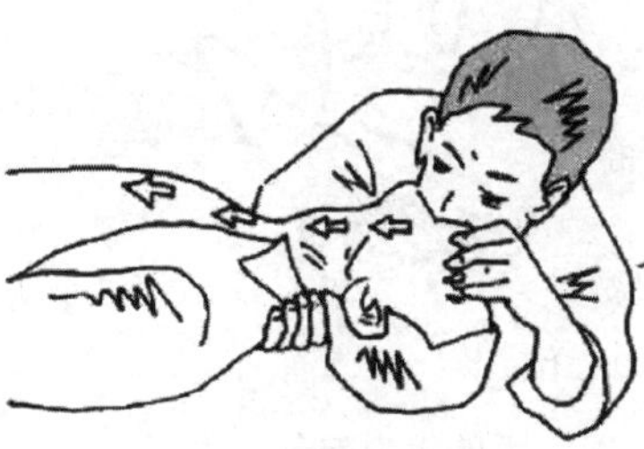

(c) 贴嘴吹胸扩张

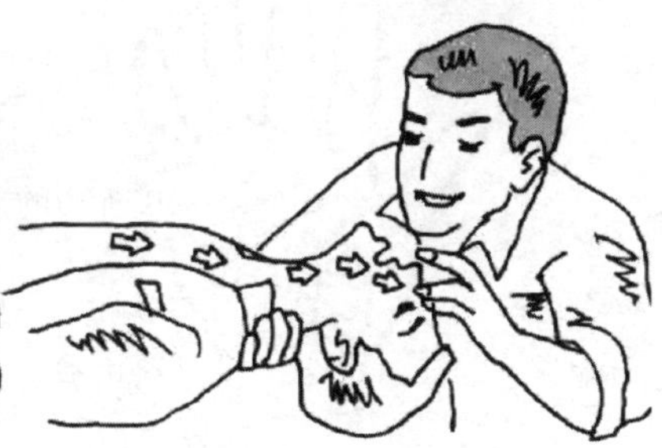

(d) 放开嘴鼻好换气

图 11－3　人工呼吸操作

（三）胸外心脏按压

胸外心脏按压可通过外力按压，使心脏泵出和回收血液至全身组织器官，形成人工循环，维持生命最低需要。对儿童进行按压时注意部位要准确，不可用力过猛，否则易导致肋骨骨折、肝脏破裂，或将食物从胃内压出反流到气管。

实施方法：

1. 检查有无心跳

用手接触颈部动脉检查有无搏动，用耳贴在病童胸前听有无心跳。若没有脉搏和心跳，要立即拨打急救电话，启动急救。

2. 施救前准备

让病童仰卧在坚实的平面上，或在背部垫上木板，保持气道畅通。解开病童衣物，选择按压部位（按压心前区，胸骨下 1/2 段，乳头连线与胸骨正中线交点）。

3. 心脏按压

急救人员跪在病童的一侧，将一只手掌根部放在心前区（胸骨下），肘关节伸直，有节律地向下冲击压迫（压迫力度以胸骨下陷 4～5 厘米即可），随即放松（按压时要慢，放松时要快），让胸部自行弹起（手不离开胸），如此反复，直至心跳恢复。心脏按压频率与心率相同（每分钟 60～80 次），幼童用单手掌或中间的三根手指按压即可。

抢救新生儿及小婴儿，可将手展开，2～5 指并拢放在小儿背后，大拇指置于胸骨中部（小婴儿心脏位置较横，按压部位可高些），拇指与其他 4 指同时按压，每分钟约 120 次。如果抢救婴幼儿，只需用食指与中指按压胸骨，频率为每分钟 100～120 次。10 岁以上儿童可用双手按压，即将两手掌重叠压在胸骨下段，每分钟约 80 次。

胸外心脏按压操作要注意按压力度，如果伤者同时伴有呼吸、心跳停止，需要进行心肺复苏术。通常吹气与按压的比例为 1∶4～1∶5，即吹 1 口气，按压 4～5 次（见图 11－4、图 11－5）。

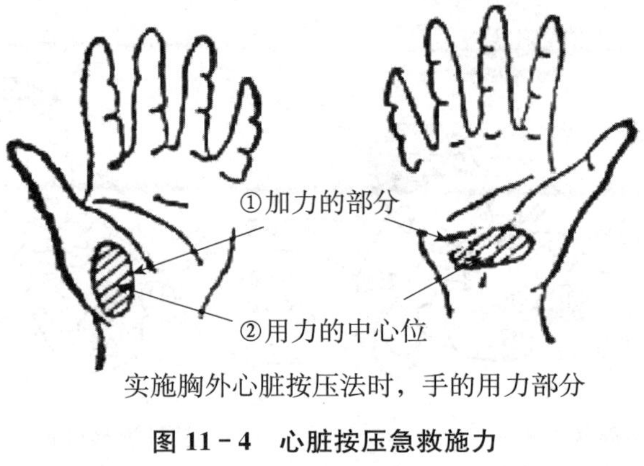

实施胸外心脏按压法时，手的用力部分

图 11－4　心脏按压急救施力

资料来源：李照编著的《图解家庭应急手册》（香港得利书局印行，广东科技出版社重印，1931）。

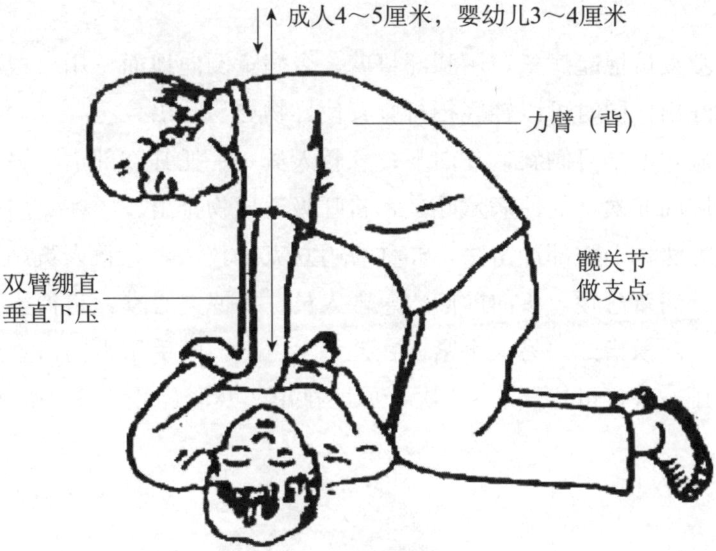

图 11－5　心脏按压法示范

（四）呼吸道异物

人体喉部食道开口与气管开口在咽喉部是相通的，在吞咽东西时，喉部会厌软骨会下降，盖住气管，避免异物进入。儿童该处肌肉发育不完善，较成人更容易呛到。因此学前儿童不宜食用果冻或用吸管吸食椰果、粉圆珍珠等食物。此外，儿童在玩耍过程中容易误食小玩具、磁力珠、石子等，导致异物入喉发生呛咳（见图 11－6）。

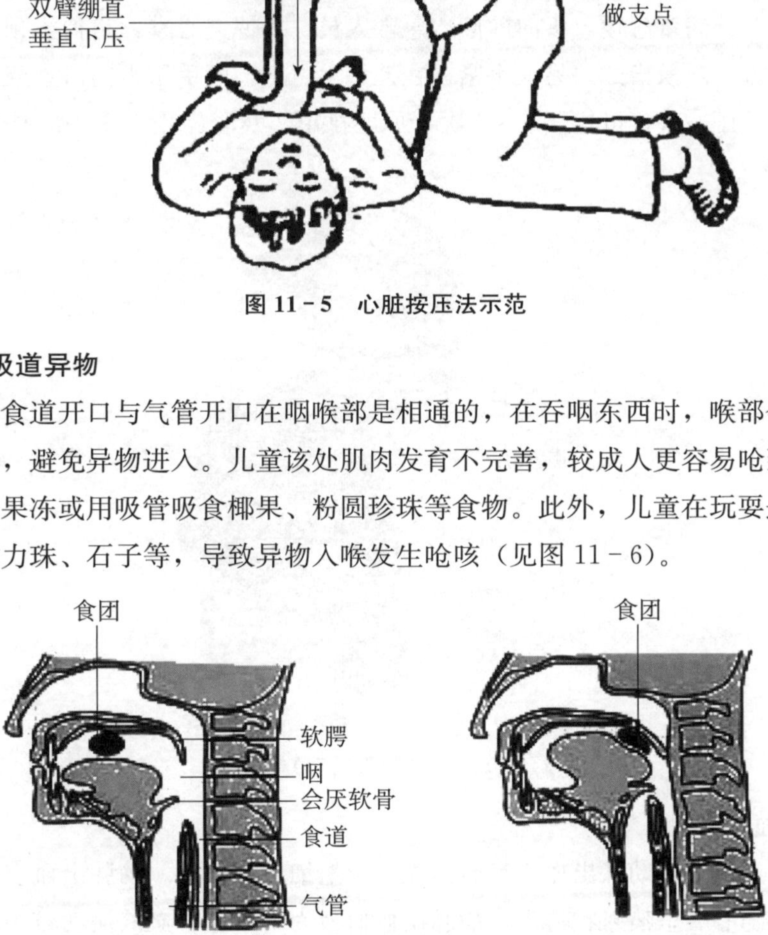

图 11－6　食道吞咽

儿童消化系统发育亦不成熟，容易出现胃肠道反流，使异物呛入呼吸道，导致呼吸道堵塞。呼吸道堵塞须及时处理，若不及时处理易导致窒息死亡。

实施方法：

1. 判断伤情

如果病童可以呼吸、能说话、咳嗽，那么鼓励病童咳嗽，让病童弯腰，拍打背部，协助病童将异物排出。

如果病童不能说话，咳嗽呼吸比较困难，那么应立即采取急救手段。

2. 实施救援

方法一：急救人员抱起病童，用膝部垫着，令病童倒向地面，用一根手指探入喉内刺激喉腔，使异物吐出，同时可以轻轻拍打脊背使异物更易吐出。

方法二：令病童上半身倾斜，头向下；急救人员一手托其胸部前，另一只手掌连续猛击病童背部两肩胛间 5 次，促使病童咳嗽，将呼吸道异物排出。

方法三：该方法称上腹部冲击法，亦称海姆立克急救法，急救人员站在病童背后，双手环抱其腰部，让病童弯腰，头向前倾，急救人员一手握空心拳，将拇指顶住病童腹部正中线，肚脐上方，两横指处。另一手紧握在握拳手之上，两手用力向病童腹部的后上方挤压，每秒钟约挤压一次，可连续 5～6 次，如已排出，及时停止。每一次挤压动作要明显分开（见图 11－7）。

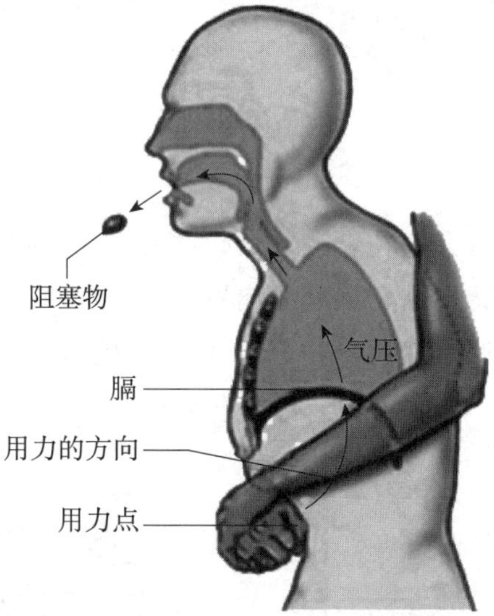

图 11－7　海姆立克急救法

（五）止血

常见的出血类型有动脉出血、静脉出血以及毛细血管出血。动脉出血表现为血液颜色鲜红，血流伴随心跳呈喷射状搏出；静脉出血血液为暗红色，血液流动较为缓慢；毛细血管出血多为渗出，出血量小。

止血方法：

1. 指压止血法

抢救者用手指、手掌或拳头，将出血部位近端的动脉血管压在骨骼上，血管被压闭后血流中断，从而达到止血目的。该方法迅速有效，适用于出血量大、情况紧急的时候使用，不宜持久采用。

2. 加压包扎止血法

用干净的纱布、毛巾或棉花，直接按压在出血点上，用手紧紧按住，压迫止血。以停止出血为度，通常10分钟左右即可止血。如果血渗透出纱布，在原有纱布上加盖一块纱布，继续按压。这种方法用于小动脉以及静脉或毛细血管出血，但是如果出血较快，需要用绷带、三角巾等包扎。若伤口内有碎骨片，禁止使用此法止血，以防加重损伤。

3. 止血带止血法

止血带止血法适用于四肢较大动脉出血，当一般止血法不能奏效时，可以使用该方法。用止血带结扎在伤口上方，上肢动脉出血扎在上臂1/3处，下肢出血扎在大腿中部。如果现场没有专业止血带，可以用绷带、橡皮管、三角巾等替代，不可用电线、皮筋等过于细的绳索替代，避免肌肉组织因用力捆扎而受损。操作方法：在使用止血带的部分加好衬垫，然后用止血带紧紧扎住，捆扎程度以摸不到远端脉搏为准，并记录好止血时间。为了避免远端肢体缺血坏死，要严格把握止血时间，每隔15～20分钟松解一次以暂时恢复肢体血液供应。松解止血带时，应继续采用指压法，以防再度大量出血（见图11－8）。

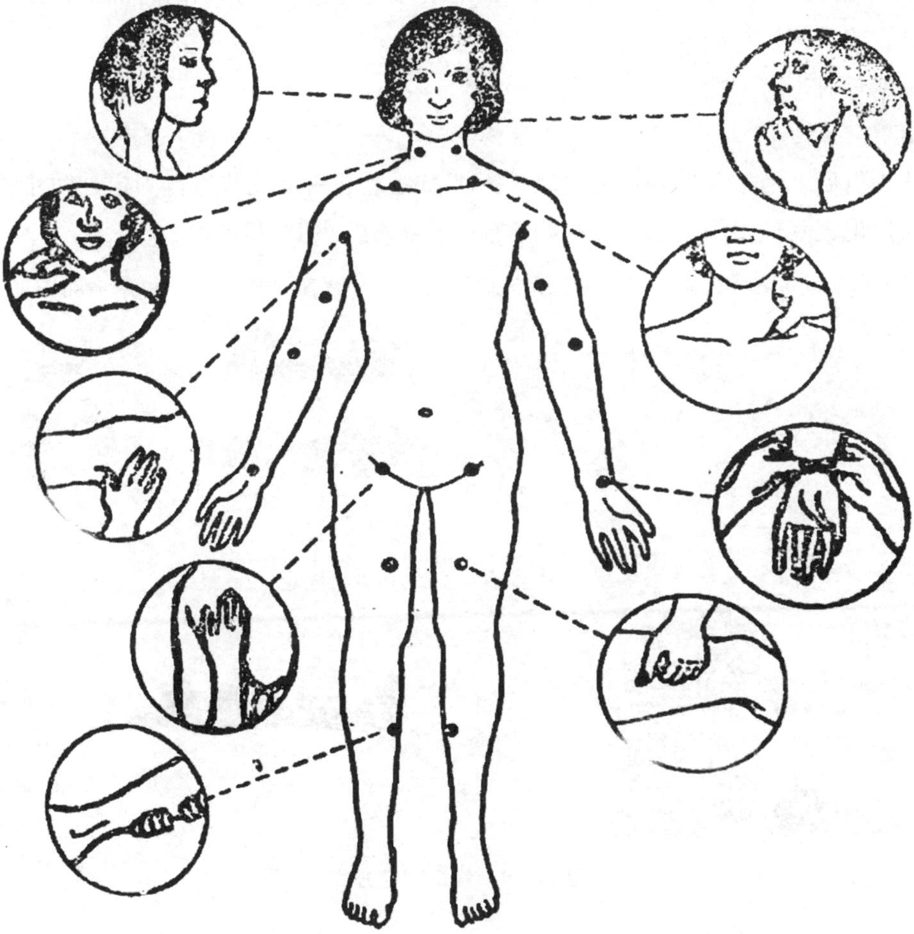

图11－8 止血点分布

资料来源：李照编著的《图解家庭应急手册》（香港得利书局印行，广东科技出版社重印，1931）。

4. 一般创伤止血

小创口出血，对伤口进行清洁后，用创可贴或干净的纱布包扎即可。注意，若伤口小且深，被生锈金属等划伤并且出血，需送医就诊，看是否需要打破伤风疫苗。

（六）骨折的处理

当发现或是怀疑儿童有骨折时，在确定儿童情况前不要轻易移动伤者，以免骨折折损处刺伤周围组织甚至神经，造成二次伤害。

骨折处理的实施步骤为：

1. 判定伤情及前期处理

若为轻度无创面的骨折，在尚未肿胀时，可先使用冰块、冰水冷敷，防止肿胀，注意冷敷物不可直接接触皮肤，以免冻伤，且冰敷时间不可超过 20 分钟。

若为有伤口的开放性骨折，可先采用止血法进行止血。

若骨折端外露，切忌将骨折端复原，请继续保持外露状态，以防将细菌带入伤口深处引起感染，或是骨折折损处划伤周围组织甚至神经。

情况严重时，需要拨打 120 急救电话。

2. 固定

确认骨折后，经过前期处理需要对骨折折损处上下两个关节进行固定，防止移动过程中，对伤口附近其他组织、血管和神经造成二次损伤（见图 11－9）。

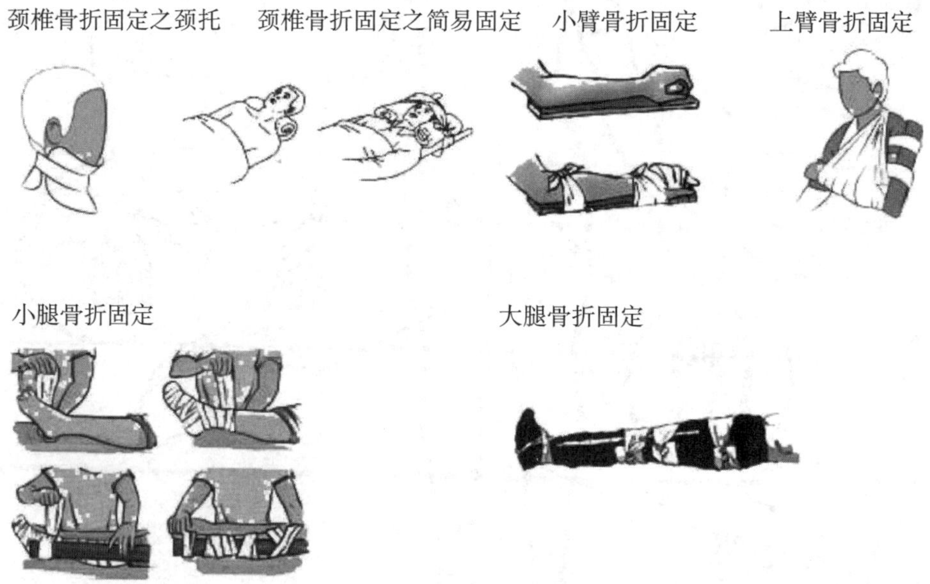

图 11－9　骨折固定方式

（1）四肢骨折的固定。

用夹板、木板或是树枝、木棍等硬物固定患处，注意不可固定过紧，固定材料与肢体间应做好衬垫；固定材料长度应超过或支撑伤处上方或下方的关节，用绷带或绳索将固定材料与断肢绑在一起，避免断端在搬运过程中出血移动。若没有可以用于固定的硬物，可以将伤肢绑在身上，上肢骨折可以固定于胸壁上，使前臂悬于胸前；下肢骨折可与健肢固定在一起。

（2）脊椎、胸椎、颈椎骨折的固定。

用门板、床板或硬木板、硬担架作为搬运和固定的工具；儿童受伤，需要 2～3 人托住病童同时抬起，注意不可令骨折处出现移动，然后小心将病童平放在固定工具上；用绷带或绳索，将整个身体与固定工具稳稳固定再送往医院，或等待专业人员搬运。

3. 搬运过程中的注意事项

在搬运过程中，为了避免造成二次伤害需要注意：不可用手揉捏按摩患处，也不可随意活动患处；搬运过程需要轻柔小心，对于胸腰部脊柱骨折的患者，搬运不当会损伤胸腰椎脊髓神经，导致下肢瘫痪，对于颈椎部位的骨折，操作不当可使颈部脊髓受损以致高位截瘫，甚至导致患者呼吸困难，危及生命。

四、托幼机构常见意外伤害的处理方法

表 11－1 汇编了常见意外伤害应急处理的方法。

表 11－1　常见意外伤害应急处理方法

名称项目		急救措施	注意事项
急性中毒	饭菜引起	1. 卧床休息，多喝淡盐水 2. 适当禁食，禁食期间饮用适量的糖水及淡盐水 3. 病情稳定后，适当吃些易消化、少油腻的食物	重者速送医院急救
	毒鼠药引起	呕吐洗胃，急送医院	
	白果、蓖麻子、苦杏仁、苍耳等引起	洗胃催吐，急送医院治疗	
	服药过量	1. 立即停药 2. 洗胃催吐 3. 大量服用维生素 C	
	煤气中毒	1. 立即打开全部门窗 2. 速将幼儿抬到空气新鲜处，松解衣裤，但要注意保暖防冻	重者速送医院抢救，注意不要在煤气泄漏处拨打电话，以免发生爆炸
中暑		1. 尽快将幼儿移到阴凉通风处 2. 令幼儿仰卧，并解开其衣扣，用湿毛巾冷敷头部和胸部，也可用扇子或电风扇吹风 3. 尽量让幼儿多喝一些清凉的饮料	重者送医急救

续表

名称项目			急救措施	注意事项
昏迷			1. 及时清除幼儿的呕吐物，以防因其堵塞呼吸道而发生意外 2. 让幼儿的头偏向一侧 3. 送医院诊治	
触电			1. 让幼儿尽快脱离电源 2. 对呼吸、心跳微弱、不规则以至心脏骤停的幼儿，立即进行口对口吹气和胸外心脏按压 3. 急送医院诊治、抢救	令幼儿脱离电源时注意利用木制品、塑料制品等绝缘物品，切忌用手直接拖拽幼儿
溺水			1. 清理幼儿口、鼻内的淤泥杂草，使其呼吸畅通 2. 让幼儿头低、脚高，尽量将其体内的水倒空出来 3. 上述方法无效时，立即让幼儿仰卧，并用膝部垫住腹部，使其头下垂，尽快把幼儿体内的水倒出来 4. 控水后，立即对幼儿进行口对口的人工呼吸和胸外心脏按压	
创伤	破皮		1. 伤口小而浅的，洗净后涂红药水或紫药水 2. 伤口较大的，用清洁的纱布包住，送医院治疗	
创伤	未破皮		1. 受伤部位青紫或红肿突起，用冷毛巾敷，或用碘酒涂擦 2. 内脏损伤或内出血的重伤者，立即送医院急救	切勿揉搓受伤部位
出血	毛细血管出血		伤口出血微量，涂红药水或消炎粉后，用纱布包扎伤口	
出血	静脉出血		伤口缓缓流血（呈暗红色），先抬高出血部位，盖上消毒纱布，用绷带扎紧患处。止血后涂上红药水或消炎粉，用纱布包好	
出血	动脉出血		伤口喷出鲜红色血液，立即用纱布、绷带将伤口加压包扎。也可暂用止血带扎住止血，及时送往医院处理	
出血	鼻出血	量少	1. 用拇指和食指紧压鼻子，暂用嘴呼吸 2. 用冷水毛巾敷额部和鼻部	
出血	鼻出血	量多	1. 用压迫填塞的方式止血，即用消毒棉花或纱布卷成如鼻孔粗细的条状塞入鼻内 2. 如有滴鼻的麻黄素药液，可洒在消毒棉花或纱布上 3. 可适量口服三七粉或云南白药（遵医嘱）	1. 2～3 小时内少活动 2. 经常出血者应到医院查明原因

续表

名称项目		急救措施	注意事项
烫伤	轻度	清洁创面，涂抹清凉油、万花油、香油、烫伤油膏	让创面直接暴露在空气中，勿包扎
	重度	用干净的毛巾、单子或其他软织物覆盖伤处，急送医院治疗	如呼吸、心跳停止时，应立即采用口对口吹气和胸外心脏按压等措施进行急救
骨折	皮肤未破	1. 安慰幼儿使其情绪稳定、安静、不乱动 2. 固定伤处 3. 及时送医处理	
	骨的尖端在皮肤外	1. 止血 2. 消毒伤口后，固定伤处 3. 立即送医治疗	千万勿将露在伤口外的断骨推回伤口内
脱臼		1. 固定受伤肢体 2. 及时送医治疗	不要转动受伤部位
咬伤	蜜蜂刺伤	先将蜂刺挑出，并用肥皂水或碱水涂抹伤处	
	黄蜂刺伤	先将蜂刺挑出，用食醋、柠檬酸等涂抹伤处	密切注视伤情，随时准备抢救
	蜈蚣咬伤	尽快用淡碱水、肥皂水等冲洗伤口，再涂上较浓的碱水或3%的氨水	
	毒蛇咬伤	1. 让受伤的幼儿平卧，并将伤口部位放低 2. 立即用止血带 3. 用清水、肥皂水或1%的高锰酸钾溶液冲洗伤口 4. 用消毒刀片在伤口处划十字形切口，让毒液流出 5. 迅速送医治疗	保留伤童毒蛇的图片，帮助医生判定毒素配备血清
异物入耳	小豆子入耳	1. 滴一滴油入耳内，稍等片刻，待豆子缩小 2. 让幼儿将塞有豆子的耳对地面 3. 单脚跳动至豆子滚出	
	小虫入耳	1. 用灯光在耳外照射，用手掌封闭没有进虫的耳朵，待小虫爬出 2. 或者将一点油滴入耳内，待小虫闷死后，再将其取出	
异物入眼		1. 用温开水冲出眼内异物 2. 翻开眼皮用消毒纱布轻轻将异物抹除 3. 严重的异物入眼，应找医生处理	切勿用手揉眼睛

续表

名称项目		急救措施	注意事项
异物入鼻		1. 用手指按住另一侧鼻孔，用力擤出鼻内异物 2. 用纸捻刺激鼻黏膜，让幼儿用打喷嚏的方法将异物喷出 3. 上述方法无效时，送医处理	切勿用手指或工具掏挖
异物入咽喉		1. 异物入喉，让幼儿面对地面，用手轻拍背部，令幼儿用咳嗽的方式吐出异物 2. 异物进入气管，用急救方式处理，并及时送医	勿强行吞咽，勿用手指或工具掏挖

资料来源：王萍．学前儿童卫生学［M］．长春：东北师范大学出版社，2012.

延伸阅读

儿童户外活动要注意气温的影响

教师在组织儿童户外活动时需要注意气温对儿童活动造成的影响。儿童在高温暴晒下容易中暑。中暑表现为恶心、头晕、头痛、皮肤泛红等，如果儿童出现中暑，教师要立即将中暑儿童放置于凉爽地带，让他多喝水，可以在中暑儿童脸上放置一块冷毛巾缓解不适。炎热天气进行活动时，补水非常重要，教师应鼓励儿童多喝水，频率约为15～20分钟一次。

冬季户外低温，易造成儿童冻伤和体温过低现象。冻伤表现为皮肤在冰冷环境下没有知觉、皮肤变色或呈现蜡质光泽。一旦儿童出现冻伤，需要用40℃左右的温水浸泡伤处或温毛巾轻敷伤处，直至冻伤处出现红色并使其感觉到温暖，之后送医检查。低温症表现为发抖，然后呼吸变慢、肤色惨白、嗜睡、反应变慢、说话含糊不清。此时立即带儿童到温暖地带，去除身上寒冷或潮湿的衣物，让儿童喝热饮，可以抱住儿童用体温温暖他，切忌让儿童直接接触热源或进行按摩。为了避免儿童出现冻伤、低温现象，1岁以下的儿童在寒冷的户外一次只能待10～15分钟，一日最多两次；大一些的孩子最多只能持续30分钟，一日最多两次。

资料来源：罗伯逊．儿童早期教育中的安全、营养与健康：第5版［M］．刘馨，等译．北京：北京师范大学出版社，2018.

第三节　学前儿童突发事件的应急处理

一、托幼机构突发事件的特点

《中华人民共和国突发事件应对法》将突发事件定义为：“突然发生，造成或者可能造成严重社会危害，需要采取应急处置措施予以应对的自然灾害、事故灾难、公共卫生事件和社会安全事件。”由此可见，“突发事件”与灾难、危机和事故有关，其最大特点就是事件的突发性。托幼机构突发事件的特点主要有突发性、复杂性、破坏性、持续性、可控性、机遇性等①。

（一）突发性

突发性是指托幼机构对于事件是否会发生、什么时候发生、在哪儿发生、如何爆发以及爆发程度等都无法预料，难以准确知晓并且掌控。此外，托幼机构突发事件发展的规模、事件发展的方向趋势，以及事件最终造成什么样的影响、影响范围多大、持续时间多久也无法确定，无法把握。因此托幼机构突发事件具有极大的偶然性以及随机性。

（二）复杂性

复杂性是指引起托幼机构突发事件爆发的原因是复杂多样的，常常是一种或多种矛盾激化的结果。而且托幼机构突发事件的发展是多变的，对于事件的发展趋势和影响是难以预料的，如果事件没有得到及时并且适当的处理，可能会导致事件恶化，造成更大的损失，甚至会产生衍生伤害和次生伤害。

（三）破坏性

破坏性是指托幼机构突发事件发生后会造成极大的破坏以及负面影响，包括对幼儿及托幼机构、教师、社会等造成人员伤亡、精神损伤、物质财产损失等。托幼机构发生突发事件伴随着托幼机构的损失，可以说托幼机构突发事件以托幼机构的人员伤亡、财产损失等为标志。无论什么样的托幼机构发生突发事件，多多少少都会对托幼机构相关群体造成伤害，也会对社会、家庭等带来负面影响。

（四）持续性

持续性是指托幼机构突发事件爆发之后会持续一段时间，并不会即时消失。首先表现为蔓延性以及传导性，即一个突发事件可能会同时诱发其他突发事件的发生，或是会接二连三地引起其他突发事件的发生。托幼机构突发事件还表现为延滞性，即突发事件引起的后果不易消失，造成时空上扩展、滞留并且长期影响着事件发生的主体。

（五）可控性

可控性是指托幼机构突发事件爆发之后，人们可以用一定的手段或是措施，对事件的发生进行控制，使得危害以及损失程度有所降低。人们无法预知托幼机构突发事件的爆发，但是提前做好防范和预警，突发事件发生后可以采取适当的措施对发展的速度和影响范围进行控制。

（六）机遇性

机遇性是指尽管托幼机构的突发事件很多难以预料、无法避免，可是事件中总会隐藏

---

① 冯宝安．幼儿园突发事件管理机制构建研究［D］．重庆：西南大学，2013.

着一些机遇。托幼机构突发事件爆发后，相关人员会对事件进行调查和反思，如此可以增强人们的忧患意识，加强对事件的预防能力，提高事后的应对能力，从而为健全托幼机构突发事件预防机制、完善应急管理机制提供机遇。

二、托幼机构突发事件及应急措施

托幼机构突发事件发生紧急，在人们预料之外，常常造成严重的后果，需要立即采取行动处理。为了更加科学高效处理问题，减轻事件的负面影响，托幼机构必须前期做好预防准备，事件发生时能迅速识别突发事件，并提前为处置突发事件做好工作流程的准备。

（一）识别突发事件

突发事件有许多征兆，主要征兆有流血、呼吸困难和中毒，这三种情况可能预示着突发事件将会大面积出现，此时立即采取措施的同时，需要进一步关注是否有其他征兆出现。美国红十字会指出，可以利用感官，以听、看、嗅、触、摸等方式识别突发事件。例如，当托幼机构出现了以下问题时，教师需要立即采取应急措施，同时需要提高警惕，注意任何异常的现象、气味、声音，并且保持镇静，进一步观察，以防遗漏突发事件发生的前兆，保证安全：儿童抓挠喉咙或颈部，尖叫、呼喊或呼救，言语含糊不清、语言混乱或者吞吞吐吐，没有癫痫病史的儿童突然出现了癫痫症状，呼吸困难，皮肤冰冷湿黏，骨骼从皮肤中明显突出，突发性皮疹或出现条状瘢痕，无明显原因导致的出汗，皮肤破损并大量出血。

（二）应对突发事件的基本程序

托幼机构发生突发事件时，所有相关人员首先要保持镇静，然后迅速采取行动。

1. 接警与初步研判

在场人员发现异常后要立即通知园（所）相关负责人，相关负责人接到突发事件的警报后，需要了解并记录突发事件的情况和信息，包括何时发生、何地发生、发生了什么事件、现场什么情况。之后接警人员需要依照事件的真实情况，向托幼机构领导及时报告。领导接到报告后，立即组织托幼机构相关工作人员对事件的级别以及影响范围进行初步判断，对于超出托幼机构管辖权范围的事件需要立即向上级主管部门报告。而对于难以判别的危害程度的事件，需本着“就高不就低”“宁可信其有，不可信其无”的原则处理。

2. 先期处理

托幼机构爆发突发事件后，现场人员在上报的同时，需要对事件进行先期处理。例如对受伤的儿童进行送医前的急救，将其他未受伤的儿童疏散到安全地带，等等。好的先期处理能够为挽救儿童生命、减轻儿童痛苦、避免留下后遗症做好准备，也可以减缓突发事件的发展速度，控制事件影响范围，为接下来的抢救抢险工作争取更多的时间。

3. 启动应急预案

当确定托幼机构突发事件的级别后，托幼机构配备的应急小组以及相关负责人需要及时启动应急预案，向现场调集增派急救人员和应急物资，依据应急预案以及现场情况开展工作。

4. 现场指挥与协调

对于现场指挥，要由托幼机构领导、相关救灾部门联合组成，对突发事件进行协调处置。相关救灾部门需对托幼机构救灾提供专业、高效以及合理的指导意见，托幼机构需要配合相关部门进行救灾，并且最大限度地为救灾提供便利。托幼机构突发事件应急处理要求是谁制订的计划，谁就要负责、就要说了算，而不是谁行政级别高就要听谁的。此外，对于特定事件，专家要发挥辅助决策的作用，向现场指挥部提出建议。

5. 抢险救援

在救援过程中，托幼机构相关应急小组以及相关负责人应当履行各自的职责，相互协作、相互配合、服从指挥。例如托幼机构出现集体性的食物中毒事件，班级中的教师要详细记录幼儿食物中毒表现出的时间、中毒症状以及中毒人数，联系保健医生，做好前期处理工作，控制突发事件的发展速度，缩小突发事件影响范围。此外，还需联系托幼机构伙房人员，取得幼儿食物样本，然后将记录与食物样本送往医院，为医生准确救治提供参考，保证救治的准确性与高效性，挽救幼儿生命，保护幼儿健康。

人的生命是无法复制的、是无价的，而物质财富是可以凭借努力再次生产的，因此在救援过程中，要坚持"先救人，再救物"的原则。此外，保障救援人员安全也是必要的，在救援过程中，需要对现场危险源进行检测与排查，保证救援人员以及受困人员的人身安全，防止次生、衍生灾害的发生。

6. 扩大应急

处置突发事件时有很多变数，当事件恶化时，救援现场指挥部应及时启动扩大应急机制，及时向上级主管部门请求增援，扩大各方面包括救援队伍、物资、装备、资金等方面的投入力度，全力防止突发事件的进一步恶化。

7. 信息沟通

救援现场指挥部要实时将突发事件的发展情况以及处置信息上报给相关政府领导，同时，事件的爆发若会造成严重社会影响，需要建立新闻发布小组，及时将最新的处置信息发布给相关幼儿家长以及社会公众，以免谣言和流言对社会造成不良影响，积极做好社会舆论的引导工作①。

（三）针对有特殊需求的儿童制定应急处理计划

托幼机构可能会有一些有特殊需求的儿童，例如哮喘、过敏等需要采取应急措施的儿

① 冯宝安．幼儿园突发事件管理机制构建研究［D］．重庆：西南大学，2013.

童。教师必须了解班级儿童的疾病史，并且对这些有特殊需求的儿童可能发生的紧急情况了如指掌。托幼机构应当为这些有特殊需求的儿童制定专门的应急处理计划，包括儿童的疾病诊断，保持身体健康、降低风险出现的方式，儿童病发前可能出现的征兆或发病时可能出现的症状，处理的应急步骤（如有用药需求，必须收好药品并记录明确用量及频率，药品需要定期更换以防过期），以及紧急联系人的基本信息。此外这些计划应当随着儿童的成长，定期更新内容。一旦有特殊需求的儿童发生了疾病，必须马上联系家长。

（四）防灾准备

1. 医疗急救物资

托幼机构应配备医疗急救物资，并定期派人检查，教师也应每月检查班级中的医疗急救物资，以确保事件来临时能从容应对。

班级中的医疗急救物资要包含：所有儿童和成人的紧急情况联系人电话号码；移动电源和充电器；为有特殊需求的儿童准备的器具，如哮喘需要的药物等；冰袋；各种尺寸形状的医用胶布以及医用绷带；消毒纱布；医用剪刀及镊子；伤口清洁液；伤口消毒药品；皮炎药品；抗生素；小型帐篷（用于实施心肺复苏术）；木炭（中毒时在专业人员指导下使用）；治疗昆虫叮咬的药品；抑菌洗手液；安全护目镜；消毒水（眼部专用）；电子温度计；瓶装饮用水数瓶；大号塑料垃圾袋；急救指南卡片以及心肺复苏指南卡片①。

需要注意如有药品，一定要放置于儿童接触不到的地方，以防其不慎吞食。

2. 救灾物资

托幼机构需要依情况为班级配备一些救灾物资，这些救灾物资主要是紧急求生必需品，包括：灭火器；医疗急救物资；应急灯以及备用电池；关闭煤气、水阀所需的扳手；铲子、螺丝起子以及数米长的粗绳；每个儿童配备4.5L水，每个成人配备9L水，此外还须配备碘酒片；输送管带以及塑料被单；进行紧急广播需要的便携式无线电通信设备和电池；每人可以食用3～4天的压缩食品、罐头食品以及开罐器材；可以安抚幼儿情绪的食物，例如糖果、甜点等；一些一次性餐具；足够使用3天的纸巾和湿巾；一些耐储烹调食材、火柴；毯子以及额外的衣物；废旧报纸；大号塑料垃圾袋；有特殊需求的儿童所必需的药物；安全的可替换热源和材料；班级名册、病历以及授权书；逃生线路图；4.5L的漂白剂和一瓶液体肥皂；工作手套；求救所需的口哨或标志②。

3. 紧急疏散

紧急疏散主要应用于火灾、有毒气体泄漏、化学药品外漏和释放，以及暴力事件、恐怖袭击等需要紧急撤离的情况。在发生意外事件紧急撤离前，教师要避免说出真相惊吓到

---

① 罗伯逊．儿童早期教育中的安全、营养与健康：第5版［M］．刘馨，等译．北京：北京师范大学出版社，2018：142.

② 同①155－156.

儿童，造成慌乱，可以提前制定一些暗语来相互警示危险。托幼机构要配备紧急疏散相关程序和示意图的书面材料，包括各班的紧急疏散路线、临时避难区域、托幼机构地形图、救灾物资配置图等。紧急疏散路线要张贴在托幼机构各个醒目的位置，所有教师必须熟悉疏散的路线，托幼机构必须保证紧急疏散路线的畅通。此外每个月至少需要进行一次消防安全演习，以免真正出现危险时引发慌乱。

疏散的前期准备包括：计划两条疏散路线，并且在班级入口处张贴；每个月检测一次消防烟雾警报；每月进行一次消防安全演习；对煤气、水电等可能引起危险的有关设施开关要熟悉，并且张贴操作步骤；知道什么时候以及怎样使用灭火器材；通过演习、讨论等方式，教会儿童如何处理突发事件；教给儿童停止、蹲下、打滚、控制情绪冷静下来、呼救的方式；预先安排避难所，以便发生突发事件时使用。

4. 就地避难程序制定

突发事件的爆发是无法预料的，具体情形是无法确定的。有时候需要进行紧急疏散，但是也有一些情况，园（所）可能会被围困与外界隔离，此时可以选择就地避难，帮助全园（所）安全渡过灾难，例如地震等自然灾害，或是在一些暴力事件、恐怖袭击被迫封锁时。总之，需要根据具体情况，选择是进行紧急疏散还是就地避难。

在就地避难时，教师要确保儿童的身体健康。最重要的是干净的水源，备用的饮用水需要定期更换，储存在阴凉处，避免阳光直射。如果水源不够，可以利用周围的资源，例如融化冰块得到水，热水器中也可能会有一些水，甚至雨水，这些水经过消毒处理后都可以成为水源。在这种特殊时期，很有可能暴发疾病，因此必须注意个人卫生，定期用漂白剂等消毒品对避难区域进行消毒。

促进反思与行动的活动

1. 从培养幼儿自我保护意识的角度设计一个幼儿园安全教育活动。
2. 思考并分析幼儿安全意识可能出现的问题，并设计与家长配合纠正的实施方案。
3. 在班级里组织进行一次意外噎食急救演习。
4. 上网查阅资料并思考，冬季幼儿身上衣物较多时发生烫伤和春夏季幼儿烫伤处理手法上是否存在异同。
5. 请在班级中演练一次地震突发事件应急处置的过程。
6. 设计一套消防应急预案。

拓展阅读

1. 雷思明．幼儿园安全策略 50 条［M］．上海：华东师范大学出版社，2013.

2. 马雷军．幼儿园安全教育指导［M］．北京：中国科学文化音像出版社，2019.

3. MAROTZ L R，CROSS M Z，RUSH J M. Health，safety & nutrition for the young child［M］．3rd ed. New York：Delmar Publishers，1993.

4. 关贤．幼儿园安全健康主题课程：小班［M］．北京：教育科学出版社，2017.

5. 王军，程秀兰，李少梅，等．幼儿安全风险预控管理［M］．西安：陕西师范大学出版总社有限公司，2015.

参考文献

朱家雄，汪乃铭，戈柔．学前儿童卫生学［M］．3版．上海：华东师范大学出版社，2015.

顾荣芳．学前儿童卫生学［M］．3版．南京：江苏教育出版社，2009.

李静．学前卫生学［M］．北京：北京师范大学出版社，2015.

裴娣娜．教育研究方法导论［M］．合肥：安徽教育出版社，1995.

郑金洲，等．学校教育研究方法［M］．北京：教育科学出版社，2003.

顾荣芳．学前儿童健康教育［M］．北京：高等教育出版社，2017.

王练．学前卫生学［M］．北京：高等教育出版社，2011.

张兰香，潘秀萍．学前儿童卫生与保健［M］．北京：北京师范大学出版社，2016.

袁爱玲．幼儿园教育环境创设［M］．北京：高等教育出版社，2010.

戈杰．倡导健康生活方式 远离慢性疾病困扰［N］．湖州日报，2018-06-25（A5）.

代晓明，谭文，喻正莹．学前儿童卫生学［M］．上海：复旦大学出版社，2016.

王启念．浅谈学前儿童呼吸系统的卫生保健［J］．现代职业教育，2020（21）.

赵新民．小儿缺铁性贫血的预防和治疗［J］．中国全科医学，2006（19）.

朱红英．0－3岁婴幼儿精细动作发展的促进策略研究［D］．长春：东北师范大学，2011.

朱家雄，汪乃铭，戈柔．学前儿童卫生学（修订版）［M］．上海：华东师范大学出版社，2006.

中国大百科全书出版社《简明不列颠百科全书》编辑部．简明不列颠百科全书：第4卷［M］．北京：中国大百科全书出版社，1985.

谢尔弗．美国儿科学会育儿百科［M］．陈铭宇，等译．北京：北京科学技术出版社，2016.

国家卫生健康委印发2023年版儿童肺炎支原体肺炎诊疗指南［EB/OL］．（2023-02-16）［2023-11-01］．https://www.gov.cn/xinwen/2023-02/16/content_5741819.htm.

郦燕君．学前儿童卫生保健［M］．2版．北京：高等教育出版社，2014.

中国营养学会．中国居民膳食指南（2022）［M］．北京：人民卫生出版社，2022.

韩梅，乔晋萍．医学营养学基础［M］．北京：中国医药科技出版社，2011.

曹泽毅．中华妇产科学（上、下册）［M］．2版．北京：人民卫生出版社，2004.

乐杰．妇产科学［M］．6版．北京：人民卫生出版社，2003.

乔萍，应豪．孕期微量元素和维生素的合理补充［J］．上海医药，2013（6）.

MAROTZ L R. Health，safety，and nutrition for the young child［M］．8th ed. Belmont，CA：Cengage Learning，2012.

方红英，王芝芳．6个月内婴儿纯母乳喂养现状调查分析［J］．中国妇幼保健，2014（14）.

陈旭微．美国幼儿饮食营养教育的实施背景与形式及对我国的启示［J］．学前教育研究，2016（3）.

金至妍．幼儿良好饮食习惯的培养［J］．读与写（教育教学刊），2017（2）.

唐林兰，陈威．学前儿童卫生与保健［M］．3版．北京：教育科学出版社，2021.

教育部关于印发《幼儿园教职工配备标准（暂行）》的通知［EB/OL］．（2013－01－15）［2023－01－01］．http://www.moe.gov.cn/srcsite/A10/s7151/201301/t20130115_147148.html.

黄桃英，曾志琳．学前卫生学［M］．镇江：江苏大学出版社，2014.

邓祖丽颖．学前儿童卫生与保育［M］．郑州：郑州大学出版社，2014.

张传霞，叶平枝．学前儿童卫生与保育［M］．郑州：郑州大学出版社，2014.

史慧静．学前儿童卫生与保育［M］．上海：复旦大学出版社，2013.

张婷婷，王霞．浅谈高品质幼儿进餐环境创设［J］．河南教育（幼教），2019（8）.

孙媛媛，吕陈灏，王卫卫，等．我国儿童意外伤害研究现状分析［J］．中国康复理论与实践，2014，20（2）.

耳玉亮，陆治名，汪媛，等．中国2018年伤害监测系统0～5岁儿童伤害病例特征分析［J］．中国学校卫生，2020，41（7）.

吴康敏．我国儿童意外伤害现状及干预分析［J］．中国儿童保健杂志，2013（10）.

张蕾丝，姚朗，李雨捷．1991—2012年我国5岁以下儿童死亡率变化及死因分析［J］．中国妇幼保健，2014，29（23）.

王萍．学前儿童卫生学［M］．长春：东北师范大学出版社，2012.

白鹭．幼儿园安全教育问题与对策研究［D］．重庆：西南大学，2009.

林琬生．中国优生优育优教百科全书·优育卷［M］．广州：广东教育出版社，2000.

冯宝安．幼儿园突发事件管理机制构建研究［D］．重庆：西南大学，2013.

罗伯逊．儿童早期教育中的安全、营养与健康：第5版［M］．刘馨，等译．北京：北京师范大学出版社，2018.

图书在版编目（CIP）数据

学前儿童卫生学 / 王萍主编；王菠，王颖莉，姜艳秋副主编. --2 版. --北京：中国人民大学出版社，2025.7. --（21 世纪学前教师教育系列教材）. -- ISBN 978-7-300-34060-9

Ⅰ. R179

中国国家版本馆 CIP 数据核字第 2025EP0569 号

21 世纪学前教师教育系列教材

学前儿童卫生学（第二版）

主　编　王　萍

副主编　王　菠　王颖莉　姜艳秋

Xueqian Ertong Weishengxue

出版发行	中国人民大学出版社		
社　　址	北京中关村大街 31 号	**邮政编码**	100080
电　　话	010－62511242（总编室）		010－62511770（质管部）
	010－82501766（邮购部）		010－62514148（门市部）
	010－6251173（发行公司）		010－62515275（盗版举报）
网　　址	http://www.crup.com.cn		
经　　销	新华书店		
印　　刷	北京密兴印刷有限公司	**版　　次**	2021 年 2 月第 1 版
开　　本	787 mm×1092 mm　1/16		2025 年 7 月第 2 版
印　　张	19.75	**印　　次**	2025 年 7 月第 1 次印刷
字　　数	400 000	**定　　价**	48.00 元

教学支持说明

（教学课件）

中国人民大学出版社政法分社秉承“出教材学术精品，育人文社科英才”的出版宗旨，多年来，出版了大批高质量的法学、教育学、政治学、政治理论公共课教材和学术著作。

我们为本教材制作了相应的 PPT 教学课件，任何一位采用本书作为授课教材的教师均可免费获得该课件。为了确保该课件仅为授课教师获得，烦请您填写如下材料，并将相关信息发送给我们，我们将在收到相关信息后给您发送该课件。欢迎您加入我们的 QQ 群（全国政管教师交流二群，群号为 648117133），或登录我社官方网站（www.crup.com.cn），注册并认证成为教师会员，以获得更好的服务。

我们的联系方式：

地址：（100872）北京市中关村大街甲 59 号文化大厦 1202 室

中国人民大学出版社政法分社

电话：（010）62515383　62514775（传真）

兹证明__________大学/学院__________院/系__________专业__________学年第__________学期开设的__________课程，采用中国人民大学出版社出版的__________（书名、作者）作为本课程教材。授课教师为__________，授课班级共______个、学生______人。授课教师需要与本书配套的教学课件。

联 系 人：____________________

通信地址：____________________

邮　　编：____________________

电　　话：____________________

E-mail：____________________

系/院主任：__________（签字）

（系/院办公室章）

______年______月______日